医院管理与公共卫生服务

Hospital Management & Public Health Services

张 华 莫扬华 曹立群 主编
崔红敏 冯 珊 刘祎昕

天津出版传媒集团

天津科学技术出版社

图书在版编目（CIP）数据

医院管理与公共卫生服务 / 张华等主编. -- 天津：
天津科学技术出版社，2023.12

ISBN 978-7-5742-1683-9

Ⅰ．①医… Ⅱ．①张… Ⅲ．①医院－管理②医院－公
共卫生－卫生服务 Ⅳ．①R197.32②R199.2

中国国家版本馆CIP数据核字（2023）第217931号

医院管理与公共卫生服务
YIYUANGUANLI YU GONGGONG WEISHENG FUWU

责任编辑：李　彬

责任印制：兰　毅

出　　　版：天津出版传媒集团
天津科学技术出版社

地　　　址：天津市西康路35号

邮　　　编：300051

电　　　话：（022）23332392（发行科）23332377（编辑部）

网　　　址：www.tjkjcbs.com.cn

发　　　行：新华书店经销

印　　　刷：河北环京美印刷有限公司

开本 787×1092　1/16　印张16.5　字数278 000

2023年12月第1版第1次印刷

定价：98.00元

前　言

随着我国医疗卫生体制改革的不断深入，医院管理面临着复杂性的环境与创新性的要求。在现代医院发展过程中，对于管理工作越来越重视，通过强化医院管理，不仅有利于医疗质量的提高，而且能够更好地满足病人的要求，实现医疗资源的合理利用。这需要医院的管理者顺应医疗卫生体制改革的发展趋势，按照医院运行的客观规律不断探索，将医院管理上升为新的高度，达到新的水平，满足人民群众的医疗需求。

随着社会进步，医院公共卫生成了人们热点关注的医院管理问题之一，在地位被日益提高的过程中，公共卫生管理逐渐浮现出诸多问题，对于广大民众身体健康水平的有效保障造成了一定程度的影响，医院作为国内公共卫生体系的核心组成，想要取得可持续发展，就需积极采取措施及时发现问题并制定应对方案，全面提升临床医疗卫生服务水平，塑造良好的医院形象。

众所周知，公共卫生管理无论是对人民健康还是对国家发展皆有着十分重要的意义。对医院而言，更是不可被忽视怠慢的管理内容，其管理服务水平的高低直接代表了医院整体形象。良好的公共卫生管理能够给患者提供良好的卫生条件，直接影响患者的治疗效果。为公民健康提供优质医疗保障，推动医院取得可持续发展。

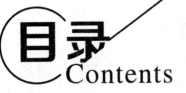

目录 Contents

第一章 绪论

第一节 医院概述

医院是病人求医的场所，也是医务人员工作的地方。医院的主要任务是为人民群众看病、治病、预防疾病，医院有大小、医疗水平有高低，但医院的组织结构基本是由三大部分组成即诊疗护理部门、辅助部门和行政后勤部门。

一、医院的概念和性质

（一）概念

医院是运用医学科学理论和技术，通过医务人员集体协作，对门诊、住院病人或特定人群实施预防、治疗与护理的医疗机构。

《全国医院工作条例》指出医院的任务是"以医疗工作为中心，在提高医疗质量的基础上，保证教学和科研任务的完成，并不断提高教学质量和科研水平。同时做好扩大预防、指导基层和计划生育的技术工作"。随着医学模式的转变，人们对健康概念的变化，医院从单纯的诊治照顾病人向医疗、预防、保健、康复的方向发展。

（二）性质

1. 公益性

公益性是医院的基本属性。医院产生和存在的根本目的是诊疗疾病，保障人民健康，保障和维护社会生产力。无论什么类型的医院都以救死扶伤，实行人道主义为己任。"我国卫生事业是政府实行一定福利政策的社会公益事业。"这是《中共中央、国务院关于卫生改革与发展的决定（中发 [1997]3 号）》明确界定的我国卫生事业（包括医院）的基本性质且政府对医院实行一定的补贴或税收减免政策，以保障人人享有卫生保健服务。

2. 生产性

医院是运用医学科学技术进行医疗卫生、保健服务的生产单位。作为进行医学科学技术服务的医疗劳动组织，医院通过对特定人群进行生理和心理的医疗、预防和康复服务，使其恢复健康、增强体质，间接促进社会发展。卫生部门作为国民经济向社会提供医疗保健服务的一个非物质资料生产部门，需每年计算其生产总值，可见医务劳动具有生产劳动的性质。

3. 经营性

医院是一个具有经济性质的经营单位，是国民经济向社会提供医疗保健服务的一个非物质资料生产部门，不以盈利为目的，要在国民经济中占有一定比例，以期与国民经济的发展，与人民群众对医疗的需求相适应。医疗活动需要人力、物力、财力、时间和信息的投入，并受到商品经济价值规律的制约，因此医院除了要遵循医疗服务的内在规律，还要遵循商品经济的价值规律。无论是营利性医院还是非营利性医院，必须依靠加强自身内部的运行管理，提高效率、改善质量、降低成本来解决其在医疗市场竞争中生存和发展的需要。

二、医院的发展历程

根据医院的发展历程，大致可分为古代医院时期、近代医院时期和现代医院时期 3 个阶段。

古代医院时期大致始于公元前 7 世纪，这个时期的医院仅仅是医院的雏形，与医院的真正含义还相差甚远，其特征主要是一个收容病人的场所，不论是医疗技术还是医疗条件都很差，而且数量也特别少；具有社会慈善救济的性质；另外，古代传染病流行，传染病的收容所也是医院起源的原因之一；古代医院还有一个特点：它还是应皇宫或宫廷医疗和军事医疗的需要而产生的，而且带有浓厚的宗教色彩。

近代医院时期大致始于 19 世纪，终于 20 世纪中期。近代医院的发展与医学科学技术和社会经济的发展是密切相关的，此时的医院，专科分工尚不明确，医护分工也不十分明确，这个时期的医院也是从教会医院的基础上改进并发展的，并开始逐渐脱离了宗教色彩和慈善性质，向着治疗疾病的方向发展。

现代医院的发展始于 20 世纪 70 年代，是伴随着现代工业和科学技术的不断发展而形成的。现代化医院的出现是必然的结果。从目前的情况来看，现代化的医院发展离不开社会经济、文化科学和其他的相关因素。现代医院在功能上呈现多样化，包括诊断、治疗及预防功能，并且把医疗、教学和科研结合在一起。而且现代医院还向大型化、现代化转变。各个专业的细致化的分工以及多个科室的协作化是现代化医院的特点之一；其二是医疗设备的自动化、小型化和先进性，而且医学科学和其他领域的科学是紧密相连的；其三是医院的设施越来越先进，病房配套越来越完善；医院的规模越来越大，特别是国内的综合性医院，床位已由原来的500~1 000张发展至现在的3 000~5 000张，甚至更多；其四是伴随着现代医院的发展，现代医院管理的理念也逐渐替代了以往的医院管理理论，考虑到社会医疗服务的供需矛盾和医患纷争日益突出，使得现代医院不得不对现代医院的管理方面更加深化、提高，以跟上时代的需求。

三、医院的功能

医院的功能是指为保障人民健康和发展医疗卫生事业所确定的医院工作职责与内容。

卫生部颁发的《全国医院工作条例》指出：医院是以医疗工作为中心，在提高医疗质量的基础上，保证教学和科研任务的完成，并不断提高教学质量和科研水平。同时，做好扩大疾病预防保健的受众范围、指导基层和计划生产的技术工作。在国外，也有的将医院功能分为照料病员，培养医师及其他人员，增进大众健康和推进医学的研究。

（一）诊断医疗

医疗是医院的中心工作，也是最主要的功能。医院以医疗工作与护理业务为主体，医疗与辅助业务密切配合，形成一个医疗整体，为病人服务。其着眼点是要促使现有的医疗服务与就诊者的医疗需求相匹配，寻求的结果是改进病人的健康状况，提升病人的满意度和现有资源的利用效率。医院医疗可分为门诊医疗、急救医疗、住院医疗和康复医疗等活动。

（二）预防保健和社会医疗服务

疾病的发生、发展与不良的社会环境、生活方式息息相关，因此贯彻生理 - 心理 - 社会的医疗服务模式，实施和（或）指导医院所在地区的基层医疗机构开展预防保健与社区医疗服务成为医院的基本任务，主要包括：指导基层，扩大预防，开展计划生育的技术工作；开展健康咨询、门诊和住院体格检查、疾病普查、妇幼保健指导、卫生宣教等业务。

（三）康复功能

康复不仅仅着眼于身体恢复健康，其覆盖范围相当广泛：①尽可能让病人在生理上完全康复；②使病人能够摆脱心理创伤；③应用各种有效的措施使其精神上、社会上、职业上得到康复，消除或减轻功能障碍，重返社会，恢复作为社会一员的正常生活；④消除疾病影响，促使病人发挥原来的角色功能；⑤预防病人再患同一疾病。

（四）教育培训

"院校教育 - 毕业后教育 - 继续教育"三位一体的医学教育模式是人类医学教育的共识。临床医学是实践医学，各类型医院都应根据自身能力与条件，承担相应的临床教学和培训任务。医院要在保证医疗质量、完成医疗任务的基础上，积极承担医学院校学生的理论教学和专业实习，住院医师（专科医师）的教育培训及医务人员的继续教育。此外，还包括护理人员和其他医疗技术人员，医院必须具有对一切医院工作人员进行培养教育的功能。

（五）科研活动

作为集中进行医疗实践的场所，医院蕴藏着丰富的研究资源和研究课题。医院科研工作是创新医疗科技的根本，通过科研工作对临床实践经验进行总结，发现问题、提出问题、解决问题，同时在科研中跟踪、吸收和掌握国内外医学领域最新成果，对创新医学技术、培养医学人才具有重要意义。一个好的医院不仅要应用医学科研的成果，其本身还必须努力创造科研成果，这样才有利于将研究成果转化为生产力，直接造福病人。

所以，医院的主要功能为诊断医疗，同时要担负预防、保健和康复服务，并承担相应的临床教学和科研等任务。各项功能不是各自孤立的，而是相互联系、相辅相成的：各项功能并不是并列的，而是以医疗为中心，医疗与其他各项功能相结合，围绕医疗工作统筹安排，全面完成医院各项任务。为完成这些功能，医院本身必须加强管理与建设。

四、医院的类型

（一）根据业务范围的不同医院可分为综合医院和专科医院

综合医院是多种专科的综合性医院，其业务范围针对所有疾病，但重点是收治门诊和急诊病人，综合医院在各类医院中占有较大的比例，是各类型医院的主体。为了满足综合医院的功能要求，一般综合医院至少应设有 100 张左右的病床。综合医院专科项目要较多些，受众范围较广些，一般设有中西医、内、外、妇产、儿、针灸等各方面专科。大型综合医院则主要从事危急重症、疑难杂症的诊疗，并结合临床开展教育、科研工作。

专科医院是只做某一个或少数几个医学分科的医院，主要从事疾病诊疗，并结合临床开展教育科研工作，如针对收治精神病的精神病医院、收治结核病的结核病医院以及妇产科医院、肿瘤医院、口腔医院等。专科医院最大的优势就是精细。在针对某一学科的临床和科研方面，专科医院的医生在专科疾病诊治方面经验丰富，高级人才比例相对较高；科研教学水平较高，专科医院在临床诊治方面的理念较为先进，大多承担医学研究和教学任务，与国际知名的医疗、研究机构有着密切的学术交流关系，与国际接轨；专科医院大多拥有先进的医疗及科研设备，医疗水平比较高的专科医院大都为三级甲等医院，拥有的设备大都处于国内、国际先进行列，尤其是一些专用设备更加突出。

（二）根据地区划分可分为城市医院和农村医院

根据地区划分为城市医院和农村医院。城市医院逐渐发展为社区卫生服务机构和综合性医院两级。农村医院主要包括县医院、乡镇卫生院。

（三）根据特定任务设立的医院可分为军队医院、企业医院、医学院附属医院

军队医院是为军队伤病员进行门诊和住院治疗的机构。公元前 4 世纪，古希腊和古罗马军队里就开始有了军队医院的雏形。我国汉代在军队中建立了隔离院，是最早的收容传染病的医院，东汉建立了军医院"庵芦"，元代建立了"安乐堂"。民国时期国民党军队平时设有陆军医院，战时设有野战医院、兵站医院。中国人民解放军于 1928 年在井冈山革命根据地创建了第一所红军医院，1932 年以后逐步分为野战医院、兵站医院和后方医院。新中国成立后，扩建和新建了大量的军队医院，多数野战医院发展成为现在常设的综合性医院。其功能主要为军队提供卫生后勤保障、技术服务，以医疗为中心，医疗、教学、科研协调发展。根据现代战争的特点和要求，军队医院的主要发展趋势为配备机动化，救治技术综合化。

企业医院是在计划经济时期特定的历史条件下企业自办的医疗机构，有着鲜明的时代印迹。企业卫生资源是我国卫生资源的重要组成部分，对弥补地方卫生资源的不足、促进生产力的发展、保护人民群众健康，特别是对保护企业广大职工、家属身体健康等方面发挥了积极的作用。

医学院附属医院是医学院校所设置的用于临床或实践性的医院，采用"医教研"三位一体的管理模式，是培养高层次临床医学专家的摇篮，是医学学生理论联系实际的课堂。

（四）根据我国医院分级管理可分为一级、二级、三级医院

我国实行医院分级及分级管理。1989年11月颁布《医院分级管理办法（试行）》，根据医院的功能、任务、设施条件、技术建设、医疗服务质量和科学管理的综合水平确定医院级别，即一级医院、二级医院、三级医院，并对医院实行分级管理，建立医院评审制度。

一级医院是向一个社区（人口一般在十万以下）提供基本医疗、预防、保健和康复服务的基层医疗机构。主要包括农村乡镇卫生院、城市社区卫生服务中心和相当规模的工矿、企事业单位的职工医院等。

二级医院是向含有多个社区的地区（人口一般在数十万）提供以医疗服务为主，并开展预防、保健和康复医疗服务，承担一定教学培训和科研任务的地区性机构。主要包括各地一般市、县级医院以及省、直辖市的区级医院。

三级医院是向含有多个地区的区域（人口一般在一百万以上）提供以高水平专科医疗服务为主，并开展预防、保健和康复服务，承担相应的高等医学院校临床教学、培训和科研任务的区域性医疗机构；是省或全国的医疗、预防、教学和科研相结合的技术中心，是省或国家高层次的医疗机构。

（五）根据医院所有制可分为全民、集体、个体、股份制医院

全民所有制和集体所有制医院属于公立医院，个体和股份制医院为非公立医院。

（六）根据医院经营目的可分为营利性医院和非营利性医院

国家根据医疗机构的性质、社会功能及其承担的任务，制定并实施不同的财税、价格政策。

非营利性医院是指为社会公众利益服务设立运营的医院，不以盈利为目的，其收入用于弥补医疗服务成本，实际运营中的收支结余只能用于自身的发展。营利性医院是指医疗服务所得收益可用于投资者经济回报的医院。政府不举办营利性医院。

相较于营利性医院按市场需求自主确定医疗服务项目，医疗价格开放，依法自主经营，照章纳税，非营利性医院需按规划要求提供医疗服务，在其终止业务活动后，资产处理权归社会有关管理部门，出资者无权自行处置。非营利医院可分为政府办和其他非营利医疗机构。政府办非营利性医院可享受财政补助，补助是制定医疗服务价格的重要影响因素。

五、医院卫生服务特点

医院是治病救人、救死扶伤的场所，服务对象为病人，这是医院区别于其他系统的本质特点。医院卫生服务的特点反映医院工作的规律性，只有按照医院工作的客观规律办事，才能把医院办好。

（一）服务规范与原则

1. 以医疗质量作为医院服务的核心

病人的各项功能都较脆弱，医院的医疗质量关系到病人的安危。所以，必须进行严格的质量管理，制定医疗服务质量方针，明确职责、权限和相互关系，监控医疗服务过程，并进行医疗服务质量评价，保证质量持续改进，确保病人的安全，并保障病人获得高质量的医疗保健服务。

2. 以医疗技术作为医院服务的关键

医院是以医疗卫生知识和技术为手段与疾病做斗争的科学技术机构。病人作为一个复杂的机体，要求医务人员拥有全面的医学理论知识、熟练的医疗技术操作能力和丰富的临床经验以胜任临床工作。现代医疗工作的科学性、技术性强，新技术、新设备不断发展，医院必须重视人才培养、技术建设和设备更新，才能在日趋激烈的竞争中创造优质品牌。

3. 随机性和规范性相结合

随机性是指病人的种类与病情的发展，千变万化，各有特点，个体差异大，导致医疗工作随机性大。规范性是指医务工作者任何医疗行为都关系到人的生命安全，必须对每个病人进行严密连续的诊断，并迅速做出针对性处理，保证整个工作程序和技术操作的规范性；必须全面正确对待规范与随机、标准与非标准的关系，对病人发病和就诊不会有严格统一的计划和规律可循，能够应对意外情况。

4. 医疗服务工作具有时间紧迫性和连续性

病人的病情决定了医疗人员在诊断、治疗、抢救时要有强烈的实效意识，分秒必争，同时要对病情不间断进行观察治疗，所以医务人员要有强烈的时间意识。

5. 医院服务应以社会效益为首位，坚持社会效益与经济效益的有机统一

医院的公益性决定它必须坚持社会效益为首位，以提高人民健康水平为中心；同时，医院作为相对独立的医疗经营实体，要遵循经济规律，讲究经济效益，以增强医院实力，提高为病人服务的水平与效果。提高经济效益的根本途径在于提高医疗服务的水平与质量，调动各方面的积极因素保障医疗活动正常有序进行。

（二）服务对象

医院是以病人为主要工作对象，离开对病人的医学服务，根本没有医院存在的必要。医院服务对象不仅包括患者和伤员，也包括处于特定生理状态的健康人（如孕妇、产妇、新生儿）及完全健康的人（如进行身体检查的人）。医院的职责和根本目的是保障人民健康，发扬救死扶伤、人道主义精神，强调医疗效果。所以，要以医疗工作为轴心，区别各项工作的主次、轻重和缓急，按照客观规律进行组织管理。

（三）人群特征

1. 具有广泛的社会性与群众性

医疗服务无地域与人群限制，包括四面八方、各行各业、男女老少，医院都尽量满足其医疗要求；同时，医院工作受到社会各种条件与环境的制约，也离不开社会各方面的支持，必须做好公关。

2. 公平性

医院的公益性决定了医院卫生服务的公平性，这也是社会公平在医院的体现。公民不分民族、种族、性别、职业、家庭出身、宗教信仰、教育程度、财产状况等，医院均应为其平等地提供诊疗服务。

第二节　医院职能科室的服务和职责

综合医院的服务管理大致可分为三大部分：住院诊疗服务管理、门诊诊疗

服务管理、医疗急救服务管理。

一、住院诊疗服务管理

住院诊疗服务管理是医院服务的重要环节，一所医院质量的好坏，住院诊疗服务占有绝大部分因素。住院过程的业务服务管理方面，既有相同之处，又有不同之处。病人入院之后，将会根据病情和病种被分配至不同的临床科室，各个科室会根据病种的不同采取不同的诊疗过程。住院诊疗管理过程包括对各个临床科室的组织机构设置、各科室病房流程的质量控制以及各病种诊疗过程的标准化建设、操作过程的规范化、规定病房的管理制度、娱乐业的管理制度、医护人员技术水平的构成及配置、各临床科室诊疗水平以及未来目标的规划和管理、各临床科室相关人员（医、护、工勤）的协调工作、病房全面管理的工作。

1.住院诊疗服务应该满足3个方面。①满足患者提供优质服务的场所和诊治环境的要求；②满足患者提供优质诊疗服务过程的要求；③满足教学医院为教学提供的学习和实践场所以及科研基地的要求。

2.住院诊疗服务还应做到如下几点：①为患者提供良好、舒适、安全的治疗场所，包括有衣、食、住、行，诊断、治疗、咨询、休闲、晨练等条件。而且居住条件越来越趋向于公寓式或宾馆式，以满足各类病人的各种要求。②住院过程对于患者的诊断、治疗、康复必须是连续性的。③对病人的诊疗过程必须是综合性和全面性的，表现在诊疗过程可以是院内合作、科际合作、科内合作等方式；对于病人的诊疗过程应该是全方位的，如诊断、治疗（含心理治疗）、预后、康复等过程。④对于住院病人应该考虑到其特殊性。一般来讲，住院的病人病情都是比较重的，或是危重病人、疑难病人、失去知觉病人；因此，病房也可分为普通病房、重症监护病房、干部病房等。有些病人虽然病情比较轻，但要求住院，如体检者，医院在满足其他必须住院病人的要求外，也可以接纳这部分病人入院。

二、门诊诊疗服务管理

医院门诊是病人接触医院的第一站，医院的印象就此开始。大部分病人都是在门诊部完成一般常见病，多发病，病情比较轻的疾病的诊疗过程。因此，门诊部必须具有以下功能：挂号、药房、收费、候诊、就诊（含各个不同科室）、简单治疗（含门诊手术）、各技诊科室、注射室等。门诊部只是在白天上班时间工作，晚上和节假日都会停诊，有些医院也设置晚间门诊，以适应病人需要。

三、医疗急救服务管理

急诊科的任务和门诊部的工作大致相同，但只限于符合急诊条件的病人，科室的设置没有门诊部齐全，如果需要，可通知某科室来门诊部会诊，各技诊科室、注射室可以和门诊部共用。急诊科须 24h 工作，大型医院急诊科还要担任出诊任务。

四、党委、行政领导管理服务系统

其是医院的核心领导系统，除了对医院的党政工作领导外，还要对医院的整个医疗业务工作进行全面地、统筹地领导；任命各个科室的主任，并协调各个科室的医疗工作；将医院的医疗工作分解并分配到各个科主任，由科主任领导科室全体人员进行完成。在这期间，党委及行政应该及时解决各个科室在完成本职工作中所产生的问题和困难。医务部具体负责医疗工作的完成包括医学教学和科研任务的完成；医疗器械（器械科）的供应；消毒器械和敷料及医疗一次性用品的供应（供应室），护理部负责各个科室护理工作的计划、安排、完成以及护士的培训、提高等工作。后勤部门主要负责医院财务、食堂或餐厅管理；房屋的兴建、扩建、维修、改造；水电冷暖的供应；医院环境的维持和清洁等。

五、职能科室的组成

临床科室的组成有科室主任、副主任、护士长（副护士长）、总住院医师，另外还有根据各科室的床位数所需要的医师及护士等。医技服务系统的科室组成有科室主任、副主任。由于这些科室没有住院病房，一般来讲就没有护理工作和护士。

党委管理系统的组成有：党委书记、党委副书记、党办主任、副主任、组织部长、宣传部长、统战部长、纪律检查委员会书记等。行政领导管理系统的组成有院长、副院长、院办主任、副主任；医务部主任、副主任、医疗科长、科技科（科训科）长、对外联络科长、信息科长（计算机中心或网络中心）、保健科长、器械科长、病案室主任；护理部主任、护理部副主任、人事科长；总务/后勤处长、副处长、财务科长、维修科（水、电）长、房产科科长、锅炉房负责人等。

第三节 医院领导的素质、职能和组成

一、医院领导的素质

（一）政治素质和能力素质

领导素质决定着医院发展的思路，工作和前进的方向，是医院领导者必须具备的素质。

1. 医院领导者必须热爱党、热爱祖国，用马克思主义的立场、观点和方法去分析研究医院管理工作中的问题，坚持正确的政治立场和观点，树立全心全意为人民服务的宗旨，坚持原则，坚持正义，秉公办事，不以权谋私，不弄虚作假；平等待人。

2. 领导者要有强烈的改革创新意识和竞争意识，要创建新体制、新机制、新方法；要敢于拼搏，敢于攀登；要勇于奉献、百折不挠，要树立坚韧不拔的精神。

3. 医院领导者必须掌握各方面的知识，包括领导科学知识、经营及管理科学知识和医疗卫生专业知识。一般是某个医学专业方面的专家。掌握经营及管理学的知识有助于正确运用于医院实践，实施现代科学管理；具备丰富的医学专业知识，了解医疗卫生方面的新信息、新技术、新知识有助于领导者对医院业务水平的把握并能将医院不断推向新的阶段和水准。

4. 医院领导者的能力素质，主要是指其组织管理能力和平衡能力，包括统率全局的筹划能力，能正确运用系统分析的方法，善于从全局出发，能敏锐地抓住对医院全局最关键的问题。要有多谋善断的决策能力和良好的分析判断及其他逻辑推理能力，要有良好的组织管理能力，包括计划能力、组织和协调能力、人际交往和表达能力等。

5. 能力素质不仅包括要掌握管理科学特别是医院管理科学的知识和技能以及相关的医学知识，还要掌握一定的人文社会科学知识，其中包括社会科学如政治、哲学、社会学、法学等，人文科学如语言、艺术、心理学、伦理学、美学等。

6. 要有丰富的社会实践知识。领导者在医院管理工作中要不断善于总结经验，提高自己的管理水平。

（二）身体素质和心理素质

1. 领导者要有健康的身体和旺盛的精力。良好的身体素质是领导者健康成长和充分发挥才智的物质基础。如果没有健康的身体，纵使有再高的才能和智慧，也无法施展，而且更不可能胜任繁重的领导工作。

2. 要有健康的心理素质，所谓健康心理，即面对主观世界和客观世界的心理调节能力。心理调节能力的具备，不仅有利于身体健康，更是成就事业的需要。

二、医院领导的职能

正确地行使领导职能，是提高领导效率、实现组织预定目标的重要保证。领导的职能是领导者依据客观需要开展一切必要的领导活动的职责和功能。

（一）决策和控制是领导者的首要职能

目标方向是否正确，决定着领导对发展战略和工作方向的把握。医院管理的目标方向正确，工作效率高，管理效能也高。制订医院发展规划的决策要根据党和国家的方针政策，结合医院的实际，在充分调查研究和科学预测的基础上，制订出医院的发展规划和工作计划。控制是实现组织目标的根本保证，其包括质量控制（服务质量、医疗质量和工作质量），经营管理状况控制，情况和工作状态控制。

需要领导决断的两种情况为：一是非规范事件；二是下级请示的重大问题。要按照科学决策的程序，提高科学决策的水平，是提高医院管理水平的重要环节，也是检验领导水平的标志，

（二）组织和指挥的职能

组织和指挥的职能是领导者必须要具备的，从一定意义上讲，组织水平的高低，直接决定着医院的医疗质量和经济效益。在一个适当的工作系统，把医院的各个要素、各个环节和各个方面，都合理地组织起来，形成一个有机的整体，使医院全体职工都为达到医院总目标而工作。正确实施管理的组织职能，必须要：建立合理、有效的组织机构；建立健全规章制度，科学管理；任人唯贤，实行一套有序竞争的体制。

三、医院领导的组成

医院领导结构的合理化，是加强和改善医院领导，提高管理效能，实现科学领导的重要条件，是新时期医院领导班子建设的一项重要任务。

领导结构，又称领导层结构，或领导集体结构，具体是指医院领导班子的组合搭配形式。它包括成员的数量、质量的配备，职务的分工，顺序的排列和领导成员的年龄、知识、专业、智能、气质等组合状况。

年龄结构：领导班子应该由不同年龄段的领导者构成，为了保持领导班子的稳定性和政策知识结构：领导班子首先要具备马克思主义理论的基础知识，必须要有文化、科技、教育、经济、管理、医学等多学科的知识构成的立体结构，当然，医学方面的专家可以偏多一些。知识结构不仅要求领导成员必须具备较高水平的文化科学的基础知识和实践经验；而且还要求有不同知识水平的成员合理的排列组合，使其成为一个具有丰富知识的智慧集体。应该说领导成员不仅具有一门较深的医疗卫生专业知识，而且必须掌握现代医院管理科学、领导科学知识，具有领导才能，还要有其他如经济管理业务知识，或金融、法律等知识。这是一种理想的、优化的知识结构。医院领导有的是科技专家但不一定擅长管理，学术上很专业并不代表管理上的专业。为了适应现代医院管理的实际需要。领导成员必须掌握现代行政管理、卫生管理和医学科研管理等。

能力结构：领导成员的能力是指领导成员运用知识、智力、政策、规则去解决医院实际的问题、突发事件、情况。

领导班子首先要具备优秀的管理能力，包括规划、统筹、决策、指挥能力。

其次是平衡和协调的能力，要从实现组织目标的整体出发，指导下级组织和人员及时有效地解决管理过程中出现的新情况和新问题，在这其中平衡和协调能力是解决矛盾能实现有效的管理有效方式之一，好的平衡和协调可以排除工作过程中的矛盾和障碍，保证组织机构协调运转和管理目标的实现。

最后是控制和预见能力，领导成员必须具备现场和整体控制能力，另外，对于医院的未来以及发展方向应该有一个清晰的构思和计划。

第二章 医院医疗服务管理

第一节 门诊医疗服务管理

门诊是医院诊疗活动的第一线，是直接接受病人进行诊断、治疗和开展预防保健的场所，是医院和病人接触时间最早、人数最多的部门。门诊作为医院对外的窗口，其工作可以直接反映医院的医疗质量和诊疗水平，同时也能体现医务人员职业道德和行业风气。门诊工作对完成医院的社会职能具有重要意义。

一、门诊的特点和任务

（一）门诊的特点

1. 门诊是方便而又经济的医疗服务场所

门诊病人定期或不定期到医院来进行检查和治疗，因为不住院，所以不用支付床位费和其他诊疗费。对于医院来说，门诊所需要的人员、建设设施和医疗成本都低于住院部。

2. 门诊环节多而复杂

门诊是一个功能相对齐全的整体。从分诊挂号、候诊、就诊、化验、检查、取药及治疗，是一个连贯的流程。对病人而言，有价值的医疗服务就是分诊就诊、检查、检验和治疗 4 个环节。如何简化就诊手续和优化就诊流程，成为医院门诊服务管理中重要的研究问题。

3. 就诊时间短，技术要求高

一般综合性医院，门诊的病人多，流动性大，在时间上相对集中，加上病人病情的多样性，给门诊的管理带来一定的难度。绝大多数病人接受医师诊治时间有限，而且同一病人很难由同一医师接诊，医师也难以系统的了解病人的病情，这样给病人的诊治带来了难度。

4. 易于交叉感染

门诊部每天都有大量的患者、陪伴者、健康体检者在此聚集，成为人群混杂的公共场所。急慢性病、感染性疾病、流行性疾病甚至烈性传染病掺杂在一起，极易造成病人之间、病人与健康人群之间特别是婴幼儿、年老体弱、抵抗力低的人之间的交叉感染。严格消毒隔离，维持正常就诊秩序，创造安静、卫生的就诊环境是门诊管理的重要环节。

（二）门诊的任务

门诊的任务必须与医院总任务相适应。

1. 对病情不适宜在门诊处置的病人，要收入住院或转院治疗。对传染病或疑似传染病患者实行严格的消毒、隔离工作，并认真填写疫情报告，及时上报。

2. 相关人群的健康检查、疾病普查、预防保健、疾病评残、鉴定等工作。

3. 运用各种形式进行卫生知识、疾病预防、计划生育以及卫生法规的宣传教育工作。

4. 地段范围内的医疗、预防、保健、康复及家庭病床的诊疗工作，开展计划免疫和健康教育。

5. 教学和科研工作。

二、门诊的组织架构

门诊部是医院管理门诊医疗服务的专门机构，是职能部门，设门诊部主任。其主要职责是制订全院性的门诊规划（计划）、规章制度，组织协调各部门的工作，包括疑难杂症的会诊，处理日常医疗行政事务，督促检查医疗服务质量，及时向院长和各科通报门诊医疗服务信息。门诊部主任受业务副院长领导。

凡在门诊工作的人员都要接受门诊部主任和业务科室的双重领导。各业务科室设门诊组长。门诊部设总护士长，在护理部和门诊部主任领导下，总管门诊护理工作。

三、门诊科室和环境设置

（一）科室设置

门诊部一般设置挂号室、候诊室、分科检诊室、治疗室、药房、检验室、住院处等。有的综合性医院还设有中心注射室，一站式服务台等。

（二）环境设置

门诊环境设置及管理要适应病人流量大的特点，突出公共卫生原则。门诊空间尽量做到美化、绿化、整洁、亲切、宽松，使病人和家属感到舒适，对医院充满信任。

门诊大厅入口处设服务台，大厅内置门诊平面示意图、常规诊疗项目收费明细表及门诊卫生制度。大厅设有门诊各科室分布牌，各层均设有导向指示牌，地面用不同颜色的线条标志通往各辅助科室，如 B 超室、X 光室、注射室等。合理安排门诊科室位置，如发热门诊和肠道门诊最好在门诊的某一侧，有专门通道。

门诊各层大厅均设有专家介绍及专家出诊动态一览表，便于病人选择。各候诊区均设有科室牌、诊室号、坐诊专家牌，候诊室设有座椅和传呼装置，方便病人就诊。

门诊大厅与走廊放有花草、定期更换的卫生保健宣传栏。地面干洁、防滑、无障碍物，走廊、楼梯及过道有扶手。对使用轮椅病人设有无障碍通道，电梯安全舒适。

四、门诊规模

门诊规模一般以日门诊人次为指标。它要与住院部病床数保持适当的比例。卫生部《综合医院组织编制原则试行草案》中规定门诊人次与病床之比按 3:1 计算。当门诊人次过多时，会形成病人入院难的状态。

门诊规模的数字指标可用门诊工作量来估计，包括门诊医师工作量和科室门诊工作量。

门诊医师工作量是每个医师在单位时间内完成门诊人次。临床科室门诊工作量是指其门诊次数占同期全院门诊数的百分比。

五、门诊就诊流程

门诊就诊流程应"以病人为中心"，力求诊疗过程简单、连续、高效。

（一）预检分诊

现代医院门诊分科很细，就诊程序首先应预检分诊，可以避免浪费病人时间，提高医院工作效率，也能及时发现传染病人，防止交叉感染。

（二）挂号

预检分诊后，病人需要挂号，这是为了保持就诊秩序和建立必要的记录。挂号也是病人与医院之间正式建立就医法律责任的依据和起点。

（三）候诊

病人挂号后到相应门诊科室候诊。门诊护士要维持好候诊室的程序，告诉病人等候次序，安排病人依次就诊，对病情较重较急的病人及时安排优先就诊，对可疑传染病人及时采取措施，并对病人进行健康教育，回答病人提出的相关问题，保持门诊环境的有序、安静和卫生。

（四）就诊

就诊是门诊的中心环节，也是病人来院的主要目的和要求。候诊室护士按顺序把病人分配到诊室，复诊病人最好安排原诊治医师接诊。医师询问有关病史后进行体查，必要时进行化验和特殊检查，医师根据病情及检查做出初步诊断，开出处方。

（五）医技科室检查及治疗

在诊疗过程中医师认为需要进行检查或检验时，需开出检查或检验申请单，嘱咐检查或检验前的准备、注意事项。对于某些较为复杂的项目，通常采取预约的方式。

（六）取药

病人取药是门诊工作的重要环节，门诊医师必须严格执行处方制度，处方内容齐全，书写端正清楚，不得涂改。药剂人员严格按规定审查处方，发药前认真核对药品、剂量和姓名等。

（七）离院或入院

病人经诊断、治疗即可离院。有的病人病情需要住院治疗的，应签发住院通知单。需要转院的则办转院手续。

为了简化流程，许多医院采取了一些措施，并取得了一定的效果。如充分利用门诊医师工作站、就诊治疗卡、电子病历（electronic medical record，EMR）、气动物流传输系统等进行门诊流程的优化与再造；挂号费与特殊科室诊疗常规检查费合一；取消划价程序；设有便民门诊，即无须挂号，就可开方买药；开设电子挂号服务；开设多个挂号收费窗口、取药窗口。特殊科室如妇产科、中医科独立设置挂号、看病、交费、取药，减少病人上下楼梯时间，缩短看病流程。

六、门诊服务管理

（一）门诊管理部门（门诊部）的职责

1. 门诊部根据医院发展总体规划，制定工作目标和工作计划。

2. 建立和完善门诊管理工作职责及各项管理制度，并组织实施、督促检查各科室的门诊工作。

3. 对门诊服务布局、流程、标识、设施、设备进行审议并提出意见。

4. 门诊各诊室（包括简易门诊、发热门诊、肠道门诊、内科专家门诊、皮肤科门诊）医师值班、调休与请假均由门诊主任负责安排及办理相关审批手续；根据门诊就诊情况，合理安排出诊医务人员，确保门诊工作的正常运行。

5. 协调、处理与门诊有关的医疗纠纷和投诉事件，化解矛盾，确保门诊医疗工作正常运转。

6. 协调、督促医院相关部门做好分诊、导诊；院内感染控制；传染病预检、上报；卫生健康宣传教育等工作。

7. 处理与门诊工作相关的其他事项。

（二）健全、执行门诊有关的规章制度

门诊服务管理的核心制度包括：岗位责任制度，首诊负责制度，门诊会诊制度，转诊、转院制度，门诊消毒隔离制度，门诊医疗文书及处方质量管理制度，各服务窗口限时承诺服务制度，各类医疗诊断证明规范管理制度及各项技术操作规程等。

（三）门诊服务质量管理

在门诊部的领导下，成立门诊医疗服务管理小组，按照门诊服务质量标准，进行质量控制。

1. 门诊服务质量标准主要有以下 5 个方面。

（1）诊断符合率：门诊三次确诊率；复诊率、门诊与出院诊断符合率。

（2）治疗有效率：门诊治愈率；门诊手术切口一期愈合率。

（3）护理质量：业务、管理合格率；基本操作达标率；常规器械消毒合格率。

（4）医疗安全：门诊医疗事故/差错发生率；门诊交叉感染率；术后伤口感染率；误诊、漏诊率；计划免疫完成率；法定传染病漏报率。

（5）其他：就诊环境合格率；病历合格率；处方质量合格率；病人满意率。

病历书写以卫生部 2010 年 2 月 4 日发出修订后的《病历书写基本规范》为依据，门诊的病历包括门诊病历首页、病历记录、化验单、医学影像学检查资料等。

2. 服务质量管理的方法

（1）统一组织和协调质量保证的活动，把质量控制活动纳入到门诊服务质量管理计划之中。

（2）分别对相关检点进行每周一次检查，规章制度项检控每天不定时检查。建立奖惩制度。

（3）统一组织质量管理信息的流通和传递，使之充分有效地发挥作用。

（4）研究和提高质量控制的功效，掌握质控工作的动态，积极组织新的协调和平衡方法。

（5）建立高效灵敏的医疗服务质量信息反馈系统。

（6）系统整理和总结各种质量管理制度和方法，形成门诊质量管理文件，并把文件整理成册，组织工作人员集中学习与培训，做到人人皆知。

七、专科门诊服务管理

（一）专科门诊应具备的条件

1. 客观上有相应的专科病人。

2. 专科门诊的带头人是专科技术骨干，并由各级医师组成的专科技术队伍。

3. 有较先进的专科设备，如检查和治疗的器械和仪器。

4. 有一定数量的专科病床。

（二）专科门诊医疗服务管理方法

1. 专科门诊要做到三定两优，即固定每周门诊时间、固定诊室、固定人员，保证优先优质服务。

2. 选拔具有较高的专科业务水平和技术能力的医务人员参加专科专病门诊，并组织定期的培训和讨论。

3. 保证专科专病医疗所需要的药品、设备和物资。

4. 进行专科专病科学研究，不断总结经验，推动专业发展。

第二节　急诊医疗服务管理

急诊科是医院医疗工作中抢救急、危、重症病人的第一线，尤其是当前对跨学科和分科不太明确的危、急病人，多集中于急诊科进行抢救。因此急诊医疗服务的质量，直接关系到病人的生命安危和全院医疗工作的质量，它是医院医疗技术和科学管理水平的集中反映。

一、急诊科医疗服务范围

急诊服务的目的是保证符合急诊范围的病人能得到紧急处理。急诊病人一般可分为两大类：一类是一般急诊病人，占急诊病人的大多数；另一类是急诊危重病人，必须进行抢救者。

就诊范围因各地医院的实际情况而有所区别，一般必须包括以下情况：

1. 急性损伤，尤其是复合损伤、骨折和关节脱臼等；

2. 急腹症，急性尿潴留；

3. 高热；

4. 大出血（包括消化道出血、大咯血等）；

5. 严重心律失常、心绞痛、心肌梗死、心力衰竭等；

6. 各类休克，昏迷、抽搐者；

7. 急性中毒（包括食物中毒、药物中毒、气体中毒和蛇咬伤等）；

8. 急性呼吸道阻塞，气管异物；

9. 脑血管意外；

10. 烧伤、电击伤、溺水、自杀（包括有严重自杀倾向时）、中暑等；

11. 阴道大出血、临产、流产；

12. 急性视力阻碍、眼外伤、眼内异物；

13. 严重急性皮炎；

14. 严重急性口腔炎症、拔牙后出血、下颌关节脱臼等；

15. 疑诊急性烈性传染病；

16. 医师认为其他符合急诊抢救条件者。

二、急诊医疗服务的特点和任务

（一）急诊医疗的特点

1. 因为接诊的病人属于危、急症，急诊工作必须高速度、高效率。

2. 急诊医疗人员应具有熟练的诊疗技术和一定的临床经验，工作要主动、热情、机敏、果断，具有高度的责任感和爱心。

3. 急诊医疗工作要规范化、制度化、程序化，才能井然有序，忙而不乱。

4. 保证急救设备和药品齐全并处于备用状态。

5. 急危重病人易发生并发症或死亡，病人及家属心理负担重，易对医护人员产生不信任，引发医疗纠纷。

6. 急诊病人常涉及交通、治安等法律事宜，应及时与保卫、公安部门取得联系，对无亲属或单位人员护送者，应及时向医院有关部门报告，并尽快设法通知病人家属或单位。

7. 与院前急救中心（站）有者密切联系。

（二）急诊医疗的任务

1. 抢救生命

对危及生命的病人，迅速组织人力、物力进行抢救，对不影响生命而病情紧急的病人给予及时诊断和处置。急诊科实行 24h 开放，病人随到随诊。

2. 培训工作

为保证和不断提高急诊医疗质量，必须培养一支具有丰富的专业知识和临床经验、应急能力强、具有较高诊疗水平的医疗队伍。同时负责各类急诊、急救医护人员的业务培训，承担中、高等医学院校学生的急诊医学教学工作，把急诊科办成培养急诊专业人才的基地。

3. 科研工作

许多有条件的医院，建有专门的急诊医学研究室、实验室，不断地积累和总结经验，从理论上、实践上、实验上开展急救医学的研究工作，为发展急救医学事业做出贡献，开展的科研工作主要涉及急性病的发病机制、早期诊断技术和早期有效的疗法，重点开展复苏术、休克、急性器官功能衰竭的科研工作。

4. 特殊急救工作

综合性医院的急诊科除了完成日常急救工作外，还要为战乱、自然灾害、意外事故和临床紧急任务做好抢救工作。

三、急诊科的组织架构

根据国内外急救医疗发展趋势和国家卫生部的要求，急诊科作为一个独立的部门，由医院分管业务的院长直接领导，实行急诊科主任负责制，可设有急诊科副主任。

对于急诊科医师的管理，急诊的值班医师除了部分是急诊科专科医师外，其余应是由各科派出的轮科医师，轮科医师相对稳定 3～6 个月。急诊科专业的医师接受急诊科室的领导，轮转的医师可接受急诊科的统一领导，或同时接受派出科室的双层领导。

急诊科设总护士长（护士长），在护理部和急诊科主任领导下，总管急诊护理工作。

为高效、高质量地完成急诊抢救与常规业务，急诊科必须建立和健全急诊指挥组织系统。本组织由主管院长、急诊科主任、护士长及各临床科室主管急诊工作的科主任组成，有的医院还加上总住院医师。

重大抢救应该由相关科室的教授、科主任负责技术指导与把关，必要时应由院领导参加组织，调动全院力量进行抢救。一般抢救由急诊科主任及总住院医师担任组织领导工作。

四、急诊科的设置

（一）科室设置

综合性的医院，应实行分科急诊，对急诊病人进行集中抢救、监护，好转后进一步分科诊治或直接出院。急诊科常设以下科室：

1. 急诊室

分设内科、外科、妇产科、儿科、五官科等，有条件的医院还增设神经内外科、创伤科，各专科均有医师值班。规模较小的医院，可设综合急诊科，或内、外科。

2. 抢救复苏室

抢救复苏室应宽敞、明亮、病人来去方便、可供推车接运病人，并设有抢救床 1~3 张，由专职急诊医师或专科医护人员抢救。抢救成功后进行分科。抢救室的抢救药物、器械应齐全，实行定位、定数、定量管理，做到及时补充，随时可以利用。

3. 手术室

有条件的急诊科应设手术室，备有手术床、无影灯、麻醉机、吸引器及任何时候可供手术用的大型手术包。做到有急救手术处置能力，以争取时间抢救病人的生命。

4. 监护室

监护室配备心电监护仪、除颤器、吸引器、人工呼吸机等。设有监护床，配有专职医师、护士值班。各种急救治疗设备、医护力量的集中有利于提高危重症病人的医疗质量和抢救成功率。

5. 特检室

为了减少病人因为搬动而发生意外，就地对急诊疑难病人做特殊检查，如床边 X 线检查及床边超声波检查等。

6. 观察室

观察室可按医院病床的 2% 设置，制定留观的范围、条件和要求，由专职医务人员与各科值班医生密切配合，进行观察与治疗。

7. 中心护士站

是急诊监测病人、护理治疗的中心。

（二）环境设置

1. 急诊科的位置选择要以方便急诊病人就诊和最大限度地缩短就诊前的时间为原则。

一般急诊科设置在门诊部的一侧，靠近公路及临街，并设置白天和黑夜都能看得清的醒目标牌，夜间有灯光显示，以方便病人就诊。

2. 急诊入口处有走廊及雨棚相连，并有足够的空地，有回车道，便于救护车停靠及重伤员直达抢救室。一进入口处，设有预检室，由专门护士昼夜值班，接待病人。各科诊室有明确的标志，使病人能很快到达指定的诊室就诊。预检室前有宽敞的候诊室，并有轮椅和急救车床供病人随时使用。

3. 急诊室的挂号、收费、化验、X 线检查、药房、监护、观察等尽可能集中在急诊区域内，形成独立单元，保证有效的抢救和急诊工作的顺利进行。

（三）主要设备和药品设置

1. 仪器设备

急诊抢救所需的仪器设备要有专人负责检测和维修，使其处于急救备用状态，并每班严格交接班。主要包括中心供氧系统（或氧气瓶）、电动吸引器、心电监护仪、除颤器等。

2. 通讯设备

设有自动传呼系统（如专用电话、对讲机），能及时与病房、门诊各科主任及值班人员取得联系。

3. 药品

急诊所需的药物都必须优先保证，要求品种齐全和数量充足，有专人保管、清点和补充，并严格交接班。主要的药物有各种中枢神经兴奋药、镇静药、镇痛药，抗休克、抗心律失常、抗心力衰竭药物以及各种注射液，局部麻醉药及抗生素类药等，并附有简明扼要的说明。

五、急诊科业务管理

急诊科业务管理的中心环节是提高抢救质量，围绕这个中心，必须加强计划、组织、控制、协调，做到管理制度化、程序化、标准化。

（一）制度化管理

制度是组织协调的支柱，是医疗质量控制的重要方法，为了提高急诊的抢救质量，必须建立和健全各种规章制度。急诊科所有医务人员要有严肃的态度、严格的要求、严谨的作风，一丝不苟地按照各种规章制度，有条不紊的做好诊疗抢救工作。

首诊负责制是急诊管理制度之一，首诊包括首诊医院、首诊科室、首诊医师。凡涉及他科病人应在先作紧急处理的前提下，邀请他科会诊或转科，对病情危重要转科、转院的病人要预先进行联系落实，写好转科转院病历，必要时应有医护人员护送以免途中发生意外。急诊病历须在 4h 内完成，要做到简明扼要、突出重点、准确无误、清晰明了，它既是抢救处理过程的真实写照，又是处理纠纷事故的法律依据。

急诊科的其他规章制度主要有：

（1）急诊分诊、预检制度；

（2）急诊工作制度；

（3）值班、交接班制度；

（4）抢救制度；

（5）护理制度；

（6）病例书写制度；

（7）消毒隔离制度；

（8）危重病室、留观室查房制度；

（9）出诊抢救制度；

（10）死亡病例讨论报告制度；

（11）救护车使用制度；

（12）会诊制度；

（13）监护室工作制度；

（14）观察室工作制度；

（15）特检室工作制度；

（16）转科及转院制度；

（17）陪护制度；

（18）卫生工作制度。

（二）程序化管理

急诊抢救程序既是抢救工作井然有序、提高效率的保障，又是提高急诊工作质量和提高抢救成功率的重要措施。急诊抢救程序是长期急诊工作经验和教训的综合，也是提高急诊医务人员技术水平和熟练技术操作能力的有效方法。常见的抢救程序有：

（1）呼吸、心搏骤停抢救程序；

（2）急性心力衰竭抢救程序；

（3）急性心肌梗死抢救程序；

（4）急性呼吸衰竭抢救程序；

（6）急性肝昏迷抢救程序；

（7）急性肾衰竭抢救程序；

（5）急性致死性心律失常抢救程序；

（8）各种休克抢救程序；

（9）急性上消化道大出血抢救程序；

（10）急性脑血管意外抢救程序；

（11）糖尿病酮症酸中毒抢救程序；

（12）各种危象（甲状腺、肾上腺、高血压危象）抢救程序；

（13）颅脑外伤、颅内高压抢救程序；

（14）大咯血抢救程序；

（15）癫痫持续发作抢救程序；

（16）哮喘持续发作抢救程序；

（17）高热、超高热抢救程序；

（18）水、电解质紊乱和酸碱平衡失调抢救程序；

（19）电击伤、溺水、中毒抢救程序；

（20）急性农药中毒抢救程序；

（21）一氧化碳中毒抢救程序；

（22）自杀抢救程序；

（23）烧伤抢救程序；

（24）急性食物中毒抢救程序等。

（三）标准化管理

急诊的标准化管理，主要是对各种疾病的急诊抢救制定出诊断标准和抢救成功的标准，是提高急诊医疗质量的重要保证。

六、急诊科实务管理

（一）抢救室管理

急诊抢救在急诊医疗服务中占很重要的地位，不仅要求医务人员有熟练的业务技术、高度的责任感，还要有抢救室岗位责任制度，常见急症的抢救程序和抢救常规，以及基本的抢救设备和抢救药品。在医师到达之前，抢救室护士可以根据病情需要及时紧急处理，做好抢救记录，并紧密配合医师全力抢救病人。

（二）急诊监护室的管理

医护人员应坚持和遵守岗位责任制度、每日查房制度、交接班制度、仪器检查使用保管制度等。根据病人病情确定抢救和监护方案，严密观察病情变化，做好收治和转出病人的各项诊疗记录。

（三）急诊观察室的管理

收入观察室的病人要登记，建立病历和医嘱单，值班医师和护士要主动巡视病人，并做好记录和病室报告。对病情危重的病人要随时巡视，并按医嘱进行诊疗和护理。主治医师每天查房一次，科主任每周查房一次，主管医师负责向病人及家属告知留观、陪住的相关制度。

八、急诊服务管理

急诊服务质量控制要围绕"快、准、好"的原则，所谓快，就是要从分诊、接诊、检查、处理、抢救、留观、转归等各个环节都要做到分秒必争，不拖延；所谓准，就是要求分诊、诊断和处理的准确率高，漏诊、误诊率低；所谓好，就是要求病历书写质量、器械设备完好率、抢救成功率、病人满意率都好。

（一）加强急诊预检服务管理

1.加强医德医风教育：具体做到"四到""五心"，即"心到、口到、眼到、耳到"，"用心倾听、细心诊断、耐心解答、精心治疗、热心服务"。并把这种服务理念和服务态度渗透到医疗服务中，体现个体化、人性化的医疗服务。

2.注意职业艺术技巧的训练：做到"仪表端庄、待人亲切、一视同仁、严谨科学、实事求是"，正确处理好主动与被动、先与后、急与缓、社会效益与经济效益、生理治疗与心理护理5个方面的关系。

3.合理安排人员：急诊预检分诊护士需有一定的临床经验，内外科轮转2年以上，并经过急诊护理专业培训，从事急诊监护、急诊手术室相应的专业培训考核合格。

4.开通"绿色通道"：对到达急诊的危重患者采用"绿色通道"的方式进行救治，实施"先抢救后挂号，先抢救后付费"的制度。预检分诊护士对于病情危急，濒临死亡或需要立即救治的患者"边问、边查、边抢救、边护送"至抢救室，待与抢救医师及抢救护士交班后返回预检台进行挂号、报告急诊科主任及相关人员到位，协助患者联系家属或单位等。

5.制定应急预案：急诊患者的特点是病种复杂、起病突然，病情变化快，要求分诊护士在平时实践的基础上，制定应付各种急危重患者的预案，做到有备无患，应付自如。

（二）严格岗位责任制

一天24h连续应诊是急诊科的工作特点，因此，要特别强调严格岗位责任制，特别是强调坚持值班制度，不得擅离职守，实行上班签到，离开急诊室要说明去向（挂牌示意）的制度。

（三）严格请示汇报制度

通常采用逐级报告的方式，即科室内首先向科主任、护士长报告，再由科室向医务处（科）汇报，由医务处（科）决定是否向院领导汇报。但在十分重大和紧急情况下可直接向医务处（科）甚至向院长请示汇报。凡遇下列情况者应作请示汇报：①遇有大批外伤、中毒、意外伤害或特大交通事故病人来院急诊者；②特殊病人（知名人士、外国人或港澳台同胞等）；③涉及法律问题的病人；④发生重大医患纠纷的病人；⑤难以断决是否转院的病人；⑥需涉及较多科室协调诊治并需院方出面组织的病人等。

第三节　住院服务管理

住院服务管理是指住院病人诊断和治疗过程中的组织、控制和协调，其核心是病房管理。

住院服务管理以三级医师负责制为基础，是发挥医院功能的中心环节，实现以病人为中心的优质医疗服务的保障。

一、住院服务的特点和任务

（一）住院服务管理是以病房管理为中心的系统工程

住院服务管理是为达到最佳医疗服务效果所实行的组织管理行为。医疗和医患双方活动的主要场所在病房，既要诊治疾病（包括心理治疗），又要协调医患关系。围绕病房的医疗活动，其他系统的各部门（物质器材、药品供应、生活服务等）都需予以充分的配合，才能达到诊疗的目的。因此，从系统工程的角度，以病房管理为中心，加强多学科多部门的协作，创造良好的诊疗条件和环境是住院诊疗管理的基础性任务。

（二）住院服务要以三级医师负责制为核心，构建以医疗活动为重点的诊疗体系

住院诊疗的医师相对固定。面对病人的需要，为保证医疗的质量，必须实行三级医师（主任医师、主治医师、住院医师）负责制，并按一定比例配置这三级医师。他们各有规定的责任，互相构成诊疗工作体系，由上而下指导，由下而上不同层次的负责。住院诊疗管理的重要任务，就是充分发挥三级医师负责制的功能，建立相应完善的责任制度，在医疗活动中起到保证医疗质量，不断提高医疗水平，促进业务技术发展的作用，同时，对于加强医务人才的建设

也有重要的意义。

（三）住院服务工作具有连续性与协同性

住院医疗有别于门诊、急诊的诊疗，主要是它能够连续地、比较全面地对病人进行观察、检查和治疗，并在诊疗过程中得到及时的反馈，从而要求诊疗的管理必须加强纵向、横向的协调，互相衔接，保持不间断的动作状态。

（四）住院服务提供庞大的诊疗信息系统

医院信息以住院诊疗方面的信息占的比例最高，价值最大，不仅是医务人员制订和调整诊疗方案的依据，也是实施诊疗管理的重要参考。它以病历为基础，将医疗质量和水平充分地表达出来，是衡量办院水平的重要内容。因此，要抓住正确、及时、科学地录入病历这一关键环节，由科室—病案室—主管医疗工作的职能部门构成一个诊疗信息工作的网络，诊疗信息的管理，是医院管理十分重要的环节，务必常抓不懈，使之处于惯性运行的状态。

二、住院医疗组织

住院医疗组织是指对入院病人实施诊疗活动、发挥诊疗功能的组织设置及医疗技术人员的能级结构方式。

目前我国综合性医院住院医疗组织通常由3部分构成一个完整的运行系统。

（一）联络组织

设住院处，负责门、急诊与住院医疗之间的联系，办理病员出、入院、安排调整床位、住院经济核算、协调解决住院中遇到的各项事务问题。

（二）中心组织

由接纳病人住院并直接从事医疗活动的病房组织及与医疗活动直接相关的医疗技术科室所组成。

病房组织是医疗组织的基层单位，处于运行系统的中心地位。病房医疗单元，直接接受科主任与护士长领导。一个单元内设病床 30 ~ 40 张，并分成若干医疗小组，固定住院医师负责一定床位病人。医疗单元由住院医师、主治医师、主任医师按比例组成三级结构，实施负责制，并配置相应的护理人员成为组织的核心。

（三）支持组织

为住院诊疗活动正常进行提供药品、器械、设备、后勤生活供应等部门单位。

三、住院医疗服务环节

（一）入院

入院由医师开出医嘱，通过住院处办理入院手续。

（二）检诊及病历书写

1. 检诊

检诊是病房医护人员对新入院病人进行初步的诊察工作，包括及时采集病史、准确的体格检查、适当的辅助检查等以了解病情，明确诊断，提出有效的治疗和护理方案。

2. 病历书写

病历是指医务人员在医疗活动过程中形成的文字、符号、图表、影像、切片等资料的总和，包括门（急）诊病历和住院病历。它是病人在医院中进行诊断、治疗经过情况的记录，是完整的医疗档案，也是进行教学和科研工作的基本资料，具有法律效应的文本。因此，必须重视病历的书写和保管工作，提高病历质量。

病历的质量检查：各级医师结合查房、会诊和病例讨论，对下级医师所写病历进行必要的检查，入档病历由各级医师审签。建立健全病历质量检查制度，经常开展病历质量检查评比活动；开展病历书写的基本功训练。

（三）查房

查房是病房最基本、最重要的医疗活动。它是提高医疗质量的重要环节，要严格执行卫生部的有关规定，实行三级医师查房制度。

查房目的：及时了解病人的病情、思想、生活等情况，进一步明确诊断，制定合理治疗方案并观察治疗效果，并做好病人思想工作，同时检查医疗护理工作完成的情况和质量。还可结合临床实践进行教学，培养医护人员。

查房方式：一般医院查房方式有上午查房、午后查房、夜间查房、重危病人的查房和教学查房。

查房要求：主任、主治和住院医师的查房必须按规定进行，要严肃、认真；要重视病人的体征、主诉以及思想情况。查房前要自下而上充分准备，查房中要自上而下严格要求。并做好病房整顿，保持安静、整洁。查房时主管医师报告病史，提出要解决的问题，查房后应将上级医师的意见和决定记录在病历上。

（四）会诊与病例讨论

1. 会诊

会诊是为了解决疑难病症的诊断和治疗，是发挥综合性医院协作医疗功能的重要方式。通过会诊能够集思广益，及时确定诊断，制定有效的治疗方案。

会诊形式：科内会诊、科间会诊、院内会诊、院外会诊、急会诊。

会诊注意事项：要掌握会诊指征，明确会诊目的，提高会诊质量。指派主治及以上医师做好完善的会诊记录，并把会诊记录与整理的材料，纳入病历中保存。

2. 病例讨论

临床病例讨论是病房基本的医疗活动，应形成病房诊疗工作的一项基本医疗制度。它也是提高医疗质量，培养医护人员的重要手段。

根据临床医疗或教学的需要，可分为新病人讨论、疑难病例讨论、术前术后病例讨论、危重病人讨论、出院病例讨论、死亡病例讨论、临床病例讨论等。

上述各种讨论的目的、要求不同，讨论方式、内容、参加人员也不同。可定期或不定期召开，也可一个科或多科联合举行，一般均由科主任或副主任医师以上专业技术任职资格的医师主持，认真讨论，做好记录。

（五）治疗和医嘱

1. 治疗

治疗是指治病的方法和手段，是重要的医疗活动。它的范围甚广，一般可分为药物治疗、手术治疗、物理治疗、营养治疗等。这些治疗的方法、程序和质量，都要求有常规规定。住院治疗以医嘱形式提出，各种治疗方法和方案一般由临床医生决定，

2. 医嘱

医嘱是指医师在医疗活动中下达的医学指令。它是医师对病人的有关诊断、治疗、护理工作的决定和要求，是医疗信息传递的渠道。病房中采取的各种医疗方法，常以医嘱形式实施，因此，医嘱已形成一种医疗制度。医嘱种类：长期医嘱、临时医嘱、备用医嘱。

下达医嘱要求：医嘱是关系病人生命安危的大事，因此下达医嘱要十分严肃认真，医嘱应层次分明、内容清楚，准确。每次医嘱应当只含一个内容并注明下达时间，应当具体到分钟。

医嘱不得涂改，如必须取消时，应用红笔墨水标注"取消"字样，并签名。下达医嘱后，应复核。

一般情况下，医师不得下达口头医嘱。因急危病人抢救需要下达的口头医嘱，护士应当复述一遍，抢救结束后医师应当即刻补记医嘱。

执行医嘱要求：执行医嘱时要认真进行查对，严格执行技术操作规程。按医嘱制度及医嘱格式认真、准确填写，字迹清晰。

（六）晨会与值班

晨会和值班的基本目的都是为了保持医疗工作的连续性。

1. 晨会

也称交接班会，它是医疗科室一天工作的开始。由主任医师（主治医师）主持，全体人员参加，由值班人员报告病人流动情况和新入院、重危及手术前后、特殊检查病人的病情变化。有时传达上级指示，布置科内工作，传达时间一般不超过30min。

2. 值班

各医疗科室都应建立和健全昼夜值班制度，值班人员必须坚守岗位，履行职责。值班医师负责全科的临时医嘱、急症手术、急会诊和危重病人的观察、治疗并记入病程记录，对新入院病人进行初步检诊、下达医嘱并立即填写第一天病程记录，简明扼要地写明诊断和处理意见。遇有重大问题，要及时向上级请示报告。危重病人要床头交班。医院实行住院医师24h负责制和总住院医师制，具体制定医师值班制度。

（七）转科、转院和出院

根据病人疾病治疗的效果和需求，由病房主治或以上级别的医师决定病人转科、转院和出院处理，并开出医嘱，转院和出院手续均需通过住院处办理。

（八）死亡病人的处理

病人经全力抢救无效死亡时，负责抢救医师应填写好死亡通知单，送往住院处。死亡病人由值班护士进行尸体处理后，送太平间。

死亡记录是指经治医生对死亡病人住院期间诊疗和抢救经过的记录，应当在病人死亡后24h内完成。包括入院日期、死亡时间、入院情况、入院诊断、诊疗经过（重点记录病情演变、抢救经过）、死亡原因、死亡诊断等。按规定在1周内召开死亡病例讨论会，并尽可能进行必要的尸体解剖及病理讨论，以不断提高医学科学技术水平。

（九）随访工作

随访工作是医疗工作的一个重要组成部分，对疗效的观察和医学科学研究都有意义，特别是在观察病人的远期疗效和转归方面。在随访的同时，要对病人进行必要的保健指导。随访的病种和对象不宜过多，选择需要观察疗效或与科研有关的病种进行随访。先制订随访计划，根据需要确定随访对象、数量、内容和标准等。随访方式和时间应根据病种和科研要求而定，可分门诊随访、通讯联系、家庭随访和住院检查，其中应以通讯联系为主要方式。随访工作是一项科学性较强的医疗科技工作，科内要指派专人负责。

四、病区的标准化管理

病区标准化管理是医院目标管理总体规划的组成部分，重点强调运作的统一、协调、简便，是高质量、高效率完成住院诊疗的保证措施。

（一）病区管理制度化

病区管理制度是对医护人员的医疗护理行为的规定；对病人及其家属的要求；对诊疗全程中可能出现医疗事件的防范，以及各级各类人员岗位责任等。对关键性制度如病历书写、急症抢救、术前讨论、查房、会诊、查对、交接班、疑难病例讨论、死亡病例讨论、消毒、隔离制度等严格执行并应经常检查实施情况，使管理制度起到维持医疗工作正常运行，规范人员行为的作用。

（二）医疗技术规范化

住院诊疗过程是对人体实行诊疗，其本身具有侵袭性。由于个人诊疗行为差别较大、某些诊疗措施还具有盲目性，因此，必须规范医疗技术标准，减少随意性，提高自觉性，保证医疗质量，实现医疗安全。医疗技术方法的标准多为原则性规定，如各种疾病的诊断标准、治疗原则等。医疗技术操作标准，是实际技术操作的程序要求和质量要求。医疗技术规范应结合医院实际及操作中关键环节做出明确清楚的程序规定。

（三）病房设置规格化

良好的诊疗环境，便于工作的各种设置，使医护、病人共处在能调解双方情感，利于诊疗的气氛中，是诊疗工作顺利进行的重要条件。因此，病房设置要合乎诊疗需要标准和规格。包括建筑上的规格及室内设置，医疗卫生标准等。

（四）医疗质量标准化

为确保住院诊疗质量达到预定目标；必须预先制定医疗质量标准。任何诊疗项目，要保证质量必须有标准，没有标准就谈不上质量。常用的终末质量指标如入、出院诊断符合率，门诊、出院诊断符合率，手术前后诊断符合率，治愈、好转、重危病抢救成功率，医疗缺陷分析，床位周转次数，病床使用率，收治病人数量，平均住院日以及单病种、单病例的医疗质量标准等，均属医疗质量标准内容。

医院如何将综合评价办法运用于住院诊疗管理，并摸索出简单的计算法是医院管理者要关注的课题。

五、重症监护病房的组织管理

重症监护病房（intensive care unit，ICU）是根据现代医学发展的需要和新仪器、设备的出现而产生的，是一种现代化的、先进的诊疗护理组织形式。其作用是应用现代医疗设备来集中监护危急重病人、大手术后病人，加强医护力量，严密监视病人循环、呼吸、代谢等的变化，并针对变化情况及时采取必要的措施，以防止并发症或致命的严重情况发生，可以大幅度降低病死率、提高医疗护理质量，提高工作效率。

重症监护病房的类型有综合性的重症监护（ICU）、冠心病监护（CCU）、呼吸衰竭监护（RCU）、心脏手术后监护、颅脑外伤监护、烧伤监护、新生儿监护等。监护的方法有床头监护、中心监护和遥控监护。

重症监护病房的病床设置，一般占全院床位数的3%~4%。监护病房的设备，根据条件要求尽可能完善，除了一般急救设备外，必须有监护仪和完成上述监护功能的相应专用设备。重症监护病房的医师可以长期固定（急救医学、重症医学的专科医师），并与各有关专科医师协同抢救病人，也可以定期轮换。护理人员是执行监护任务的主要成员，应有一定的数量和素质，并受过专业培训。

第四节　临床科室医疗服务管理

临床科室是医院各项功能尤其是诊疗基本功能的体现，医院其他部门的工作应围绕并服务于临床诊疗工作而进行。

一、临床科室的特点

1. 科学性

作为医学理论的重要实践场所和医学科学不断发展进步重要信息来源的医院临床科室，其工作必须充分依赖医学科学整体水平，依赖先进的诊疗技术和仪器设备，具有很强的科学性。

2. 实践性

医学是一门实践性很强的学科体系。已经形成的知识体系需要在临床实践中加以印证和完善，新的知识体系又需要依靠科技进步，通过不断在实践中发现问题、解决问题而产生。因此，临床科室的工作具有很强的实践性。特别是随着医学模式从生物医学向生物 - 心理 - 社会医学模式的转化，使得研究人们健康的措施从治疗扩大至预防，从生理扩大到心理，从医院内扩大到社会，把医学从生物层次提高到社会层次，进一步拓展了临床科室的时间范围和领域。

3. 规范性

临床科室的工作有其内在的运行规律。无论人员编制、设施配置、工作程序、各种要求等方面，都具有很强的规范性。

4. 协作性

为求及时正确诊断、有效治疗，临床科室必须与医技科室、护理部门、营养部门、设备后勤部门保持密切合作，取得支持和配合，从而具有协作性的特点。

5. 个体性

同一种疾病，对于不同的患者需要不同的治疗，绝不可一概而论，这也是临床医学区别于其他学科的关键因素之一。所谓"辨证施治"，就是说临床科室工作具有很强的个体针对性。

6. 服务性

病人是临床科室医疗工作的服务对象和主体。在实施临床医疗工作过程中，必须坚持以病人为中心、优质服务的原则，达到延长生命、减轻病痛、增进健康的目的。

二、内科医疗服务

内科是指运用非手术方法来诊治疾病的临床科室，包括心血管科、呼吸科、消化科、肾科、血液科、内分泌科、神经科、老年科等学科。

（一）内科医疗服务的特点

内科医疗服务主要是通过详细询问病史、身体检查和判读、解说检查报告结果，使病人的病情和诊断得到良好的确定，通过药物、健康指导和疾病管理并得到及时有效的治疗和护理，使病人在治疗的过程中，保持平静的心态，得到身、心、社、灵的照护。它的特点主要如下。

1. 是临床诊疗的重点和临床各科的基础

内科系统诊治病人多、涉及病种广、诊断手段复杂、治疗方法多样，因而其人员、设备配备较多。内科的基础理论和诊疗基本方法是临床各科室都通用的，其诊疗水平对其他科室的发展具有较大影响。

2. 病种繁多、病情复杂

内科疾病可因季节、年龄、地区、职业等因素的不同而有不同的类型，不少疾病存在隐秘性和多变性，确诊难度大。不少疾病的发病机制尚不清楚，还缺乏有效的诊疗手段。内科疾病的各系统和器官之间相互影响，并发症、合并症较多。这些都造成了内科疾病的诊疗难度大。

3. 同基础医学和医技科室联系广泛

内科与医学基础学科有广泛而紧密的联系，基础医学的进步推动着内科的发展；内科的诊疗工作必须较多的依靠医技部门，同时基础医学的理论和医技部门的诊疗新技术，往往首先在内科得到应用与验证。

4. 以药物治疗为基本手段

内科必须加强合理用药管理，包括用药适应证、禁忌证、时间、途径及剂量等，同时不能忽视护理、营养、心理、理疗、中西医结合以及近年来不断发展的各种介入疗法等综合性治疗。

（二）内科医疗服务的风险

1. 受医学诊疗技术的限制，有部分疑难杂症不能确诊，给治疗带来一定的困难，也给病人及家属心理上蒙上阴影，如果解释不到位，可能会出现病人或家属抱怨和怀疑，影响医患关系。

2. 多种疾病共存，且相互影响和促进，导致治疗矛盾。临床上常常出现患者有多个系统或器官的疾病，且多种疾病相互影响和加重，或出现治疗矛盾的情况。比如脑梗死患者一周内血压会应激性升高，一般如果没有别的并发病，神经科医师不主张降压，以免脑灌注不足加重脑缺血，但心血管医师常常会避免病人出现心力衰竭而积极降压治疗。临床上许多药物经肝、肾代谢，有肝、肾功能损害的病人在用药治疗过程中要不断监测肝、肾功能的变化。

3. 有许多疾病就目前的医疗能力来说，是不能治愈的，比如高血压病、糖尿病、帕金森病等。对这些患者应该做好相应的健康教育工作，指导患者及家属做好疾病的管理，同时医师要做好患者资料登记，长期指导和督促患者复诊、治疗和疾病管理。

4. 除了猝死和手术后死亡，大多数病人会在内科度过人生的最后阶段，临终期家属的疏导和病人的舒缓治疗及护理，显得非常重要。

（三）内科医疗服务管理

内科医疗服务管理重点主要是抓好诊断、治疗、护理工作以及质量管理。

1. 诊断工作

（1）掌握内科诊断的程序与方法：首先要收集必要的资料，包括病史、体检、实验室检查和功能检查等，其次是运用医师的医学理论和临床经验，对所收集的资料和结果加以整理、归纳和分析，进而作出初步诊断。由于疾病的复杂性和多变性，要求诊断工作在整个医疗过程中持续不断地进行。

（2）做好新病人、疑难病例的诊断工作：对新入院的病人要求及时、全面、准确地做出初步诊断。诊断工作必须实行三级检诊制，严格实行疑难病例讨论与三级查房制度。

（3）抓好诊断质量：诊断资料的完整性与可靠性是保障诊断质量的基本前提。临床医师的理论、技能和实践经验的不断提高是保证诊断质量的基本条件。现代医学知识更新快，大量新技术、新疗法的临床应用，要求内科医师既要不断积累实践经验，还要不断学习新理论、新技术，努力提高理论水平与技术水平。

2. 治疗工作

（1）掌握内科治疗原则和方法：内科是以药物为主的综合性治疗科室，因此，必须坚持用药原则，遵循医德原则，既要避免用错药，更应防止滥用药。

（2）树立全人治疗观念：人是社会的、独立的人，每个人的身体状况、家庭背景和文化素养不同，病人的疾病在其独特的环境与条件下发生，并仍受这种环境与条件的影响。身体一旦出现疾患，可能同时出现几个系统方面的问题，这些问题相互影响和制约，所以治疗上要从整体观念出发，抓住治疗中的主要矛盾并兼顾全面，灵活掌握和应用病因治疗、对症治疗、综合治疗、预防治疗等不同的治疗方法，要充分考虑药物的治疗作用，同时重视病人机体的自身修复能力，不能忽视精神因素、营养、护理等辅助治疗。

（3）组织危重病人的抢救：危、急重病人的抢救是内科治疗中最重要的组成部分，特别是对休克、昏迷、高热、心搏骤停、上消化道出血、肝昏迷、高血压危象、糖尿病酮中毒和各种中毒都要做到抢救中药品齐全、器械完善，组织有条不紊、忙而不乱。平时做好准备工作，包括抢救器材、人员训练和抢救方案等。抢救中一方面要严密观察病情，另一方面要适时组织会诊，提高抢救成功率，防止和减少失误。

（4）做好慢性病的治疗与管理工作：内科慢性病人多，且大多为身心疾病，所以在治疗上应生理、心理治疗并重，千方百计力求彻底治愈。难以治愈的，应尽可能减轻病人痛苦。对于高血压、糖尿病及呼吸系统等慢性疾病及内科保守治疗的晚期癌症，根据相关指引做好病人的登记、治疗和跟踪回访工作，尤其是一些病因与病理机制不明，又缺乏特殊治疗手段的疾病。要努力提高病人的治疗信心，防止病情的发展，减少并发症和残疾的发生．

3. 护理工作

医疗和护理在医治疾病的过程中是不可分割的有机整体，两者相互依存、相互影响、相互促进。内科疾病的复杂、多变和难愈等特点，更需要医护紧密配合与协作。护理工作的质量，直接影响着医疗质量，甚至影响病人的生命安危。

传统意义上的护理要求护理人员要认真做好基础护理、专科护理和心理护理，从整体功能出发，抓好分级护理，及时、准确、可靠地完成各项护理技术操作。新的护理要求：以敏锐的观察力观察病人病情的细微变化，及时向医师汇报；专业的洞察力预见潜在的危险和并发症，及时做好预防措施；良好的公关能力，做好与其他科室之间的协调与联系，优化与辅助科室之间的衔接流程。医护良好的合作是内科医疗质量的重要保证。

4. 质量管理

在医院医疗质量管理委员会的指导下，内科设立质控小组，由科主任、科护士长、各专业科室的主任、质控医、护、技、药师等人组成。负责贯彻执行医疗卫生法律、法规、医院制度，细化和制定内科诊疗、急救及护理技术操作规程，修改医疗事故防范与处理预案，对医疗缺陷、差错与纠纷进行调查、处理。对医疗、护理、教学、科研、病案的质量实行全面管理。

对科室的医疗质量全面管理。定期逐一检查登记和考核上报。

（1）要抓好基础医疗质量评定，包括诊断是否及时、正确、全面，治疗是否及时、有效、彻底，护理是否体贴、周到、优良。

（2）要动态地观察和分析内科的主要医疗指标，如诊断符合率、治愈好转率、病死率、床位周转率、平均住院日、交叉感染发生率等，有条件的要进行逐年逐月对比分析，进行病种单项详尽分析评定。

（3）要特别强调规章制度的执行和落实，注意医疗事故的防范。

①坚决落实首诊负责制：对首次接诊病员的科室和医师对病员的检查、诊断、治疗和抢救均应承担责任的制度。

②执行三级医师查房制度：三级医师查房制度是确保各级临床医师履行自己的职责，保证患者得到连贯性医疗服务，不断提高医疗质量，提高各级医师的医疗水平的核心制度。在内科医疗服务过程中，一级医师主要负责采集病史，进行物理检查，开具基本辅助检查，提出初步诊断，实行基本治疗（处置）。按照规定及时书写医疗文书，向上级医师汇报患者的病情和诊疗情况，执行二级以上医师的指示。二级医师负责本科室或本科室一组患者的日常诊疗工作和危重患者的抢救工作。辅助指导、检查下级医师工作，参与特殊疑难患者，重大抢救患者的诊断、治疗、抢救及会诊工作，向三级医师汇报工作，执行三级医师的指示，决定正常出院患者。三级医师辅助指导、检查下级医师的工作，重点解决特殊疑难的患者，重大抢救患者的诊断、治疗抢救及会诊工作，决定非正常出院患者相关情况。

三、外科医疗服务

外科科室是以手术和其他综合措施，对病人进行诊疗服务的临床科室。通常包括普通外科、骨科、心胸外科、泌尿外科、整复外科、神经外科、小儿外科、灼伤科、眼科、耳鼻喉科、口腔科等。

（一）外科医疗服务的特点

1.手术治疗的有效性和局限性

手术治疗可以获得良好的疗效，但也有其局限性。有些手术是决定性的治疗，而有些手术仅是整个治疗的一部分，术后尚需进行综合治疗，有些手术效果即刻见到，有些须远期观察后才能判断；有些手术可以达到根治目的，而有些手术仅能起到探查和明确诊断的作用。

2.手术的风险性和层次性

手术尤其是较大手术，其中间环节和影响因素较多，具有一定风险性。所以要强调手术计划的完整性，严格把握适应证和操作程序，要严格执行规定的各级医师的手术范围和手术要求，努力降低手术的风险性。

3. 手术的创伤性和时机性

手术对组织或器官总有一定的损伤，所以术前要严格掌握手术指征和适应证，充分做好术前准备；术中必须正确熟练掌握运用基本技术，严格执行无菌操作；术后积极防止各种并发症，使病人顺利恢复。

4. 手术的协作性和责任心

手术协作性强，要求医师、麻醉师、护士等紧密配合，所以必须有严密的组织和严格的要求，分工协同，密切配合。同时，手术科室也是医疗差错、事故好发部门，因此，手术科室人员必须有极强的责任心。

（二）外科医疗服务的风险

外科是手术科室，从手术的开始至结束，处处存在风险。

1. 接错患者、开错刀及纱布器械等异物遗留在体腔。

2, 输错液体、用错药、输错血及遗失标本风险。

3. 电刀灼伤风险。

4. 患者特殊体质致麻醉意外死亡。

5. 手术体位安置不当致压疮神经损伤及坠床风险。

6. 手术探查和解剖难题致意外大出血。

7. 各级工作人员意外损伤风险。

8. 残余麻醉气体、电离辐射、消毒灭菌剂、X 射线对人体危害风险。

（三）外科医疗业务管理

外科的业务管理要着重抓好术前管理、术中管理、术后管理、麻醉管理、手术室管理和感染管理六个重要环节。

1. 术前管理

（1）明确手术适应证和手术方式，这是抓好手术管理的前提：手术适应证和手术方式选择主要取决于以下方面。①手术治疗的目的。②疾病诊断是否正确。③是否制订完善的手术计划。

（2）术前讨论：要根据手术类型认真做好术前讨论，术前讨论人员由专业主任、主治、主刀医师、管床医生及手术室护士组成。对于大手术、疑难病例、术前诊断不明病例、新开展的手术病人术前讨论应该由科室主任亲自主持，全科各级医师、麻醉医生、手术室护士、护士长、责任护士都参加，并做好讨论记录。术前讨论内容除确定疾病诊断、分析手术适应证外，还要包括确定手术方式、使用麻醉方法、术中可能出现的并发症或意外及其对策，术后可能有哪些问题应予注意和防范等。

（3）落实手术前的各项准备工作：手术前的各项准备工作主要有以下方面。①手术者须亲自检查手术病人，并与手术室护士、病房管床护士做好手术部位标记。②完成各种必要的检查项目。③术中可能需要输血的病人，做好交叉配血和备血。④手术前护士严格执行术前医嘱。⑤手术前评估病人有否发生必须使手术延期的情况，如发热、严重感染、妇女来月经等或出现严重心理障碍。⑥必须严格进行胃肠道准备或膀胱准备。⑦病人有严重伴发疾病（如患有心脏病者），落实相应专科的术前准备以及手术过程中要求相关专科医师参加手术保护。（4）术前与病人或家属谈话：术前与病人或家属谈话的目的如下。①对病人做好心理劝慰工作。②对病人家属要说清手术可能带来的不良后果，术前谈话必须由病人或家属签字。

2. 术中管理

术中管理主要抓好参加手术人员的协作配合和严格执行手术程序及操作规范的管理，它主要包括：

（1）主刀要对手术负主要责任，不仅要熟悉掌握手术技能，还应组织和指挥手术全过程，以确保手术顺利完成并保证病人的安全。

（2）手术助手必须服从手术主刀的指挥。

（3）麻醉人员要确保手术全过程的麻醉效果。

（4）器械护士和巡回护士要全力配合手术者。

（5）严格请示汇报制度，凡手术方案有重大修改，或出现术前未预料的情况且手术者难以胜任手术难度者，必须向上级医师汇报，必要时上级医师要到手术现场

（6）严格执行清点制度，尤其在关腹或关胸前必须清点器械、敷料等物品，待准确无误时才关腹缝皮。

（7）严格遵守病人知情同意权，凡要摘除术前未向病人或家属说明的脏器时或手术方案（甚至手术部位）发生明显变化时，必须重新征得病人家属同意并签字后才能进行。

（8）手术过程中要自始至终严格遵守无菌操作原则，以预防手术感染或防止感染扩散。

（9）要把保护病人的正常组织和正常功能，防止残疾和功能障碍作为术中管理的重要内容来抓。

3. 术后管理

术后管理甚为重要，其主要的中心环节是防止术后并发症和促进病人早日康复工作的管理，它主要包括以下几点。

（1）严密观察病情：观察病人是否出现手术后继发性出血（特别是内出血）和休克的早期症状，及时发现和处理，直至重新手术探查处理。

（2）注意各种专科护理：如创口导管、引流管的情况，保持引流管的通畅，防止脱落；保持呼吸道通畅，帮助病人翻身，鼓励病人咳嗽咳痰，预防肺部感染。

（3）认真做好换药工作：住院医师要严格执行换药制度，按规定检查手术伤口和更换敷料，仔细观察伤口和肉芽组织是否健康，伤口引流是否通畅，有无无效腔、异物或其他可能影响伤口愈合的因素。

（4）切实预防水电解质平衡失调：护士要做好病人出入量的统计，协助抽血检查，对已出现的失调要及时予以纠正，正确进行输血、输液，并对因电解质紊乱引起的并发症予以及时的处理。

（5）合理使用镇痛和镇静药物：护士定时评估病人疼痛级别，合理镇痛，评估病人睡眠情况，必要时使用镇静剂促眠治疗。要规定严格管理各种麻醉药。

（6）加强术后功能锻炼和康复医疗，合理营养，以最大限度地促进功能恢复。

（7）加强术后心理护理：尤其对癌症病人或术后残疾的病人，要加强心理教育的管理，并逐步创造条件增加医院社会工作的内容。

4. 麻醉管理（详见第五节 麻醉科服务管理）。

5. 手术室管理（详见第六节 手术室服务管理）。

6. 感染管理。

（1）消毒隔离制度：外科病区和门诊的物品及医疗器械必须有严格的清洁消毒制度，过期必须更换，重新消毒。

（2）无菌技术管理：感染是外科病区最大的危害，是手术失败的主要原因之一。小则会发生并发症，大则危及病人生命。因此，要求外科医师在各项诊疗工作中，应有高度的责任心，牢固树立无菌观念，严格操作要求。

四、妇产科医疗服务

妇产科是医院的医疗纠纷高发科室，风险大，是一个不同于一般临床科室的高危科室。主要分为产科和妇科两部分，三级医院还应设有计划生育科等。

（一）妇产科服务特点

1. 妇科以手术治疗为主，产科同时要对胎儿及新生儿进行监护和治疗，兼有外科和儿科的特点。

2. 正常产妇和计划生育受术者有与一般病人不同的特殊需要，要做好身心治疗和护理。

3. 计划生育工作原则性、政策性强，有别于医院一般工作。

4. 因患者部位为生殖器官，其病史常涉及家庭或个人隐私，要求医护人员遵守"慎言守密"的医德原则，不可任意传播。

5. 妇产科的设备与装置，除门诊、病房外，还必须设待产室、分娩室和婴儿室。

6. 产妇临产和分娩是一个复杂的过程，常可能遇到某些意外，如突然休克、子宫出血等，因此，要求妇产科医师迅速做出正确的诊断外，还应有相应的化验室设备和血库准备。

7. 产科工作具有夜间忙、急诊多、床位周转快、工作时间无规律，并关系着母婴两人的生命安危的特点，因而要求医务人员要有高度的同情心和责任心。

（二）妇产科服务风险

妇产科服务过程中每个环节都存在不安全因素，医疗风险程度高、风险不确定性、风险复杂、风险后果严重等特点。

1. 服务对象的特殊性

妇产科服务的对象是女性患者或育龄妇女。一旦发生意外，不但对女性今后的健康会产生长久的影响，而且会牵系着一个家庭的幸福和社会的稳定。

2. 不定因素多

产科影响分娩的因素颇多，难产的发生有时是难以预料的，如中央性前置胎盘，胎盘早剥，妊娠期高血压疾病、急产、脐带脱垂、子宫破裂、产后出血、羊水栓塞、胎儿宫内窘迫、新生儿窒息等，这些疾病不但常见而且一旦发生就很凶险、变化急骤，处理稍不及时或不当即会出现生命危险。

3. 手术操作多

许多妇科疾病及产科分娩，需要进行手术处理，包含所有手术的风险。

（三）妇产科医疗服务管理

1. 妇产科服务质量管理

（1）树立良好医德医风：妇产科工作人员必须有尊重妇女的品德和严肃

文明的工作作风，要善于理解不同女病人的心理状态，男医师进行内诊时应有第三者在场。

（2）抓好"病""健"分开诊治：妇产科的服务对象有其特殊性，有相当数量的非病人，如要求计划生育的妇女、产前检查和正常产的妇女等，而另一部分妇产科病人又有病情急、变化快的特点，因此有条件的综合医院应将产科（生理产科和病理产科）、妇科、计划生育的病房分开。

（3）严格执行探视制度：妇科探视可参照外科系统病房管理。

2. 孕产妇服务管理

（1）认真做好孕妇管理：产前必须使用统一依法印制的《孕产期保健手册》如实填写相关内容，认真做好孕妇学校健康教育，孕期保健服务。

（2）对住院分娩的孕妇，接诊人员要详细、如实地填写孕产妇姓名，丈夫姓名及夫妻双方身份证号码、住址和联系电话。

（3）产房实行24h负责制，负责第一产程到第三产程全产程监护的产时保健服务，助产人员除掌握适宜产科技术外，还应掌握一定的新生儿窒息复苏技术，必要时协助儿科医师抢救危重患儿。

（4）建设急救和转诊网络，及时对危重孕产妇进行急救和转诊。

3. 婴儿安全服务管理

（1）婴儿出生时立即在婴儿病历上盖上婴儿脚印，佩戴婴儿身份识别防水腕带，上面注明婴儿出生时间、性别、体重、父母姓名。

（2）对分娩女婴或残疾婴儿并有弃婴倾向的产妇及家属，要做好认真细致的思想教育工作，并报告科主任和医院领导。

（3）住院期间，产妇或家属未经许可不得擅自抱婴儿离开母婴同室区。

（4）因医疗或护理工作需要，婴儿须与其母亲分离时，医护人员必须和产妇或家属认真做好婴儿的交接工作，严防意外。必须做到：①工作人员须挂牌上岗。②抱婴儿或还婴儿时，须在母婴分离情况记录簿上填写清楚抱（还）婴儿的日期，时间，母婴分离原因，并有医护人员和产妇或婴儿父亲双方签名。

（5）出院时必须由母亲在病历上加盖母亲拇指印，登记、双方签字确认后方可离院。产妇死亡或昏迷时可由父亲签字认领，单亲母亲死亡时，可由其有血缘关系的亲属认领。

4. 母婴同室安全管理

（1）产科医务人员要树立安全意识，母婴同室区安装防盗门，防盗门钥匙严格交接班。非探视时间不得开放，若有突发事件发生时随时保证能打开大门。

（2）责任护士要向住院孕产妇进行入院宣教，宣教内容：探视陪护制度；母婴同室安全管理制度，宣教后责任护士和孕产妇须签名。

（3）实行当班医护人员查房，清点母婴人数，保证母婴得到安全的医疗和护理服务。

（4）非探视时间一律不予进入母婴同室区探视，进入探视者要进行签名登记，患呼吸道传染病和红眼病等患者严禁探视。获准入探视者必须清洁消毒双手后才可入室，探视时间不超过 30min，每次探视只允许 1~2 人。

（5）需要陪护者由产房护士长根据产妇具体情况发放陪护卡，一卡只允许一人陪护，其余外来人员未经许可一律不得进入母婴同室区，工作人员发现可疑人员要立即报告医院保卫科。

5. 终止妊娠制度

（1）进行早期药物流产，人工流产，有医学指征需要终止妊娠时，须向受术者说明可能出现的不良反应及建议，经本人和家属同意并签字。

（2）如为计划生育引产的，按计划生育部门的有关规定执行。

（3）凡属大月份引产的，须持有计划生育部门的证明，经医院领导审核批准后，方可施行引产。同时，要做好有关情况的登记备案工作。

（4）凡引产出来的婴儿，必须认真填写孕周，引产出来的时间，婴儿性别，死（活）婴，处理结果等，并有两名医护人员签名。

（5）严禁进行假结扎，假放环，非法取环，杜绝出具虚假《出生医学证明》《计生手术证明》和《婴儿死亡证明》。

6. 胎儿性别鉴定管理制度

（1）认真贯彻执行《中华人民共和国母婴保健法》，各省市制定的《母婴保健管理办法》，《禁止选择胎儿性别终止妊娠的规定》中关于禁止对胎儿进行性别鉴定的规定。

（2）对怀疑胎儿可能为伴性遗传病，需要进行性别鉴定的，必须经国家卫生部《产前诊断管理办法》所规定的程序进行，并由所属卫生行政部门指定的医疗保健机构进行鉴定。

（3）B超室常规胎儿B超检查时要严格遵守规定不能进行胎儿性别检查，而且要对所进行的孕妇检查情况进行专项登记备查。

（4）对违反规定非法进行性别鉴定和引产的单位和个人，要依据《中华人民共和国母婴保健法》和有关法律、法规、规章的规定进行查处，构成犯罪的，依法追究刑事责任。

7. 弃婴处理制度

（1）医院内或周边发现弃婴时，必须指定专人看管，并及时报告医院领导，及时报告公安机关登记备案，及时转送社会福利部门收养。

（2）任何单位和个人不得向社会提供弃婴信息，更不得擅自向社会人员提供弃婴。

五、儿科医疗服务

儿科一般是为14岁以下的儿童提供连续、全面的医疗、预防和保健服务的临床科室。儿科科室多，包括门诊、急诊、新生儿病房、普儿科病房。

（一）儿科服务特点

1. 小儿生长发育的规律性

小儿各器官形态与功能是判断其生长发育好坏的尺度，具有一定的规律性，并与成年人有显著的差异，熟悉和掌握这些规律是进行儿科诊疗服务的基础。

2. 儿童疾病的特殊性

儿童发病多与年龄阶段、季节和周围环境因素有关，且表现不典型，不会自诉病情，检查时不合作，要求诊断工作细致耐心。儿童无生活处理能力，护理和管理工作量大。

3. 预防性和社会性强

儿童的健康状况是整个社会进步的重要标志，预防疾病、保障儿童健康是提高全民素质的百年大计，需要得到社会的支持与协作。

（二）儿科服务难点

1. 专业多，病种复杂

儿科病房所收病人几乎包括所有内科专业，另外，还有本医院接生的新生儿，所以要求医务人员必须全面了解各种疾病的特点及医疗要点，以适应工作需要。

2. 护士任务繁重

儿科护士除了完成常规的治疗护理外，还要负责给新生儿喂奶、换尿布、清洗喂奶用具等工作。

3.患儿家长要求高，协同性差

孩子是现代家庭的主体,一旦生病则全家出动,并对护士的技术操作要求高。

（三）儿科医疗服务管理

1.儿科病室的设置

（1）普通儿科病房：应根据儿童的特点配置儿童活动室。

（2）新生儿病室：室内温度适宜，可以随时调解，并有保温箱等设备。

（3）重症监护室：除按一般监护室设置要求外，还应根据小儿的特点而设置。

2.服务管理

（1）根据患儿特点，允许一名家属陪伴，特殊原因需要请陪护者要经科主任和护士长同意。

（2）指导患儿以及陪护者自觉遵守医院规章制度，服从治疗和护理，防止掉床摔伤及其他意外发生。

（3）患儿以及陪护者住院期间要保持病区内外清洁卫生、整齐、安静、有秩序。不随地吐痰，不在室内吸烟。

（4）在诊疗时间患儿以及陪护者不得离开病房，不得私自调动病房或搬移床位，不得在病区生火做饭，陪护者应自觉维护并协助护理人员保持病区卫生。

（5）患儿以及陪护者住院期间要听从医护人员指导，病友之间互相关心，互相爱护，互相理解，互相帮助，加强团结。

第五节　麻醉科服务管理

临床麻醉科的基本任务是确保病人在无痛和安全的条件下顺利接受手术治疗，此外还承担急救复苏、疼痛治疗、重症监护等工作。

一、麻醉科业务特点

1.麻醉学集中了基础医学，临床医学和多种边缘学科中有关理论和工程技术，形成了自身的理论和技术体系。

2. 为手术病人提供安定、无痛、肌肉松弛的条件；对病人生理功能进行检测、调节和控制，维护围手术期病人的安全，并防治并发症。

3. 参与急救、生命复苏和疼痛治疗等。

二、麻醉科服务管理

1. 职业道德教育和业务技术训练。麻醉专业涉及面广，麻醉工作任务多而紧急，因而对麻醉专业人员的思想品德、专业素质和健康状况要求也较高，所以对麻醉专业人员的职业道德教育和业务技术训练极为重要。

2. 手术病人的麻醉安全制度和技术操作常规。严防麻醉事故（包括责任过失和技术过失招致的事故）发生。

3. 麻醉和抢救用药品及仪器装备。药品（包括限、剧药品）应数量充足，质量可靠，严格管理。供麻醉和急救用的仪器设备必须配备齐全、性能可靠、精密度高，并定时检查，确保性能良好。

4. 术前麻醉准备。包括全面了解病情，了解病人体重，心、肝、肾的功能，参加病人术前讨论，选择合适麻醉方法，确定麻醉药物，做好各种麻醉准备。

5. 严格麻醉工作程序。在手术过程中要严密、及时、准确地观察和记录病人的各项指标，记载手术和麻醉方法、步骤，记载术中变化和处理经过，一般情况下每 15 分钟测血压、脉搏、呼吸并记录，记录术中失血、失液数量和补充量，重大手术或重危病人要随时观察各项生理指标的变化情况，防止麻醉意外。

6. 严格执行与病区的交接班制和术后随访制。手术完毕后，全麻病人（有复苏室的医院）送复苏室，待病人完全苏醒后，由麻醉人员亲自护送回病房，并向病房值班医师和护士交代术中情况和术后注意事项，待病人再次测量血压、脉搏、呼吸均稳定时方可离开。麻醉人员应在 3 ～ 4d 内进行行术后按时随访，观察有无出现麻醉并发症，若发生并发症应协助病房医师认真检查处理。

第六节 手术室服务管理

手术室是为病人提供手术及抢救的场所，是医院的重要技术部门。要求设计合理，设备齐全，护士工作反应灵敏、快捷，工作高效率。手术室要有一套严格合理的规章制度和无菌操作规范。随着外科技术飞速发展，手术室工作日趋现代化。

一、手术室的设计和设备

（一）手术室的设计

手术室一般位于建筑的较高处，与外科病区相连接，还要与血库、监护室、麻醉复苏室等邻近。手术室材料应防火、耐湿、不易着色，且易于清洁，地面、墙壁可以冲洗。三区（即非限制区、半限制区、限制区）划分合理，并有三个通道：工作人员通道、病人出入通道、污物出口通道。

（二）手术室的设备

除了具备一般手术室常规器械外，应有闭路电视、空调、高级电刀和发电设施。

（三）手术间布局

简洁，物品位置固定，存放有序，最好各间统一、规范。

二、手术室人员编制及手术床位

手术室护士与手术床之比应为 2.5:1，教学医院 3:1. 手术床设置为：以手术科 50 张床位设 1 台手术床为宜，卫生员 0.5:1 为妥。设护士长 1～2 人。

三、手术室服务管理

（一）健全与落实一般工作制度

手术室是手术科医师、麻醉师及手术室人员共同工作的场所，人员流动量大，为保证工作有序，不但各项操作有规程，而且有一定的工作制度，才能使各科手术顺利完成。

1. 凡进入手术室的工作人员，必须穿戴手术室的鞋帽、衣服及口罩，离开手术室时，应更换外出衣及鞋子。

2. 院外来参观、学习、实习者，须经医教科或护理部批准。

3. 各科择期手术，应在术前一日上午 10 点半以前送手术通知单，急诊抢救手术，可先口头通知，后补手术通知单，

4. 手术按手术通知单时间进行，必须准时到位，不得随意更改。特殊情况与护士联系。

5. 术前 30min 接病人，随带病历，并详细核对病人姓名、性别、年龄、床号、诊断、手术部位及药敏试验、术前用药。病员入室后，巡回护士应复查一遍，注意病人手术部位清洁范围，首饰、假牙、手表不得带入手术室。

6. 严格无菌操作技术，无菌手术和有菌手术应分室进行，特殊感染须进行特殊消毒灭菌处理。

7. 室内保持严肃安静，禁止高声喧哗，手术期间不得聊天、看报等。

8. 严格执行室内卫生清洁及消毒、隔离检测制度，落实医疗安全防范措施。

9. 常备各种急诊手术包及抢救器材，手术器械不得外借，如外借的需医教科批准。

10. 手术室器械应在清洁、干净基础上消毒，各种物品应放在固定位置，贵重器械专人保管，每月清点、维修、保养。麻醉剧毒品标志明显，专人加锁保管，普通药品每天清点并记录，每月检查一次，专人负责。

11. 负责保管和送检手术中采集的标本，请医师及时填写病理标本、送检单，并做好送检。

（二）严格消毒隔离制度

1. 严格划分限制区（无菌区）、半限制区（清洁区）、非限制区（污染区），区间有明显标志，严格遵守三通道原则，手术间按无菌、非无菌、污染手术分室。

2. 认真洗手，每月对手术医师、洗手护士手指培养一次，并记录。

3. 浸泡液及酒精，每日测比重，每周更换容器及消毒液 1~2 次，并记录。

4. 手术医师和器械护士戴上无菌手套后应严格执行无菌操作规程。

5. 巡回护士尽量减少外出和走动，手术间的门不要随便打开。

6. 接台手术人员在两台手术之间要洗手、消毒手臂及更换无菌手术衣、手套，并用消毒液擦拭物体表面及地面。

7. 做好各类物品的终末消毒。

8. 凡需手术病人术前一律查肝功能、乙肝全套抗原抗体，阳性者按传染病隔离技术要求对待。

9. 一般感染手术术后物品均应浸泡消毒后按常规处理。手术间开窗通风，用消毒液擦拭手术床、推车、物体表面、拖地，用紫外线消毒空气。

10. 特殊感染手术、隔离手术应以就地手术为原则，采用一次性敷料、器械、

针筒，门口挂隔离牌。术中能燃烧的物品应全部焚烧。术后器械应浸泡于 0.5%
过氧乙酸中 30min，经 2 次高压蒸汽灭菌后再处理，包上应贴有红色传染病标志。
一切接触患者的用物在手术间内用甲醛加热法熏蒸消毒，12.5ml/m³ 封闭 24h。

（三）入室人员的管理

1. 非本室及非手术人员未经许可不得入内，凡进入者必须更换衣、帽、裤、
鞋，不准带私人用物进入工作区。

2. 进修、实习人员须由带教老师带领，不得单独进入手术室。参观人员须
经医教科或护理部同意后，更换衣、帽、裤、鞋、戴口罩，并在指定区域活动，
不得任意穿行。

3. 工作人员每年体检一次，按规定注射乙肝疫苗，患有传染病者不得入室工作。

4. 手术病人入室前，必须更换清洁衣、裤、戴帽及穿脚套。

5. 进入手术室的推车轮须经消毒后进入半限制区。

6. 工作人员外出必须更换工作衣、帽、裤、鞋。

7. 专用拖鞋每日用消毒液浸泡后，清洗晾干备用，鞋柜用消毒液擦拭，每
日一次。

（四）无菌物品的管理

1. 无菌物品应放在无菌室集中管理，室内通风、干燥、环境清洁，无杂物、
无蝇无尘，应有纱门纱窗。

2. 无菌物品柜清洁通风应有专人检查，无菌包按顺序排列，标记清楚，无
过期物品。

3. 无菌包体积大小合适，容器无破损，大、中型包中间及包布的反折处各
放规定的化学试剂一枚。

4. 浸泡器械消毒液量足够，关节打开，每周更换一次，标记清楚，细菌培
养每月一次并记录。

5. 酒精浸泡液测试每日一次，比重保持在 0.70~0.75，并有记录、签名。碘酒、
酒精瓶要消毒，每周 1 ~ 2 次。

6. 肥皂水、指刷、消毒毛巾等用物每 24h 消毒一次。

（五）安全管理

手术室易发生差错事故及护理缺陷的环节很多，一旦发生失误，轻者影响
病人治疗，延误手术时间，造成时间与物品的浪费；重者病人致残，甚至死亡。

1. 防止接错病人。接病人时查病区、床号、姓名、性别、住院号、诊断、

术前准备、术前用药及过敏情况，如病人术前紧张及应用镇静药后不能正确回答问话，则核对病人手腕带信息。

2. 术前四到位，即急救药品和器械、吸引器、氧气、电凝止血器。

3. 手术过程中六查，即接病人时查，病人入手术间查，麻醉前查，消毒皮肤前查，执刀时查，关闭体腔前后查。

4. 严格清点，术中三人三数制度，即主刀、洗手护士、巡回护士手术前后共同清点台上纱布、缝针、刀片及手术器械等用物，并做好记录。

5. 三不交接制度，即洗手护士手术未结束前不交接，巡回护士敷料、器械未点清不交接，值班护士物品短缺不交接。

6. 剧毒药品应上锁并由专人保管。

7. 手术室电器设备应定期检查，术后切断所有电源插头。

8. 值班人员应巡视手术室每个房间，负责氧气、吸引器、水、电、门窗的安全检查及大门安全。如发现意外情况，应立即报告有关部门，并向院部汇报。

9. 科室定期开展医疗安全讨论会，定期开展护理安全教育，对容易发生护理缺陷与差错的工作环节进行分析讨论，提出整改措施。平时形成分级督促制度，发现违反操作规程与奖惩年度考核挂钩。

10. 加强业务学习和三基训练，提高专业业务技能及应急能力，做到术中主动配合。

第七节　供应室服务管理

供应室是医院内各种无菌物品的供应单位，它担负着医疗器材的清洗、包装、消毒和供应工作。

一、供应室工作特点

现代医院供应品种繁多，涉及科室广，使用周转快，每项工作均关系到医疗、教学、科研的质量。如果消毒不彻底会引起全院性的感染，供应物品不完善可影响诊断与治疗，因此，做好供应室工作是十分重要的，也是医院工作不可缺少的组成部分。布局合理，符合供应流程，职责分明，制度完善等手段，是确保供应质量的前提。

二、供应室人员组成

应根据医院规模、性质、任务等，配备护士长、护士、卫生员和消毒员，其中1/2以上的人员应具有护理专业技术职称，消毒员均需经过培训（有上岗证）方可上岗。

三、供应室管理要求

（一）制定和健全供应室的各项管理制度

供应室的主要管理制度有《供应室工作制度》《供应室人员职责》《物品洗涤制度》《包装制度》《物品管理制度》《质量监测制度》《一次性用品管理制度》《消毒供应室医院感染管理制度》。

在管理上应严格执行，并定时督促和检查。

（二）业务管理要求

1. 严格区分三类物品（污染物品、清洁物品与无菌物品），并制订清洗、灭菌的工作程序。

2. 各种器械包及治疗包的包装应有操作规程，所有的包布须每次换洗，装配好的各种器械治疗包由专人进行核对。

3. 物资须配备齐全，并应有一定数量的储备，密切配合临床医学、教学、科研等项工作，根据需要，保证供应。

4. 高压灭菌器每锅使用留点温度计测定，每晨空锅 BD 试监测灭菌物品每月做抽样检查一次，每月热源监测一次。

5. 每日定时下收下送，并听取意见，以便改进工作，提高供应质量。

第八节　医技科室服务管理

医技科室是协同临床科室诊断治疗疾病的科室，通常包括医学影像、检验、药剂、病理、输血、营养、内窥镜等科室。

医技科室一般由业务副院长领导，医务科为职能部门进行管理。

一、医技科室服务特点

（一）双向服务性

医技科室的业务工作性质决定必须以病人为中心提供诊断和治疗的服务。其主要工作是根据临床和病人的需要而决定实验检查的种类、部位及工作量，通过提供各种检查治疗结果或图像及报告和实验数据，为临床和病人服务。

（二）专业多，独立性强

医技科室虽然在医院整体的组织结构中归纳为辅助支持科室，但是，它的每一个科室因其专业、工作方式和程序不同，都有各自的工作特点和规律，且具有很强的独立性和技术性。

（三）仪器设备多，资金投入大，更新周期短医技科室具有仪器多、价值高，折旧大，使用率的高低决定其回报周期和效益的特点。

（四）业务技术标准化

医技科室的业务活动多数可以单项考核评价它的技术效果和经济效果，容易做到技术经济指标数据化。

二、医学影像科

影像科室是指在医疗实践中能给临床提供各种影像学诊断资料和放射治疗的医技科室。

大致包括放射诊断科（含普通 X 线、各种造影、CT、MRI、DSA 等检查室）、超声诊断、核医学科、放射治疗科等。其服务管理要点如下。

（一）技术与质量管理

1.抓好基础质量：努力提高医技人员的自身素质，进行培训。完善、落实各项规章制度。建立健全质量管理组织。制定各专业相关的工作质量标准。

2.控制环节质量：加强实施检查前、检查治疗过程中的环节控制；对各项结果的重点控制；要坚持岗前培训，严格考核及三级检诊制度。

3.终末质量反馈：坚持随访制度，重视临床信息反馈，促进质量不断提高。

（二）不断提高特殊检查（CT，DSA，MRI 等）图像质量，降低废片率

提供诊断准确率，诊断报告单在规定时限内完成，书写质量在 90% 以上。

（三）重视放射治疗

首先要明确诊断，了解病理性质及病期，制订治疗方案，放疗期间要密切观察病情变化，放疗结束后对疗效作出评价，并定期随诊。

三、临床检验科

临床检验科是利用物理、化学、生物学等方法，对血、尿、粪便等各种体液进行检验，为治疗提供客观依据的部门。通常下设临床常规、生物化学、微生物学、免疫血清学和血液细胞与体态细胞检验室。其管理要点如下。

（二）技术管理

1.收验标本时必须认真查对，及时检验，凡是不能立即检验则应妥善保存，处理标本必须要消毒灭菌。

2.严格执行检验操作规程。

3.除客观条件外要注意测定方法的准确度、灵敏度等因素。

4.试剂的配置、校正、保存和仪器的校验均要按操作规程进行，注意核对鉴定。

5.培养基、抗原、诊断血清、菌种的规范制备和专人保管。

6.检验报告单要求字迹规整，书写清楚、整洁、准确，检验项目不遗漏，不错项、报告单书写合格率应达到100%。

7.急诊项目检查标本要及时分析、及时报告，报告单随后补送。常规检查及其他检查均要按规定时间报告。

（二）安全管理

1.消毒隔离工作人员应熟练掌握各种消毒隔离方法。

2.严格按规定处理各种检验器材如污染的玻片、器皿、吸管及注射器等。

3.保持实验室内环境卫生，工作台要保持清洁，工作完毕后应认真清理。

4.要重视个人消毒隔离，工作时认真穿戴工作衣、帽子和口罩。吸量管要采用自动吸管或用橡皮球吸等。

5.剧毒药品及危险易燃药品应指定专人按有关规定管理，易燃药品必须远离火源。

6.使用强酸、强碱和易燃性药品时，应特别注意防止爆炸事故，在研磨有毒药品时应戴口罩及防护镜，或在特制的玻璃罩中进行。

7.产生毒性或腐蚀性气体的试验，应在通风橱内进行。带有腐蚀性的试剂，废弃之前先用清水稀释，然后再倒入下水道。

8.在工作中要注意防止玻璃物品刺伤、针头刺伤、烧伤或吸入腐蚀性药品等。

四、病理科

病理科是应用各种病理技术观察人体组织的形态变化，其病理诊断关系到病人的治疗选择和预后判断，是医院重要的诊断科室。

（一）病理科的特点

1.技术复杂

应配备有诊断、技术及工人三类人员。

2.工作场所要求高

应设有标本取材室、组织制片室、诊断室、资料室、标本存放室、尸体解剖室等。

3.仪器设备多

如石蜡切片机、冰冻切片机、光学显微镜、自动磨刀机、电子显微镜等，有的设备更新周期快，如显微镜、切片机等。

（二）服务管理要点

1.落实各项规章制度及工作人员职责。

（1）消毒制度：对结核、肝炎等容易传染的新鲜标本更应注意消毒。防止污染，固定时间应适当延长。尸解室、取材室等均应严格消毒。

（2）查对制度：从接受标本、登记、编号、取材、染色、镜检、诊断等一系列工作，严格执行查对制度，以防止标本丢失、错号等差错、事故的发生。

（3）登记制度：在活检及尸检工作中要认真登记，填写齐全，字迹清楚。

（4）仪器使用保管维护制度及资料管理制度等均需要认真落实。

（5）要认真落实各级医师、技师（士）及其他人员的工作职责。

2.制定各项工作质量标准。

（1）活检工作质量标准；

（2）冰冻切片诊断质量标准；

（3）脱落及穿刺细胞学诊断质量标准；

3.建立质量管理小组，开展质量保证活动。

4.坚持深入临床，坚持随访制度，重视临床信息反馈。

第三章 医院人力资源管理

第一节 医院人力资源管理概述

一、医院人力资源管理的概念

（一）资源、人力资源和医院人力资源

1. 资源和人力资源

"资源"一词原意为"资财的来源"，作为经济学术语，泛指社会财富的源泉，即为了创造财富而投入生产活动的一切要素，包括人力、物力、财力、信息和时间等。

人力资源是指一定社会区域内的人口总体所具有的劳动能力的总和，具体来说，就是指能够作为生产要素投入经济活动中，可以利用并能够推动社会和经济发展的具有智力和体力劳动能力的人口的总称。从数量上，是指一个国家（地区）或组织拥有的有劳动能力的人口的数量；从质量上，是指一国（地区）或组织拥有劳动能力的人口的身体素质、文化素质、思想道德素质以及专业劳动技能水平的统一。

2. 医院人力资源及其特征

医院人力资源，是指医院中直接或间接从事医疗服务工作，拥有一定的学历和技术职称，具有某一方面专长的专业技术人员、管理人员和后勤人员。医院人力资源作为医院服务工作中最活跃、最具能动作用、最主要的要素，与其他要素相比，具有以下特征。

（1）能动性：医院人力资源具有主观能动性，其能够根据外部的可能性和自身的条件、愿望，有目的地确定自己的职业方向，并根据这一方向，通过积极地学习和教育活动增长知识和能力，并能够有意识地利用外部资源实现为

患者健康服务的目标。

（2）时效性：医院人力资源的形成、开发和利用都受到时间的限制。从个体看，作为医院人力资源的自然人，从事劳动的自然时间被限定在其生命周期的中间部分，且不同年龄段（青年、壮年、老年）的人，劳动能力亦不相同；从社会角度看，医院人力资源不能长期储存而不用，否则，就会荒废、退化，失去其价值和使用价值。因此，医院人力资源管理必须使医院人力资源保持动态平衡。

（3）两重性：医院人力资源既是投入的产出，又是创造效益的关键。比较而言，医院人力资源投入的成本很高，利用的条件也较高，但其所创造的社会效益和经济效益也非常高，具有极高的增值性。从医院发展角度而言，必须重视医院人力资源的投入与开发。

（4）再生性：一方面，一代代医院人力资源相互接续和交替，使医院人力资源得以延续；另一方面，每一个医院服务人员在工作中消耗的体力与脑力也会恢复与再生，医院人力资源的能力和水平就是在不断使用过程中逐步提高的。

（5）连续性：医院人力资源的开发过程具有连续性，只有不断地、持续地开发医院服务人力资源，使之持续地增值，才能不断改进和提高医院服务质量和水平。

（6）密集性：包括劳动力密集和知识密集两方面。一方面，医院中为患者提供服务的是一个人力群体，有很多人同时为一位病人服务；另一方面，医院服务人员都拥有高学历，掌握专业知识，体现了知识密集型的特征。这就要求医院服务管理者有更加高效的管理方法和领导艺术。

（二）人力资源管理和医院人力资源管理

1. 人力资源管理

人力资源管理是指组织运用各种科学方法对员工进行有效管理和使用的思想和行为，即通过对组织的人力资源进行合理的培训、组织与调配，对人力、物力、财力等要素经常保持最佳配置，并对员工的思想、心理和行为进行恰当的诱导、调整和协调，充分发挥和调动人的主观能动性、积极性和创造性，达到人尽其才，才尽其用，事得其人，人事相宜，以实现组织目标。宏观上，是指一个国家或地区总体的人力资源开发与管理，包括人力资源形成及前期的人口规划、教育规划、职业定向指导、职业技术教育培训、人力资源的部门与地区间配置、就业与调配、流动管理、劳动保护管理、劳动保险及社会保障管理等；微观上，是指企业、事业单位等组织的人力资源的开发与管理，包括人力资源的规划、人力资源的开发、工作分析、对人员的配置、绩效管理与测评、激励和利用等。

2. 医院人力资源管理

医院人力资源管理，是指医院对医院人力资源进行合理配置和计划、组织、控制，使医院人力资源的潜能都能得到开发和利用，不断提高工作效率，以最大限度地满足患者对医院服务的客观需要和保证医院的可持续发展。

二、医院人力资源管理的内容和任务

医院人力资源管理的具体内容和工作任务主要有以下几个方面。

（一）制定医院人力资源规划

通过对医院人力资源的现状评估和未来供给和需求的预测，制订医院服务人力资源开发与管理的政策与措施，保证医院人力资源管理活动与医院的发展战略方向保持一致。

（二）岗位设置与工作分析

根据医院服务工作的要求，设置相应的岗位，并对各个岗位进行考察和分析，确定各个岗位的职责和权限范围、工作内容与要求、任职人员的资格要求和权利等。

（三）合理配置人员

根据医院服务工作岗位的要求，招聘、选拔、调配、聘用一定数量和质量的人员，充实到医院服务各工作岗位之中。

（四）人力资源开发

通过各种方式和途径，有计划地加强对现有医院服务人员的培训，不断提高其专业知识与技能水平，进一步挖掘其潜能。

（五）绩效测评与激励

对每一位员工的工作表现和工作成果进行定期测评，及时作出信息反馈，根据绩效测评的结果奖优罚劣，提高和改善医院服务人员的工作效率和质量。

（六）薪酬福利与劳动安全保障

根据员工工作绩效的高低和优劣，给予不同的报酬和奖励，同时采取措施保障医院服务人员的安全和健康，减少和预防事故与职业性危害的发生。

（七）促进员工个人职业发展

鼓励、关心员工的个人发展，帮助其制订个人发展计划，并与医院发展计划相协调，使其个人的价值与追求得以实现，激发其工作的积极性和创造性。

三、医院人力资源管理特点

长期以来，医院人事管理沿袭计划经济体制下的集中统一管理制度，参照管理行政机关人员的管理模式。这种传统的人事管理忽视员工的主观能动性和自我实现的需求，是一种操作性很强的具体事务管理。随着社会经济发展，影响健康的因素越来越多，广大人民群众对医疗卫生服务的需求日益提高，传统的医院人事管理制度存在的弊端逐渐暴露，已不能适应医药卫生体制改革和医疗卫生事业发展的需求，建立适应现代医院建设和管理要求的现代医院人力资源管理模式势在必行。作为管理学一个崭新和重要的领域，现代医院人力资源管理具有以下特点：

（一）强调"以人为本"

现代医院人力资源管理强调对"人"的管理，以人力资源为核心，使"人"与"工作"有效地融合，寻找人、事相互适应的契合点，旨在人适其所、人尽其才。医院管理者坚持"以人为本"的思想，主动开发人力资源、挖掘潜能，"用事业凝聚人才、用精神激励人才"，最大限度地激发员工的工作积极性和创造性。同时，树立医院内部成员的主体意识，明确他们的主体地位，吸纳员工代表参与医院管理，努力促进管理者与被管理者之间和谐的合作关系，使人力资源与医院发展呈现一种双向互动的关系，实现员工成长与医院发展的"双赢"。

（二）注重战略性

现代医院注重战略性、适应性的管理，从战略层面对医院的人力资源活动进行设计、开发和管理，建立一整套战略性人力资源管理体系。医院人力资源管理者应着眼于未来个人和医院的发展，关注如何开发人的潜在能力，采用战略眼光和方法进行组织、实施和控制；充分分析内部人力资源的需求与供给状况，医院外部机遇和挑战等信息，制订出科学合理的人才发展规划；建设和完善人才梯队，有目的、有计划地引进和培养满足医院发展需要的各类人才；完善管理，设计不同的职业生涯模式，满足医务人员的职业追求；通过尽早地职业生涯规划管理和组织设计，使医务人员对医院和社会的贡献达到最大。

（三）将人力资源作为"资源"而非"成本"

传统人事管理将人视为一种成本，而现代人力资源管理把人视为一种充满生机与活力、决定医院发展和提升医院水平的重要资源。因此，医院在开展管理时，要摒弃人力投入是成本的旧观念，以人员保护、开发和增值作为工作重点，以投资的眼光看待培养人才、吸引人才，以及使用人才方面的投入，不断提升医务人员的价值，促进他们积累医疗经验、扩充医疗知识、提高医疗技术。在开展培训时，要由传统的外部安排的课堂培训方式，向注重个人内在需要的灵活学习方式转变，使人才的知识转化为医疗服务能力，提高他们解决实际问题的能力。由于人力资源具有能动性和可创造性等特性，人力资源"投资"将成为医院发展最有前途的"投资"。

（四）倡导"主动式管理"

医院传统的人事管理主要是按照国家卫生、劳动人事政策和上级主管部门发布的劳动人事规定、制度对职工进行管理，仅在"需要"时被动地发挥作用，而在对医院发展和职工的需求等方面缺乏主动性和灵活性，对医务人员的管理缺乏长远规划。现代人力资源管理强调要发现人才、培养人才、使用人才，使每个人都工作在最适合自己的岗位上，做到"人 - 岗"匹配，同时创造一种积极向上、团结敬业的医疗卫生工作环境，提高医院工作效率。现代人力资源管理，通过实施医院的人才培养，把握医院人才信息并及时进行反思和修正，来达到确认和发掘每一位职工的潜力，促进医院发展的目的。

（五）开展"动态管理"

医院传统人事管理多为行政性工作，是以执行、落实各项规定和控制人员编制为目标的计划性静态管理。医院职工的职业基本上从一而终，管理模式单一，管理方法陈旧。现代人力资源管理更强调参与制订策略、进行人力资源规划、讲究生涯管理等创造性动态管理工作，逐步建立起包括招聘机制、培训机制、考核机制、激励机制、奖惩机制等的动态管理体系，在保持医疗队伍相对稳定的同时，建立起真正的激励与约束机制。打破干部终身制，竞争上岗、择优聘用；畅通人员进出渠道，一方面减员增效，一方面积极引进人才，形成优胜劣汰的竞争局面。创造出一种"人员能进能出、职务能上能下、待遇能高能低"的动态管理模式，促进医务人员潜能的发挥和自身素质的提高。

四、医院人力资源管理的基本原理

经过长期的人力资源开发与管理实践，逐步形成了人力资源开发与管理的基本原理，其也同样适用于医院人力资源管理，对医院人力资源管理的制度建设和实践活动具有指导意义，主要有以下几个方面。

（一）分类管理原理

分类是管理活动的基础，如分类不准确，管理活动的目标难以实现。按照不同的标准，人力资源管理可以有不同的分类。医院服务人力资源管理，可以依据管理对象和管理岗位的不同特点与需要，建立管理人员、专业技术人员、工勤人员不同的分类管理体制。

（二）系统优化原理

系统优化原理是指人力资源系统经过组织、协调、运行、控制，使系统的整体功能必须大于系统内多要素功能的代数和，即有 1+1>2 的效果。而系统内各要素必须和谐合作，使整体能力达到最强。医院人力资源管理应遵循此原理，重视整体效应，建立良好的内部结构，使医院人力资源效能得到最大限度发挥。

（三）能级对应原理

能级对应原理是指在人力资源开发与管理中，应根据人的能力安排与之相匹配的工作岗位与职位，使人尽其才。由于医院服务工作的职能和工作岗位难易程度不同，责任大小不一，所需资格条件存在差异，而医院服务人员的知识与技能水平有高低之分，因此，必须坚持能级对应的原则，将医院人力资源和工作岗位需求科学合理地结合起来，实现人适其职，事得其人，人事相宜。

（四）反馈控制原理

在人力资源开发与管理过程中，各个环节、要素或变量形成前后相接、因果相关的反馈回路，其中任何一个环节、要素或变量的变化都会引起其他环节、要素或变量的变化，最终又会反作用于该环节、要素或变量，使之进一步变化，即反馈控制原理。反馈控制分为正反馈和负反馈，正反馈是指一个反馈环中任意一个变量的变化最终导致该变量原变化趋势加强，负反馈是指一个反馈环中任意一个变量的变化最终导致该变量原变化趋势减弱并渐趋稳定。以医院人力资源培训与医院经济效益的正反馈关系为例，如果一个医院注重人力资源开发，大力投资员工培训，就会提高医院服务人员的素质与知识、技能水平，提高医院服务能力与治疗，进而医院的经济效益也会提高，最终又会有更多的资金用于员工的人力资源开发，形成良性循环。

（五）互补增值原理

医院人力资源系统中的个体存在多样性、差异性，每一个个体都有自身的长处和不足，互补增值原理的核心就是在用人所长的基础上，发挥每个个体的优势，扬长避短，尽可能使医院人力资源在知识与技能、年龄与性别、气质与个性等多方面形成互补，发挥出最佳的群体效能。

（六）弹性冗余原理

弹性冗余原理是指在人力资源开发与管理过程中必须留有余地，保持弹性，不能使人员超负荷和带病工作。但需要注意"冗余"要有一个"度"，超过这个"度"，弹性就失去意义。医院服务工作对人员的身心消耗极大，其劳动强度、劳动时间、劳动定额都要有一定的"度"。任何超过这种"度"的管理，都会使员工心力交瘁、疲惫不堪、精神萎靡，造成医院服务人力资源的巨大损失。

（七）激励强化原理

激励强化原理就是通过科学的方式和手段，激发人们的内在潜力，充分调动人员积极性和创造性，使之自觉地为实现目标而努力。激励的动力包括物质动力、精神动力和信息动力，但须注意，激励应以表扬等正面激励为主，批评等负面激励为辅；以精神激励为主，物质激励为辅；以远期激励为主，近期激励为辅。

（八）竞争强化原理

竞争强化原理是指通过各种有组织的非对抗性的良性竞争，培养和激发人们的进取心、毅力和创新精神，使之全面施展才华，达到为组织发展做出更大贡献的目的。但竞争必须坚持公开、公平，使用合法的竞争手段，以组织发展作为重要目标，竞争结果应予体现，真正建立起能者上庸者下的用人机制。

（九）文化凝聚原理

人力资源开发与管理的一个重要任务是提高组织的凝聚力，吸引人才并留住人才，增强组织竞争力。组织凝聚力首先是物质条件，如工资、奖金、福利、待遇等，是组织凝聚力的基础，没有这些就无法满足员工的生存、安全等物质需要；而精神条件，如组织目标、组织道德、组织精神、组织风气、组织哲学、组织制度、组织形象等，却是组织凝聚力的根本，缺少了它们就无法满足员工社交、尊重、自我实现、超越自我等精神需要。即一个组织的凝聚力，归根结底不是取决于外在的物质条件，而是取决于内在的共同价值观。建立良好的医院服务人员群体价值观，建设优良的医院文化来凝聚员工，医院人力资源开发与管理会取得事半功倍的高效益。

第二节 医院岗位设置与人力资源开发

一、岗位设置原则

（一）以服务为中心的原则

提供服务是医院的根本，岗位设置要以医院发展战略为指导，体现医院发展规划，服务服从于医院发展中心。在满足日常工作需要的基础上，突出重点学科和优先发展专业地位，在其岗位设置数量和级别层次上重点倾斜，增强其发展的活力和后劲。

（二）按需设岗的原则

科学合理设置岗位，不多设或者高设岗位，造成岗位的冗余及交叉，以少量的岗位满足最大的工作需要，提高岗位的效率。坚持以事定岗、因事设职的原则，以工作任务、职责和技术要求确定岗位设置。

（三）重点突出的原则

医院的发展要重点明确，通过岗位设置充分发挥其调节作用和导向作用，在重点学科、重点发展专业、关键岗位人才等方面给予倾斜。同时，要向工作环境差、风险高的部门倾斜，压缩责任轻、技术含量低的岗位的数量和级别。

（四）科学合理的原则

岗位设置是医院人力资源管理的一项基础性工作，对于规模和级别不同的医院，其内部的保障部门和业务科室，岗位设置都有通用的规范，要严格坚持设置原则和标准，做到科学合理，促进医院协调发展。

二、岗位设置方法

（一）分析医院的服务功能

首先应分析医院的服务功能：是综合性医院还是专科性医院；是主要提供医疗服务，还是主要提供社区卫生服务；是否承担科研、教学、生产任务等。

（二）确定需要设立的部门

根据医院的服务功能设立临床诊疗部门、辅助诊疗部门、预防保健部门、后勤保障部门、行政管理部门。如有科研、教学、生产任务的应设立相应的机构。

（三）按各部门的学科构成与管理职能要求分类，设立岗位

根据综合性医院或专科性医院的性质差别，设立相应的临床诊疗科室、辅助诊疗科室，其中设立护理单元，在大的科室中按学科分类设立专科；根据医院规模大小和管理要求，设立相应的后勤保障科室和行政科室。

（四）明确岗位的人员数量与结构要求

岗位确立后必须明确各工作岗位的人员需求量和人员要求。这是一个综合分析的过程，须考虑的因素包括医院的主要功能、任务的轻重、医院的发展规划、医院的学科特色、该岗位工作性质、工作难易程度、工作条件等。主要承担医疗功能的医院应将较多的人力投入到诊疗岗位；主要承担社区卫生服务的医院，应将较多人力投入到预防保健工作岗位；优势学科的各个岗位可投入较多的人力；工作难度高的岗位应投入较多的高级人员。

（五）明确岗位责任制

岗位建立后，应确立各岗位的权限、责任、具体工作内容和要求。不同岗位之间要尽量做到既不互相包含，又不互相冲突，权责分明，便于管理。

（六）建立各级各类人员的管理制度

在明确岗位责任制的基础上建立岗位工作常规或守则，逐步建立相对稳定、切实可行的各类人员选拔、聘任、晋升制度，规范各岗位人员的管理。

三、人员配备原则

我国医院人员配备长期以来都是按照卫生计生委和有关部门指定的人员编制标准和政策的要求进行的。

（一）因事设人

首先是要根据医院需要的岗位及其对人员的要求进行人员配备，这包括明确哪些职位空缺、需要配备的人员数、该职位的任职条件等，这就是因事设人。其次是要做到人事相宜，既要按照工作需要配备人员，又要能级对应，量才使用，按人员的能力安排适宜的岗位，避免大材小用或小材大用。

医院工作具有高度的科学性、复杂性和严密性。因此，对各级人员的配备，必须严格遵循能级对应的原则，即每级工作人员的能力、资历、思想品质都应与其担负的职级和职责相称。

（二）责、权、利一致

现代管理的职务链理论要求，一个健全的管理职务，应该是职务、职责、职权和职酬相互对应的。在其位，谋其政；行其权，尽其责；取其值，获其荣；失其职，惩其误。这就是要做到职责与职权相统一，工作难度、风险、贡献与人员的利益相一致。只有这样才能激发人员的工作热情，充分发挥人员的潜能，促进医院的发展。

（三）用人所长，扬长避短

一个人只有处在最能发挥其才能的职位上，才会干得最好。因此，要重视人员的专业，做到专业对口；要注意发现人员的专长，在人员配备时，应选择个人长处最适合于这个职位的候选者。

（四）合理流动，人尽其才

人员的合理流动有利于人员之间吸收彼此之所长，形成最优化发展；可以通过不同岗位的锻炼发现其所长；可以避免因循守旧，开拓新的思路；可以解决用人不当和不能充分发挥所长的弊端。因此，要根据医院业务发展的需要，让人员合理流动到最需要、最能发挥作用的地方去发挥其聪明才智。

四、医院人力资源规划

人力资源规划的制定是指导如何支配运用人力资源以达成目标的方法与手段，是人力资源管理战略的第一步，也是最重要的内容。规划是分析事物的因果关系，探求适应未来的发展途径，以作为目前的决策依据，即预先决定做什么、何时做、谁来做。规划犹如一座桥梁，它连接着医院目前的状况与未来的发展。成功的规划都是理性地运用自发事物的自身力量来达到目的，规划不是设计未来的发展趋势，而是顺应与尊重现实以及未来的发展趋势。

（一）医院人力资源规划的定义

医院人力资源规划，是指根据医院的发展战略、目标及内外环境的变化，运用科学方法预测未来的任务和环境对医院的要求，制订相应的政策和措施，使人力资源供需达到平衡，使人力资源管理活动有实现人力资源合理配置的过程。

"凡事预则立，不预则废。"（《礼记·中庸》）我们的先人很早就已经意识到"预"（规划）的重要性了。规划是为了通过预见未来，提前为未来的变化做好准备。人力资源规划也是一个清楚认识自身人力资源管理现状的过程，找出内部人力资源的优势和劣认势，外部环境的机会和威胁，不断化劣势为优势，持续提升医院的竞争力。

（二）医院人力资源规划的原则

1. 协调发展原则

制订医院人力资源规划，必须适应经济和社会发展需要，因地制宜，量力而行。

2. 系统原则

医院人力资源规划是一个复杂的系统工程，全面规划，保证重点，兼顾一般。

3. 可持续发展原则

医院人力资源规划既要满足当前卫生需求，又要考虑事业的长远发展需要。

4. 目标与过程相统一原则

必须按照系统的观点、方法，统筹兼顾，又要兼顾未来的卫生需求。

（三）医院人力资源规划的意义和目标

医院的生存发展离不开规划，规划的目的是使医院的各种资源（人、财、物）彼此协调并实现内部供需平衡，由于人力资源是医院内最活跃的因素，所以人力资源规划在医院规划中起决定性作用。在医院的人力资源管理活动中，人力资源规划不仅具有先导性和战略性，而且在实施医院总体发展战略规划和目标的过程中，它还能不断调整人力资源管理的政策和措施，指导人力资源管理活动，因此人力资源规划又被称为人力资源管理活动的纽带。

医院人力资源规划要确保医院实现以下目标：得到和保持一定数量具备特定技能、知识结构和能力的人员；充分利用现有人力资源；能够预测医院中潜在的人员过剩或不足；减少医院在关键技术环节对外部招聘的依赖性；培养建立后备人才梯队，增强医院适应未来发展的能力。

可以预见，随着竞争和各方争夺人才的加剧，人力成本的不断上升，医院中人力资源管理的角色由人事管理向人力资源管理和人力资本管理转变，人力资源规划必将成为医院人力资源管理中的重要任务。

（四）医院人力资源规划的种类和基本程序

1. 医院人力资源规划的种类

医院人力资源规划按照用途和时间幅度，可分为长期规划、中期规划和短期规划。

长期规划（5年及以上）：涉及医院外部因素分析，预计未来医院总需求中对人力资源的需求，估计远期的医院内部人力资源数量，调整人力资源规划。

中期规划（2~5年）：涉及对人力资源需求与供给量的预测，并根据人力资源的方针政策，制订具体的行动方案。

短期规划（2年及以下）：涉及一系列的具体操作实务，要求任务具体明确，措施完备。

2. 医院人力资源规划的基本程序

医院人力资源规划的基本程序可分为四个阶段：

（1）核查现有人力资源情况阶段

本阶段是后续各阶段的基础，是人力资源规划的第一步，其质量如何对整个工作影响很大，必须高度重视。核查现有人力资源关键在于现有人力资源的数量、质量、结构及分布情况。本阶段工作需要结合人力资源管理信息系统和职务分析的有关信息来进行。

（2）预测阶段

本阶段是医院人力资源规划过程中较具技术性的关键部分。在搜集信息的基础上，根据医院的发展战略和内、外部条件选择预测方法和技术，对人力的需求和供给进行预测，得出规划期各类人才资源的余缺情况，得出医院"净需求"的数据。

（3）制订规划阶段

本阶段制订医院人力资源开发与管理的总规划，然后根据总规划制订出各项具体的业务计划，以及相应的人才政策。各项业务计划相互关联，在规划时必须全面统筹考虑。这一阶段是医院人力资源规划过程中比较具体细致的工作阶段。

（4）规划实施、评估与反馈阶段

本阶段是医院人力资源规划的最后一个阶段。

医院将人力资源的总规划与各项业务计划付诸实施，并根据实施结果进行评估，再及时将评估结果进行反馈，修正医院人力资源规划。

（五）医院人力资源规划的作用

1. 战略先导作用

医院人力资源规划有利于医院战略目标和发展规划的制定，是医院发展战略总规划的核心内容和医院发展战略的重要组成部分，同时也是实现医院战略目标的重要保证。医院人力资源规划是一种战略规划，主要着眼于为未来的医院经营活动预先准备人力，持续和系统地分析医院在不断变化的条件下对人力资源的需求，及时预见可能出现的人力资源不足或过剩的潜在问题，并采取措施进行调节，开发制定出与医院长期效益相适应的人事政策。从而让医院能更好地把握未来不确定的经营环境，适应内外环境的变化，及时调整人力资源的构成，保持竞争优势。

2. 保障激励作用

其一，医院人力资源规划有利于确保医院发展过程中对人力资源的需求。通过人力资源规划，医院可以了解哪些人员是医院所缺少的，应该制订什么样的员工发展政策和薪酬、激励政策来吸引和留住所需要的人才，从而保障医院拥有足够数量而且满足工作要求的人力资源，满足医院发展的需要。其二，有利于调动员工积极性和创造性，提高人力资源使用效率。医院人力资源规划不仅是面向医院的规划，也是面向员工的规划，良好的人力资源规划有助于引导员工职业生涯设计和职业生涯发展，能够帮助员工明确自己在医院中的努力方向，从而在工作中表现出较强的积极性和创造性，最终提高人力资源使用效率，达到医院与员工共同发展的理想境界。

3. 协调控制作用

首先，医院人力资源规划有利于协调人力资源管理的各项计划，使人力资源管理活动有序化。人力资源规划是医院人力资源管理的基础，它由总体规划和各种业务计划构成，为招聘、晋升、培训、考核、激励及人工成本的控制等管理活动提供可靠的信息和依据，进而保证管理活动的有序化。其次，有助于检查和测算医院人力资源管理的实施成本及其带来的效益，对预测和控制人力资源成本有重要的作用。通过人力资源规划，可以预测医院人员的变化，调整人员结构，把人工成本控制在合理的水平上，避免在医院发展过程中因人力资源浪费而造成的人工成本过高，是实现医院持续发展不可缺少的环节。

五、医院人力资源招聘

（一）概述

招聘就是从医院外部获取医院需要的人员。一般而言，补充初级岗位、获取现有员工不具备的技术、能够提供新思想。另外，具有不同背景的员工需要从外部招聘中满足。其优点是应聘者来源广泛，有利于招募到高质量的人员；能为医院带来新思想、新方法，注入新的活力；通过招聘活动能宣传医院，树立医院形象。缺点是筛选难度大，时间长，新员工进入角色慢，医院对新员工了解少，有一定风险，聘用和培训成本高，可能会影响内部员工的积极性。

（二）招聘的流程

招聘是一个双向选择的过程，招聘本身就是应聘者对医院进一步了解的过程。招聘工作按程序进行，能够显示医院严密、科学、富有效率的工作作风，会让应聘者对医院产生好感。

从广义上讲，招聘程序包括准备、实施、评估三个阶段；从狭义上讲，即指招聘的实施阶段，主要包括招募、选择、录用三个步骤。

1. 准备阶段

（1）招聘需求分析：根据对现有人力资源配置状况和内外部环境变化的分析，确定是否需要招聘。招聘需求的产生通常有以下几种情况：一是自然减员造成的岗位空缺，如员工离职、调动、正常退休等；二是业务量的变化导致现有人员无法满足需要；三是现有人力资源配置情况不合理。

（2）明确招聘工作特征和要求：即根据岗位确定招聘人员数量，根据岗位说明书确定应聘人员条件，使招聘计划的制订和实施有的放矢。

（3）制订招聘计划：在上述两者基础上制订具体、可行性高的招聘计划，确定拟招聘人员的种类和数量。确定招聘工作的组织者和执行者，明确各自分工。招聘计划为人员招聘工作提供客观的依据、科学的规范和实用的方法，能够避免招聘过程中的盲目性和随意性。

2. 实施阶段

（1）招募：即根据招聘计划，采用适宜的招聘渠道和方法吸引合格的应聘者。每一类人员都有自己习惯的生活空间和传播媒介，医院要吸引到符合标准的人员，就应选择该类人员惯用的传播媒介。

（2)选择：常用的选择方法有背景调查、笔试、面试、实际操作能力测试等，这些方法可以单独使用，也可相互结合使用。

（3）录用：在此阶段，招聘者和应聘者双方都要做出决定，以便达成工作与个人的最终匹配。体检合格者，发给录用通知。

3. 评估阶段

评估主要包括两方面内容，一是对照招聘计划对实际录用结果（数量和质量）进行评价总结；二是对招聘工作的效率进行评估，主要针对时间效率和经济效益（招聘成本），以便及时发现问题并寻找解决方法，及时调整、修正有关计划，为下次招聘总结经验教训。

六、医院人力资源选拔

（一）选拔概述

内部员工也是医院空缺岗位的后备人选，尤其是对高级职务或重要职位的人员选择更趋向于从内部选拔，如学科带头人的选拔。内部选拔的优势是医院对内部员工了解全面，选择准确性高；内部员工了解医院，适应期更短，可以较快形成团队；激励性强，能有效发挥医院现有员工的积极性；选拔和培训成本较低。缺点是来源少，选择余地小，易造成"近亲繁殖"，可能会导致医院内部矛盾。内部选拔与外部招聘之间要保持一定程度的均衡。研究表明，至少应保留10%的中上层岗位供外部招聘。这样既能帮助内部员工获得发展机会，又能保证外部新鲜血液的输入。

（二）竞争上岗的选拔方法及程序

医院选拔的方法主要有员工自荐、组织推荐、领导提名、上级部门任命，以及竞争上岗等，各有其适用范围，应依据不同情况加以甄选，合理使用。其中竞争上岗因为具备透明度高，能体现公开、公平、公正，对员工激励性强等特点，是目前医院较为常用的选拔方法。程序如下：

1. 医院成立相应领导机构

包括领导小组、工作组和专家委员会。领导小组由院级领导组成，主要负责评估岗位设置、明确岗位要求、确定最后人选。领导小组下设工作组。工作组由人力资源部、相关业务部门、监察部门的人员组成，负责实施竞争上岗的具体工作。对于专业性较强的竞争上岗，可设立专家委员会，对参加竞聘人员的专业技术能力进行评估。

2. 评估岗位需求

经过评估决定是否设立该岗位，并明确岗位所需的资格条件，已有岗位可结合新形势要求在原有资格条件的基础上进行修改。

3. 组织实施

包括发布通知、员工报名、报名资格初审、组织相关测试、竞聘演讲或答辩、民意测评、综合评估、结果公示、发放聘书等环节。

（三）实施内部选拔应注意的问题

一是要广泛宣传发动，鼓励员工参与，扩大竞聘人员候选范围；二是要克服既定印象的影响，突破思维定式，针对岗位要求对竞聘人员做出客观评价；三是要建立健全医院人才档案信息数据库，借助计算机技术实现人才信息的快速搜索、定位和统计，有效节省时间和人力，减少中间环节，提高选拔的效率。

（四）医院学科带头人的选拔

有计划地选拔使用学科带头人，是医院人才队伍建设的一项重要任务。医院学科带头人是人才队伍中的"领头羊"，他们的学术技术水平，代表着医院的技术水平，直接影响着学科技术建设方向。

1. 学科带头人的选拔条件

一是要有优良的思想品德。热爱本专业，有强烈的事业心和责任感，愿为医学事业献身，有高尚的医德医风和埋头苦干的求实作风，有坚韧不拔的意志和心理素质。二是要有较强的学术组织领导能力。能驾驭全局，组织学术集体的各种学术技术活动，起到统率和决策作用。掌握本学科国内外最新学术动态，对学科发展有自己独到见解，把握学科建设方向，提出本专业发展规划。三是要具备创新精神和开拓能力。有探索医学科学求知的热情和执着的追求精神。有创造性的思维方式，能在医疗实践中发现并正确判断专业发展方向，开拓新的领域。四是要带教能力强。对培养人才要有热情，有比较科学的带教方法，并且已经培养了较多的专门人才。培养人才是学科带头人的基本职责。

2. 学科带头人的选拔原则

作为医院的学科带头人，一般应同时是科室的行政领导者，对两者的角色期待应是一致的。学科带头人必须借助相应的行政手段，组织调动集体的力量开展学术技术活动。医院选拔学科带头人，应通过选拔配备科室领导的外在形式来实现。对经过考核具备学科带头人条件的，应及时选配到科室正副主任岗位。

七、医院人力资源培训

（一）培训的概念、目的和特点

1. 概念

培训是通过向新员工或现有员工传授知识、转变观念、提高技能来改善当前或未来医院管理工作绩效的活动。培训是医院人力资源开发的主要途径，工作行为的有效提高是培训的关键所在。

2. 目的

培训的主要目的是提高员工的工作能力，进而提高医院绩效水平；增强医院或个人的应变和适应能力；满足员工自我成长的需要，提高和增强员工对医院的认同和归属感。

3. 特点

现代医院的培训特点主要有：一是培训的经常性，及时的充实和长期的积累能使医院员工保持技术上的先进性，获得最大的技术开发潜能；二是培训的超前性，关注相关学科理论和技术的前沿研究和最新成果，以最大限度地培养、激发员工的创造力；三是培训效果的后延性，培训效果应当具有后延性，如果对培训的设计仅限于短期的具体目标，就不能满足医院应对和适应多变的动态环境的要求；四是培训的实践性，医学是一门实践性很强的科学，不仅要从理论上更新知识，跟上学科发展的速度，更要重视员工实践技能的提高；五是培训的社会性，医院面向社会服务，因此培训时要注意医德医风和人际沟通能力的培养。

（二）培训的对象、类型和过程

1. 培训的对象

医院全体员工都是医院人力资源培训的对象，主要可分为专业技术人员、管理人员和工勤人员三类。以卫生技术人员为代表的专业技术人员是医院医疗服务的主体，是培训的主要对象。

2. 培训的类型

根据培训与岗位的关系，可分为岗前培训、在岗培训和离岗培训；根据时间长短可分为长期培训和短期培训；根据培训的内容可分为理论知识培训、实践技能培训、职业道德培训等；根据培训对象可分为专业技术人员培训、管理人员培训、技术工人培训等。

3. 培训的过程

（1）培训需求分析：培训需求分析是判断是否需要培训及培训内容的一

种活动或过程，关系到培训的方向问题，对培训的质量起着决定性的作用。通过需求分析要解决谁需要培训，需要什么样的培训，然后明确培训的目标，也就是知识目标、行为目标和结果目标。所谓知识目标即培训后受训者将知道什么；所谓行为目标即他们在工作中能做什么；所谓结果目标即通过培训组织要最终获得什么结果。

（2）培训设计与实施：培训设计包括培训内容设计和培训形式设计，内容安排应循序渐进，符合内容本身的规律和受训对象的学习特点。

（三）培训方法

简介几种常用培训方法：

1. 直接传授法

（1）课堂教学法：一般是系统知识的传授，接连多次的授课。是最基本的培训方法，适用于各类受训者对学科知识、前沿理论的系统了解。

（2）专题讲座法：针对某一专题知识，一般只安排一次培训。适用于医院管理人员或专业技术人员了解专业技术发展方向或当前热点问题等方面知识的传授。

2. 实践性培训法

是通过让受训者在实际岗位或真实工作环境中亲身操作体验，掌握知识、技能的方法，实用性强，是最为普遍、有效的培训手段。适用于从事具体岗位所应具备的能力、技能和管理实力类培训。包括：

（1）工作指导法：主要特点在于由资历较深的员工或直接主管人员担任指导，在工作岗位上对受训者进行培训。此法应用广泛，可用于专业技术人员，如中医"师带徒"的师承学习方式；也可用于各级管理人员，如设立院长助理职务来培养开发未来的医院高层管理人员。

（2）工作轮换法：指让受训者在预定时期内变换岗位，使其获得不同岗位的工作经验，可以实际参与所在岗位的工作，也可仅作为观察者进行了解，从而扩大其对整个医院各环节工作的了解。如临床专业毕业生入院后要到相关科室轮转1~2年的"转科"制度。

3. 参与式培训法

指调动受训者积极性，让其在与培训者的双向互动中学习方法，适宜综合能力的提高和开发。包括：

（1）案例研究法：围绕一定的培训目的，采用真实、典型的案例，供受训者思考分析、决断处理，从而提高分析和解决问题的能力。将知识传授和能力提高两者融合到一起，是一种非常有特色的培训方法。

（2）模拟训练法：是以工作中的实际情况为基础，将实际工作中的可利用资源、约束条件和工作过程模型化，使受训者在假定的工作情境中学习从事特定工作的行为和技能，提高处理问题的能力。基本形式是由人与机器、与计算机共同参与模拟。让受训者反复操作机器装置，解决实际工作中可能出现的问题，为进入实际工作岗位打下基础。如使用计算机控制的模拟人进行临床技能的操作训练。

4. 适宜行为调整与心理训练的培训方法

（1）角色扮演法：是在模拟真实的工作情境中，让受训者按照他在实际工作中应有的权责来担当与实际工作类似的角色，模拟性处理工作事务，从而提高处理各种问题的能力。适宜对各类人员开展以有效开发角色的行为能力为目标的训练。比如可以针对医生、护理人员，或收费人员等"窗口服务"人员，采用角色扮演的方式，对医患关系协调处理等行为能力进行学习和提高。

（2）拓展训练：起源于第二次世界大战中的海员学校，旨在训练海员的意志和生存能力。后被应用于管理和心理训练等方面，用于提高自信心、培养把握机遇、抵御风险的心理素质，保持积极进取的态度，培养团队精神等。以外化型体能训练为主，受训者被置于各种艰难情境中，在面对挑战、克服困难和解决问题的过程中，使人的心理素质得到改善。包括拓展体验、挑战自我课程、回归自然活动。

5. 科技时代的培训方式

比较常见的是网络培训，它是将现代网络技术应用于人力资源开发领域而创造出来的培训方法，以其无可比拟的优越性越来越受到欢迎。现阶段卫生专业技术人员的继续教育学分课程已实现了网络培训，越来越多的医学高等院校也纷纷成立了网络教育学院，开展远程教育。

（四）对培训的评估

培训是一种人力资源投入，应对培训进行评估从而计算产出效益，决定培训是否应该继续进行或改进。评估可以采用问卷调查、考试、观察受训者的行为变化，以及衡量受训者工作效果的变化等方法进行，问卷调查和考试都是比较直接、有效的方法，而行为和结果则因为受到其他因素的干扰而较难做出确切评价。

第三节　医院人力资源绩效管理和测评

一、医院人力资源绩效管理和测评的概念

（一）绩效

绩效就是员工为实现组织目标而采取有效的工作行为和实现的有效工作结果。它包括工作行为和工作结果两个方面。医院人力资源绩效属于员工个人绩效，即医院员工的工作行为、工作态度及工作效果的总和，是医院员工个人素质和医院工作环境共同作用的结果。医院员工个人绩效的高低主要取决于4个方面的因素：①员工的知识，即员工所掌握医药科学及相关学科的知识及掌握的程度；②员工的能力，即员工所具备的完成医院服务工作的能力；③员工的工作动机，即员工所受到的激励程度；④机会，即员工和工作之间的匹配性以及其他医院外部资源的支持。这4个方面的因素缺一不可。

（二）绩效管理

绩效管理是以组织战略为导向，将组织目标分解、落实到每个员工，并通过持续的沟通，提高员工工作积极性和创造性，改进员工绩效，最终实现组织战略目标的管理过程。

医院人力资源绩效管理，就是以医院人力资源管理的目标并参考一定的标准为依据，对医院服务人员在一定时期工作行为、工作态度和工作效果进行考察、评定、反馈、奖励以及相关培训活动，发现问题，提出改进措施，以实现医院服务管理的总体目标。

（三）绩效测评

绩效测评，是指运用科学规范的管理学、财务学、数理统计等方法，对组织在一定时期内的经营状况与效益、员工业绩进行定性和定量的考核、分析，并做出综合评价的过程。

医院人力资源绩效测评，则是指医院人力资源管理部门和员工主管部门依照一定的标准，采用科学规范的方法对医院服务员工的工作行为、工作态度和工作效果进行考核、评估并得出评价的过程。

应特别注意的是，绩效测评并不等同于绩效管理，绩效管理是与绩效有关的管理活动的全过程；绩效测评只是绩效管理中的一个关键步骤。测评是管理

的手段而不是管理的目的。如果只注重绩效测评，而忽略绩效管理的其他环节，就会偏离绩效管理要促进绩效改进与提高的真正目的。

二、医院人力资源绩效管理和测评的作用

医院人力资源绩效管理与测评的作用体现在以下几个方面。

（一）它有利于医院服务人员了解其工作实际，促使其改进工作

工作绩效评价可以为医院服务人员提供反馈信息，帮助其认识自己的优势和不足，发现自己的潜在能力并在实际工作中改进工作绩效。

（二）可以为员工的培训开发指明方向

一方面，通过绩效测评，可以对优秀的员工加以合理任用；另一方面，也可及时发现员工工作存在的不足，对其进行培训，以弥补不足。绩效管理与测评不但可以发现医院人力资源培训与开发的需要和内容并据此制定培训与开发的措施和计划，还可以检验实施培训与开发计划的效果。

（三）帮助医院甄别员工绩效的差异，为医院的奖惩系统提供依据，从而确定员工的奖金和晋升机会

医院服务人员绩效水平是医院的薪酬决策的重要依据，只有实行客观公正的绩效评价体系，不同岗位上的员工的工作成绩才能得到合理的比较，奖金的分配也才能得到真正的激励。

（四）有利于建立医院人力资源绩效档案材料，为医院制定未来医院服务人力资源决策提供依据

医院只有在全面掌握员工的有关工作状况的情况下，才能制定出适合医院的人力资源管理政策。而绩效测评提供的结果可以用来为提升优秀员工、辞退不合格的员工、工资调整提供理由，为员工培训确定内容、为员工的调动确定方向并确定再招聘员工时应该重点考察的知识、能力、技能和其他品质等。

总之，医院人力资源绩效管理与测评工作有利于人们发现医院服务中存在的问题，工作评价的结果可以被用来确定医院服务人员和团队的工作情况与组织目标之间的关系，以及提高组织的效率和改进员工的工作。因此，绩效管理既是一个过程的结束，也是一个新阶段的开始。

三、医院人力资源绩效管理和测评的原则

（一）全面性原则

即从全方位对医院服务人员的工作绩效进行管理与测评，从方式上，应包括医院服务人员的直接上级、同事、下级、服务对象（患者及其家属）评价和自我评价；从内容上，应包括对员工德、能、勤、绩等方面的综合性评价。

（二）制度化原则

即应建立规范、系统的医院人力资源绩效管理与测评制度，并使医院服务人员充分了解和自觉参与到绩效管理与测评之中。

（三）能级层次原则

即应根据医院服务职位、职称的高低与岗位职责的不同来设计医院服务人力资源绩效管理与测评的标准、指标体系和评分体系，并根据岗位与层次的不同突出不同的管理与测评的重点。

（四）客观公正原则

即医院人力资源绩效管理与测评应避免掺入主观性或感情色彩，做到实事求是。管理与测评的标准应当一致，能适用于一切同类型员工，一视同仁，不能区别对待或经常变动，管理与测评的标准与过程应公开透明。

（五）效率原则

即管理与测评的成本应尽量小于不实施测评所带的损失，并尽量节省时间成本。

（六）反馈原则

即管理与测评的结果一定要反馈给被测评者本人，并应用于员工的奖惩、晋升等，充分体现测评的严肃性，树立测评的权威性，使之真正发挥作用。

四、医院人力资源绩效测评的基本方法

（一）书面描述法

书面描述法（written essay），是指测评者以语言描述形式评价一个员工的优势和不足、过去的绩效和潜能，并提出改进建议的一种绩效测评方法。

（二）量表法

量表法（graphic rating scales），是一种最古老也最常用的绩效测评方法，即先列出一系列员工绩效因素，如工作的数量与质量、职务知识、合作性、忠诚度、出勤、诚实和首创精神等，然后，考评者逐一针对表中的每一项，按增

量尺度划分等级，对员工进行评分，用量表形式表达出来。评分的尺度通常采用5分制，如对职务知识这一因素的评分可以是1分（对职务职责的了解很差）至5分（对职务的各方面有充分的了解）。

（三）关键事件法

关键事件法（critical incidents），即管理者为每一位员工保持"绩效考评日记"或"绩效记录"，由考察人或知情人随时记载，但所记载的事件既有"好"事也有"坏"事；所记载的必须是较为突出的、与工作绩效直接相关的事件，而不是一般的、不相关的事件；所记载的应该是具体的事件与行为本身，而不是对某种品质的判断，只是素材的积累。以这些具体事实为根据，经归纳、整理，得出测评结论。

（四）行为锚定等级法

行为锚定等级法（behaviorally anchored rating scales，BARS）也称行为定位评分法，是近年来日益得到重视的一种绩效测评方法，它综合了关键事件法和量表法的主要成分，由测评者按序数值尺度对所有典型行为进行评分度量，并建立一个锚定评分表，以此为标准对员工的实际表现进行测评、给分。评分项目是某人从事某项职务的具体行为事例，而不是一般的个人特质描述。

（五）比较法

比较法（multiperson comparisons），是一种相对的衡量方法，即将一个员工的工作绩效与一个或多个他人进行比较的方法，最常用的3种形式是个体排序法、分组排序法和配对比较法。个体排序法要求测评者将员工按从高到低的顺序加以排列；分组排序法要求测评者按特定的分组将员工编入诸如"前1/3""次1/3"之类的次序中；而在配对比较法下，每个员工都逐一与其他员工配对比较，评出其中的"优者"和"劣者"，在所有的配对比较完成后，将每位员工得到的"优者"数累计起来，就可以排列出一个总的顺序。

（六）目标管理法

目标管理法（management by objectives），是对管理人员和专门职业人员进行绩效评估的首选方法，管理者或测评者将员工的工作结果与事先设定的标准相比较得出评价结果。

（七）三百六十度反馈法

三百六十度反馈法（360 degree feedback），即利用从上级、员工本人、同事和客户（患者及其家属）得来的反馈意见进行绩效测评的方法。这种测评方法使用了与管理者有互动关系的所有人员的反馈信息。这一方法虽能帮助被测评者认清自己的长处和短处，但它不适用于对报酬、提升或辞退的决策。

上述测评方法各有优势和不足，需要管理者根据实际情况选择使用。

五、医院人力资源绩效测评的实施

（一）人力资源绩效测评准备

1. 制订计划

为了保证绩效测评顺利进行，必须事先制订计划，包括明确测评的目的和对象、测评内容、测评时间和方法等。

测评目的不同，测评对象不同。例如，为职称晋升而进行的测评，对象是专业技术人员；为选拔后备领导干部而进行的测评，在有限的范围内进行；而评选先进、决定提薪奖励的测评应在全体员工中进行。

测评目的和对象不同，测评内容及重点不同。例如，发放奖金应以工作绩效为主，因为发放奖金就是为了奖励员工改进绩效，着眼点是当前的行为；而提升职务，则既要测评成绩，更要注意其品德及能力，着眼点是发展潜力。

测评目的、对象和内容不同的，测评的时间也不一样。例如，思想觉悟及工作能力的测评间隔期应长一些，一般是一年一次；工作态度及业绩则变化较快，间隔期应短些，以便随时调整管理措施。

测评的方法与测评的内容是相互关联的，若为了评选先进，测评应通过相互比较，择优推举；若目的是为了培训，测评则要以职务或者岗位标准为尺度，找出差距。

2. 技术准备

绩效测评是一项技术性很强的工作，其技术准备包括拟订、审核考评标准，选择或设计测评方法，培训测评人员等内容。

（1）测评标准的准备：绩效测评必须有标准，以作为分析评价员工的尺度。一般分为绝对标准和相对标准。绝对标准是客观的，不以被考核者为转移，因此，可以对每个员工单独进行评定，确定合格与否，如顾客满意率要达到85%以上、文化程度要达到大学本科等；相对标准，在不同的被测评群体中往往有差别，而且无法对每一个人单独作出"行"还是"不行"的评判。如在评选先进时，规定的员工可评为各级先进，采取相互比较的方法，此时每个人既是被比较的对象，又是比较的尺度。

测评标准的准备，主要是指绝对标准的准备，包括绩效标准、行为标准以及任职资格标准，有的组织将其称为职务规范或岗位规范。

（2）选择或设计测评方法：根据测评目的确定需要哪些信息，从何处获取这些信息，采用何种方法收集这些信息。

（3）培训测评人员：为了保证测评质量，对测评人员进行培训，使他们掌握测评原则，熟悉测评标准，掌握测评方法以及克服常见偏差等。

3.收集资料信息

对人员的测评必须持严肃认真的态度。因为，测评结果常常决定一个人在组织中的地位和前途。所以，要求作为测评基础的信息必须真实、可靠、有效。

（二）人力资源绩效测评实施

1.确定测评的实施者与参与者

无论采用哪一种绩效测评方法，都必须选择员工的绩效信息来源或确定绩效测评者。一般来说，绩效测评的执行者与参与者应当满足的条件如下：①了解被测评岗位的性质、工作内容、要求以及测评标准与相关规定、政策；②熟悉被测评者本人测评周期内的工作表现，最好有直接的近距离密切观察其工作的机会；③绩效信息来源必须公正、客观，不具偏见。医院服务人力资源绩效测评的执行者一般为医院人力资源管理部门，其参与者包括员工所在部门的上级、同事、下属以及员工本人，也包括医院以外的专家和社会相关人群（患者、患者家属等），以保证从不同的角度对员工进行评估。

2.进行分析评价

这一阶段的主要任务是对员工个人的德、能、勤、绩等作出综合性的评价，是一个由定性到定量再到定性的过程，其过程为：①对员工每一个评价项目如工作质量、出勤、协作精神等评定等级；②对员工的评价项目进行量化，即赋予不同评价等级以不同数值；③对同一项目不同考核结果的综合，即同一项目由若干人对某一员工同时进行考核，但得出的结果不一定相同，为综合这些考核意见，可采用算术平均法或者加权平均法；④对不同项目的考核结果加以综合，即要将工作成绩、工作态度及能力综合起来，这里必须确定各个项目分配权数。确定各测评项目权值主要根据考核的主要目的、阶层及具体职务。

（三）人力资源绩效测评的内容

绩效测评的内容包括德、能、勤、绩4个方面。

1. 德

就是指员工的工作态度和职业道德。主要包括员工的敬业精神、责任心以及思想觉悟和相应的法律道德意识。德的标准不是抽象的,而是随着时代、行业、层次的不同而有所变化的。

2. 能

就是指员工从事工作的能力,具体包括体能、学识、智能和专业技能等内容。

3. 勤

就是指员工在工作中的勤奋和敬业精神,即员工的工作积极性、主动性、纪律性和出勤率等,表现为在工作中能否投入全部的体力、智力和精力。

4. 绩

就是指员工的工作效率及效果,主要包括员工完成工作的数量、质量、成本费用以及为组织做出的其他贡献,包括岗位上取得的绩效和岗位之外取得的绩效。

（四）结果反馈与绩效改进

绩效管理与测评的最后环节也是绩效管理目的所在,就是将测评结果及时准确地反馈给被测评的员工,让各个岗位上的医院服务人员了解其工作绩效是否达到预期目标。绩效测评反馈的最佳方式是绩效反馈面谈,即管理者与被测评的员工面对面地交流,管理者既要强调被测评的员工的积极方面,也应就如何改进员工工作中的不足进行讨论。面谈应特别注意技巧与艺术,做到对事不对人,反馈应具体,保持与员工的双向沟通。

通过绩效测评反馈,找出员工绩效与目标之间、员工与员工之间的差距,并进一步分析产生差距的内因与外因,在此基础上为改进和提高员工绩效采取相应措施。通常针对员工因内因引起的低效,可采取再培训、惩戒、辞退等措施;针对外因引起的低效,则应努力改善环境与条件,变革医院的相关规定、制度等。

第四节　医院人力资源激励

一、医院人力资源激励的概念

激励原是心理学的一个术语，指激发人的行为的心理过程，它具有加强和激发动机并引导行为，使之趋向预定目标的作用。人的行为表现很大程度上取决于所受到的激励程度或水平。激励水平越高，行为表现得越积极，行为效果也就越显著，二者呈正比关系。激励的实质是以未满足的需求为基础；激励的过程是对未满足的或正在追求的需求，利用各种目标进行激发使之产生动机，而驱使人采取行动达到目标。

激励概念应用于医院管理，是指激发员工的工作动机，也就是说用各种有效的方法去调动员工的积极性和创造性，使员工努力地完成医院的任务。激励机制运用的好坏在一定程度上是决定医院兴衰的重要因素。如何在医院管理中发挥激励机制，提高个人和医院整体绩效，增强医院的凝聚力已成为医院人力资源管理的核心内容之一。

二、医院人力资源激励的作用

（一）有助于激发和调动员工的积极性

积极性可以使员工智力和体力能量得到释放，从而提高工作效率。未受激励的员工，其工作积极性只发挥 20% 左右，而受到激励的员工，积极性的发挥程度可以达到 80% 或更高，并在工作中始终保持高昂的热情和士气。

（二）有助于增强医院的凝聚力

医院是由若干个员工和部门组成的有机整体，为保证医院整体正常运行，需要管理者运用人性化管理的模式与员工沟通，使员工感到平等与被尊重，满足员工受尊重和社交等方面的心理需要，鼓舞员工士气，协调人际关系，进而增强医院的凝聚力和向心力。

（三）有利于提高医疗队伍整体的素质

从人的素质构成来看，既有先天的因素，又有后天的影响，但从根本上讲，主要还是取决于后天的学习和实践。只有通过学习和实践，人的素质才能得到提高。通过激励来控制和调节人的行为趋向，会给学习和实践带来巨大的动力，促使个人素质的不断提高，进而带动医疗队伍整体素质的提高。

（四）有助于留住优秀人才

每一个组织都需要三个方面的绩效：直接的成果、价值的实现和未来的人力发展。在三方面的贡献中，对"未来的人力发展"的贡献就是来自激励工作。

（五）有助于造就良性的竞争环境

在具有竞争性的环境中，组织成员会感受到环境的压力，这种压力将转变为员工努力工作的动力。正如麦格雷戈所说："个人与个人之间的竞争，才是激励的主要来源之一。"在这里，员工工作的动力和积极性成了激励的间接结果。科学的激励制度包含竞争精神，它的运行能够创造出良性的竞争环境，进而形成良性的竞争机制。

三、医院人力资源激励的原则

（一）物质激励与精神激励相结合

精神激励是最高层次的激励，包括对员工的尊重、理解与支持，信任与宽容，关心与体贴。物质激励是基础，精神激励是根本。在两者结合的基础上，逐步过渡到以精神激励为主。

（二）外激励与内激励相结合

内激励即员工自我激励，外激励措施只有转化为被激励者的自觉意愿，才能取得激励效果。管理者要能够促使员工调整心态、自我激励，从"让我做"变成"我要做"。

1. 正激励与负激励相结合

正激励就是对员工的符合组织目标的期望行为进行奖励；负激励就是对员工违背组织目标的非期望行为进行惩罚。正负激励都是必要而有效的，不仅作用于当事人，而且会间接地影响周围其他人。

2. 个人目标与医院目标相结合

在激励机制中，设置目标是一个关键环节。目标设置必须同时体现医院目标和员工个人需求。

3. 按需激励

激励的起点是满足员工的需要，但员工的需要因人而异、因时而异，并且只有满足最迫切需要（主导需要）的措施，效价才高，激励强度才大。因此，管理者必须深入地进行调查研究，不断了解员工需要层次和需要结构的变化趋势，有针对性地采取激励措施，只有这样，才能收到实效。

4. 明确性原则

包括三层含义：一为明确，激励的目的是需要做什么和必须怎么做；二为公开，特别是面对分配奖金等大量员工关注的问题时，更为重要；三为直观，实施物质奖励和精神奖励时都需要直观地表达它们的指标，直观性与激励影响的心理效应成正比。

四、医院人力资源激励的特点

（一）多元复合激励体系的综合运用

基于员工期望的多样性特点，医院可以根据本单位的特点而综合运用不同的激励方法，建立多元的复合激励体系。同时还应充分考虑两方面内容，一是各项激励中激励因子的构成与确定，如薪酬、培训、晋升、交流、表彰、休假及其他福利等；二是知识、能力、业绩及其他要素在各项激励中的比例与权重构成。

（二）实行差别激励的原则

激励的目的是为了提高员工工作的积极性，影响工作积极性的主要因素有工作性质、领导行为、个人发展、人际关系、薪酬福利和工作环境等。学历层次较高的人员在基本需求能够得到保障的基础上一般更注重追求精神层次的满足和自我价值的实现，如工作环境、工作兴趣、工作条件等，而学历层次相对较低的人员首先注重的则是基本需求的满足；从岗位类型来看，管理人员和专业技术人员，以及其他人员之间的需求也有不同。因此医院在制订激励机制时一定要考虑到医院的特点和员工的个体差异，这样才能收到最大的激励效力。

（三）创建适合医院特点的文化

管理在一定程度上就是用一定的文化塑造人，医院文化是人力资源管理中的一个重要机制，只有当医院文化能够真正融入每个员工个人的价值观时，他们才能把医院的目标当成自己的奋斗目标，因此用员工认可的文化来管理，可以为医院的长远发展提供动力。

（四）发挥榜样的作用

医院的领导者应言传身教，身教重于言教，自己起到带头和表率作用。事实证明，主管人员的表率作用对下属的激励作用是很大的。同时，也应善于在员工中间树立典型，发挥榜样的作用，让榜样在无形中起到激励的效果。

五、医院人力资源激励的方法

激励的最终目的就是调动被激励者的积极性和创造性，从而使医院向既定目标前进。根据马斯洛的需要层次理论，激励方式应多样化，不仅要注意物质利益和工作条件等外部因素，还要注意工作的安排、成就、赏识、挑战性的工作、增加的工作责任，以及成长和发展的机会，提高人才对医院的归属感。

（一）薪酬激励

薪酬激励的内容包括工资奖金和各种福利，是一种最基本的激励手段，因为获得更多的物质利益是员工的共同愿望，它决定着员工基本需要的满足情况。薪酬分配得当，既可以节约医院的成本，又可以调动员工的积极性，从而能使医院保持良好的效益。因此，在现代医院管理中，建立公平、公正、合理的薪酬体系尤为重要。

（二）荣誉激励

主要是把工作成绩与晋级、提升、选模范、评先进联系起来，以一定的形式或名义标定下来，如记功、嘉奖、表扬、经验介绍等。荣誉可以成为不断鞭策荣誉获得者保持和发扬成绩的力量，还可以对其他人产生感召力，激发比、学、赶、超的动力，从而产生较好的激励效果。对于在医院各项工作、活动中获得突出成绩者，均应予以公开支持和承认；不要吝啬一些头衔、名号，这些头衔、名号可以换来员工的被认可感，从而激励起员工的干劲。

（三）工作激励

把工作本身作为对员工的激励，对员工采取进修学习、进高校深造、出国培训等激励措施，通过这些措施充实他们的知识，培养他们的能力，给他们提供进一步发展的机会，满足他们自我实现的需要。人才都有强烈的成就动机，医学人才也不例外，提升专业领域的成就、荣誉，以及相应的地位，比物质利益有着更为强烈的吸引力。当他们都深信其所从事的事业有广阔的前景和崇高的价值时，就会充满热情、才思敏捷、积极进取，最大限度地发掘自己的潜能。因此，对人才来说，工作激励主要就是创造机会和条件来保证他们能够施展才华。只有发展潜力大的事业和知识含量高的岗位，才可能为人才充分发挥才干提供舞台。

（四）制度激励

指通过改革和完善人事制度、竞争上岗制度、分配制度等来吸引、安抚和稳定人才。为吸引和留住人才，单位要改进内部管理结构，把人力资源开发提高到关系单位命运的位置，重视对人才资本的投入，形成吸引人才、凝聚人才、搞活人才的良性机制，为吸引人才、留住人才构造新型的制度。

（五）环境激励

指通过改善政治环境、工作环境、生活环境和人际环境等来吸纳和稳定人才。环境宽松，氛围温馨，生活安定，心情愉悦，人的潜能就能得到充分发挥。良好的工作环境是一个能够让员工获得与其贡献相适应的回报的环境，只有当员工对回报感到有所值时，才能达到吸引、留住人才的目的。

（六）情感激励

每个人都有强烈的情感需要，如果做到真心为员工着想，就能够充分调动员工的积极性。通过感情交流和心理因素吸纳、感动人才，就是所谓情感引人，情感留人。医院与员工之间建立起深厚的信赖基础，让员工充分感受到医院的温馨，这样人才就愿意来，留得住。各类人才身心舒畅地施展才能，就能更加有效地提高医院的整体效率，促进事业的发展。因而管理者要善于开展情感激励，多深入了解员工思想，尽力为其解决实际困难，以此密切上下级关系，增进情感交流，减少内部摩擦，构建和谐、团结、稳定的医院局面。

（七）赏识激励

赏识就是认识到别人的才能或价值而予以重视、肯定或赞扬。适时地对下属的工作予以赏识，能起到"催化剂"的作用，激发下属的工作热情和积极性。对于知识型员工给予的全力支持和赏识信任，往往比单独使用物质奖励的作用更大。赏识激励的基本要求是根据医务人员的专长，给他们提供发挥与发展才干的均等机会，这样可使每个成员感到，这里是发挥自己专长的广阔天地，从而提高其集体意识，使医院工作更具活力。

第四章 医院档案管理

第一节 医院档案管理理论

一、医院档案管理工作概述

医院档案是指医院在行政后勤事务管理、医疗、教学、科研、预防保健等工作中形成的、具有保存价值的各种形式和载体的历史记录。它是医院领导决策的依据、工作考查的凭证，是医院管理创新、技术创新和提高竞争力的一种重要智力资源，也是医院文化和医疗卫生档案的重要组成部分。因此，医院档案管理工作已成为必不可少的具有较强专业性的重要工作。

（一）档案的作用

档案一般而言是一种文字（影像）性的资料记录，它的作用主要包含在以下三个方面。

1. 档案是对历史的一种记录传承

档案的重要性首先体现在它是对历史的一种记录传承，通过各式各样的档案材料，让历史发生的事情得以保存，并被后代所知晓，这是档案最基本的功能。

2. 档案发挥着历史借鉴的作用

档案是对历史的一种记载，在社会发展的过程中，人们可以通过查阅历史档案，了解过去，也可以从过去的点点滴滴之中，吸取历史发展的经验，这是档案的作用和价值所在。

3. 档案有助于系统组织的科学发展

档案有历史借鉴的作用，因此，档案的另一个作用就是促进系统组织的科学发展，辅助并促进系统组织的生产经营和管理的规范化。

（二）现代医院档案管理存在的问题

随着社会的快速发展，档案管理的价值和作用越来越大，本节对医疗档案管理展开探讨，并提出相应的建议，具有一定的实践意义。

1. 现代医院档案的价值

现代医学事业发展速度较快，对医院档案管理也提出了更高的要求，近年来，各大医院虽然进一步加强了关于医院档案管理工作，在提供医疗信息、学术交流、医院管理等方面都发挥了作用，对于服务医疗卫生事业的科学发展也起到了一定的实践价值和意义。

2. 现代医院档案管理存在的问题

目前，医院档案管理依然存在着一些问题，这些问题主要表现为以下几个方面。

（1）对医院档案管理的思想重视程度不高

在现代医院中，很多医院对医院档案管理的思想重视程度不高，主要表现为关于档案管理的重视性不足，投入力度不够。在一些医院管理者的思想中，认为档案管理只是属于医院行政管理中的一个部分而已，其重要性不高，所以在档案管理方面未能投入足够的思想重视度和关心度，造成了档案管理工作的滞后性。

（2）医院档案管理的方式水平较为落后

在社会发展的历程中，尤其是伴随着现代社会的高度发展，医院档案管理的水平和要求也越来越高，但在现实的状况之下，很多医院在医院档案管理的工作中，依然是处于传统思维的影响下，除去对医院档案管理的重视程度不高外，在管理方式上依然受到传统方式方法的制约，所以，这些都极大地影响了医院档案管理的效能和水平。

（3）医院档案管理的人力资源较为落后

积极加强医院档案管理工作，必须要有相应的人才作为支撑，在现实生活中，医院在档案管理的人才培养方面所投入的力度还很有限，人才队伍建设乏力，尤其是现有的人才队伍专业技能与医院档案管理水平的要求相差甚远，这些都是严重制约医院档案管理水平不断发展的重要因素。

（三）提高医院档案管理水平的举措

医院是保障我国公民健康的重要的医疗机构，在我国医院承担着一定的社会责任，积极发扬"救死扶伤"的医疗宗旨，是每家医院必须履行的职责和义务，医院档案管理工作可以从以下几个方面去入手。

1. 切实提升医疗档案的思想重视度

医疗档案属于档案的一种类型，但是它对于医疗工作具有重要的作用和价值，究其原因，主要是由于以下因素所造成的，一方面它记录着每位患者的医疗诊治过程，例如，患者每个阶段的用药、治疗方式、注意事项等，在现代社会医患关系敏感时期，医疗档案能够作为一种历史客观的记录，深刻的反应；另一方面，它记录着每位患者患病各阶段的表现，经过治疗过后的症状等，是第一手医疗资料，所以，医疗档案对医疗卫生工作所发挥出的作用可以用四个字来概括，即是"传承创新"。传承以往在病患治疗过程中的经验，创新则主要表现为对以往医疗成效的一种总结，让这些以往的医疗成果或经验能够得到深刻的思考和反思，从而能够更好地服务现在的病患，更好地提升自我的医疗水平，更好地服务现代医院的快速发展。因此，作为医务工作者必须要高度重视医疗档案，它不仅能够提供成功的医疗方案借鉴，更能够拓展医疗的视野，为提高医疗水平发挥重要的作用。所以，医疗机构的各级管理者应该高度重视医疗档案的重要性，将其作为医院管理的重要工作之一，与医院的中心管理工作一起去抓，齐统筹，齐协调。

2. 切实提升医疗档案的管理水平

如何切实提高医疗档案的管理水平，是摆在现代诸多医院面前共同面临的难题。如何提升医疗档案的管理水平，一是要提升关于医疗档案管理的思想重视程度。只有思想重视，医疗工作才能上新台阶；二是改变目前传统的医疗档案管理工作。现阶段在很多医院医疗档案的管理依然停留在人工手写或单机联网的阶段，在翻阅医疗卫生档案的过程中，依然存在着诸多困境。例如，查阅资料比较烦琐，信息检索困难等，这些都严重影响了医疗档案的作用和效力。因此，结合这种现状，笔者认为可以从以下几个方面去入手：一是加强互联网系统联网建设。现代医疗工作已经不再是单一某一家医院的工作，在医疗档案建设的过程中要积极发挥联网的作用。例如，同一区域医院的治疗档案联网机制，让医疗档案实现资源互补。二是加强医疗档案的分类联网。卫生医疗是一项系统性的工程，它涉及诸多方面，所以在进行医疗卫生档案管理的过程中，实施医疗卫生档案的分类联网具有重要的作用。例如，将各个医院对肺气肿病状的治疗方法进行联网，这样不仅可以极大地为现在的病患治疗提供借鉴参考，还能够有力地发挥医疗档案的作用和效果。

3. 加强档案管理人力资源建设

医疗档案的管理工作需要人力资源建设作为支撑，如何提高医疗档案管理工作的效力，关键可以从以下几个方面去入手，首先要加强对建设医疗档案管理专业人才的重视度，在现实过程中，很多医院认为医疗档案管理专业人才可有可无，在这种错误的思想意识影响之下，医疗档案管理工作必然会停滞不前，所以，首先在思想重视层面，要加强关于医疗档案管理人才的思想重视度，只有提高这方面的思想认识程度，才能更好地开展相关性的工作。其次是加强宣传培训力度。在现实的过程中，医院中的每位医务工作者其实都是一名档案管理员，所以作为医院要加强档案管理人力资源的建设，必须要从全员入手，从全员抓起，强化宣传的力度，通过橱窗、宣传栏、网站等渠道，让医疗档案管理的规范知识、作业流程和操作方法，深入到每位医务工作者的思想深处中，让他们真正地认识到该如何去做，怎么去做，才能让自己的工作更加符合规范，更好地做好医疗档案工作。最后，要不定期加强培训管理工作，要切实开展培训活动，让广大医务工作者真正知道该如何去操作，怎样去操作，这样才能提升医疗卫生档案管理工作的效力和水平。

随着社会的快速发展，尤其是大众对于医疗卫生事业的关注度不断提高，对于现代医院而言，面临了更多机遇和挑战。本节对现代医院档案管理存在的问题进行了简单的论述，围绕着档案管理的重要性提出了个人的建议和意见，具有一定的实践参考价值和意义。

二、医院档案管理工作内容与流程

（一）医院档案工作内容

1. 收集

收集是档案工作的起点，是开展其他业务活动的前提和确保，是归档文件完整齐全的关键，同时又是各级档案部门接收和积累档案的主要手段和实现档案集中统一管理的首要途径。主要包括按期接收常规归档文件和收集未及时归档的零散文件两方面内容。为使收集工作顺利进行，收集前应厘清医院机构设置及各处科室的隶属关系，制定《档案收集整理归档制度》《文件材料归档范围和档案保管期限表》《归档文件材料管理及考核规定》等规章制度。明确归档范围、归档时间、要求和程序，使处理完毕具有保存价值的文件，顺利完整地逐级移交直至归档。在归档工作中，为使档案完整，档案工作人员不仅需要关注文件归档的结果，更重要的是关注和参与文件的形成、运行和立卷归档的全过程。

2. 整理

整理是档案工作的中心环节，是指按照一定的规定，对档案进行区分全宗、分类、立卷、编制案卷目录等一系列的活动。这项工作的目的是建立档案实体的管理秩序，为档案鉴定、保管检索、利用、编研等工作奠定基础。

3. 检索

档案检索工作是档案部门根据利用需求编制检索工具，建立检索体系，并帮助用户查找档案的活动。它属于一项档案信息资源开发的工作，目的是为档案的提供利用创造先决条件。

4. 利用

提供利用工作是档案部门以馆藏档案资源为基础，根据单位和社会的需求，通过一定的渠道和方法，向用户提供各种形式和内容的档案信息的活动。提供利用工作是发挥档案作用的主要环节，也是档案工作服务性的集中体现。

5. 统计

档案登记是对档案管理活动中所有重要的事实、行为和数据进行随时记录的工作。档案统计是运用专门的统计技术和方法，对档案工作中的现象、状态、程度等进行量的描述与分析的工作。这两项工作是对档案管理过程及状况进行记录、检查和反馈的手段，其目的是为不断完善管理、提供真实的数据和资料。

6. 编研

档案编研工作是以室藏档案为基础，根据利用需求对档案信息进行研究和加工，编辑各种类型的档案出版物的活动。它是档案信息开发的一种重要方式。编研工作能够充分地发挥室藏优势，有效地保护档案原件和传播档案信息，实现档案信息资源共享。编研工作的内容有：编辑档案史料、现行文件汇编、档案文摘汇编、档案参考资料和编史修志等。现行文件汇编的类型有：法规文件、重要文件、发文和会议文件汇编等。档案参考资料：大事记、组织沿革、专题概要、统计数字汇集、会议简介等。

（二）医院档案工作流程

1. 收集

收集包括按时接收各科室归档的文件；收集未及时归档的零散文件；接收临时和撤销机构档案以及征集历史档案。

2. 整理

整理即全宗内档案分类、立卷、案卷的排列和编号、编制案卷目录等内容。

3. 鉴定

鉴定即制定鉴定档案价值的统一标准及各种类型的档案保管期限表；分析档案的价值，划定档案的保管期限；拣出无保存价值和保管期限满的档案予以销毁以及一系列鉴定组织工作。

4. 保管

保管即建立库房管理秩序，档案流动中的维护和保护，档案实体的安全与防护，档案保护的专门措施，如复制修补等。

5. 检索

检索即编制档案检索工具，建立手工和计算机档案检索体系，帮助利用者查找档案。

6. 编研

编研即编写参考资料，汇编档案文件，参与编史修志，撰写论文、专著和开发档案科研。

7. 提供利用

提供利用即档案阅读服务，档案外借服务，档案展览，制作档案复制本，制发档案证明，档案咨询，网络提供利用等。

8. 登记和统计

登记和统计即档案收进、移出、销毁、实存业务管理；档案的归档率、完整率、准确率等开发利用；借阅量、查全率、利用率、利用效果等工作条件；人员配备、人员素质、库房面积、设备配置等。

三、医院档案管理的基本要求与有效途径

（一）医院档案管理的基本要求

医院档案门类较多，尤其是繁忙的医疗业务活动，需要保留大量的业务归档材料，必须依据有关法律、法规及各项规章制度的规定，通过合法手段和方式，对符合规定要求的档案资料、各种形式的文件载体进行规范化、合理化、科学化的管理。

1. 档案内容合法

医院档案管理最终用于信息的查询、借鉴、沟通和交流，其内容必须真实可靠、符合国家各项法律法规的规定，减少各种违法、违规现象的发生。

2.管理模式合法

医院档案管理从归纳到储存，从积累到查询等各个环节和步骤的模式各有不同，必须严格遵守《中华人民共和国档案法》等法律、法规的各项规定，并制定一系列的规章制度加以制约，以保证档案管理的合法性。

3.管理程序合法

按照法定程序，把好档案管理从收集信息、资料储存等整个过程的质量关，掌握科学性、可行性，注重依法审查、检验、记录和交接，有的放矢做好收集、归纳，依法记录、整理、收藏，严防遗失。

医院档案必须依法管理。也就是说，在法律允许的情况下，对医疗、行政等资料文件和各种信息的进行归纳、整理及控制。在医院档案管理各个程序上，要建立完备的管理体系。实现医院档案管理公开化、社会化、法制化，杜绝违法现象、违法行为的产生。对于机密、秘密、绝密级的档案，要严格管理使用权限，不能违法公开、任意传播，更不能利用所掌管的机密、秘密、绝密级的档案为单位或个人牟取非法利益。

（二）医院档案管理的有效途径

医院档案管理目标是档案收集及时化、档案管理标准化、档案存储数字化、档案利用网络化。因此，人员、制度、模式、开发、利用等是医院档案管理的关键环节和有效途径。

1.提高医院档案管理素质

医院档案管理不仅是医院档案管理部门的工作，也是全院各部门的责任和义务。医院应大力宣传医院档案管理的重要性，提高医院领导干部的档案管理意识，采用多种途径培训档案管理人员，提高档案管理业务和知识水平，增强档案职业的荣誉感和责任感，以各项法律、法规指导医院档案管理工作。同时，医院应创造严格执法、依法工作的良好氛围，提高医务人员的法律意识，加强病案质量监控和病案书写规范化培训，落实病案书写规章制度，使更多的医务人员自觉参与到档案现代化管理工作中来，重视对诊疗过程中能够证明医疗行为必要性、合理性、安全性档案资料的收集，保存好使用器械、药品的说明书、质保书、安全性资料，分类存档，以便取证。特别是重视收集视听资料的证据，医院应将诊疗过程中所形成的视听资料与其他病案资料一起同时归档，增强自我维权的功能。对业务过硬、责任心强、敢于同违法违纪行为做斗争的管理人员给予奖励，坚决淘汰那些素质较低、缺乏责任感和进取心的人，更好地履行依法管理医院档案的职责和义务。

2. 加强医院档案规范化建设

医院应成立医院综合档案管理机构，制定科学、完整、系统的管理制度、质量标准和工作程序统一档案管理标准，改进档案管理的方法，完善医院档案管理制度。对医院产生的全部档案实行档案集中管理，对医疗安全和病历安全有较大影响的诊疗护理方法、制度和措施进行修改补充、完善，制定实施细则和具体的操作程序、规程等，保证档案的完整、准确、系统和安全。建立相应的考核制度，逐级严格把关，责任到人，将医院档案管理纳入科室管理责任书之中，与医疗业务同步考核评价，将档案管理工作与职能部门、科室负责人业绩考核奖惩挂钩，明确职能部门和科室档案工作的管理责任，从思想、组织、人员、设备等方面保证档案的综合管理，促进档案管理系统化、规范化和现代化，充分发挥档案的整体功能。建立医院档案管理的监督机构，由专人负责医院档案管理工作的监督，明确监督的职责，规范依法监督的程序和方法，切实做到有法可依执法必严、违法必究。

3. 建立档案管理的新模式

先进科技手段的广泛应用，对医院档案管理提出了新的内涵。医院职能部门、科室基本配备计算机，具备医院档案现代化管理的硬件。充分利用网络技术，进一步完善优化医院档案信息网络化系统，已成为医院档案信息管理工作适应新形势、加快发展的关键。因此，要依托计算机信息管理技术与网络技术，坚持以掌握新时期计算机信息管理与传统档案管理知识相结合，遵循符合档案管理相关标准，具备一定灵活性，能够满足新的需求，提供灵活的检索途径和方式、档案数据便于掌握和易于操作的原则，选择准确的医院档案管理软件，充分利用计算机、互联网等先进的手段，实现医院档案管理向网络化、数字化转变，不断提高医院管理现代化水平。

4. 重视档案开发利用工作

医院经营管理过程中形成的文件、方案、决议、实施效果，或招标方法、标书、协议、合同等，真实地反映医院的建设发展，是很有价值的归档材料。坚持要求档案管理人员树立强烈的服务意识，拓展归档范围，多途径、多渠道地开发档案信息资源，特别是做好医院档案的鉴定工作，甄别档案的保存价值，挑选有价值的档案继续保存，剔除已经失去保存价值的档案予以销毁，积极为临床医疗和医学科研工作服务。切实加强与医院职能部门和科室之间的联系，重视有关医疗政策法规文件的收集归档，及时汇编成册，保证快速准确地利用。在医院网站上公布档案信息，提供多层面的信息，实现档案信息资源的共享，以满足医疗、教学和科研工作的需求，提高档案的利用率。

医院档案管理是一项政治性、管理性、服务性、长期性较强的工作。准确把握新时期医院建设发展的特点，加强医院档案管理，通过合法手段和方式，对符合规定要求的档案资料，各种形式的文件载体进行规范化、合理化、科学化的管理，是医院档案实行现代化管理的根本任务，也是提高医院经营管理水平的有效途径。

四、医院档案归档范围

（一）立卷归档范围

综合性医院档案，按其来源主要分为两部分：一是上级来文；二是医院在日常管理和业务工作中形成的有保存价值的材料；按其种类可分为六大类：文书档案、人事档案、科技档案、会计档案、声像档案、实物档案。

1. 文书档案

（1）综合类

综合类指医院党、政、工、团，包括纪检、人事、保卫部门及临时机构形成的具有保存价值的文件材料。

（2）创建文明单位类

根据各地政府的要求，开展了一系列创建文明单位活动，形成了一系列文明单位档案，这主要包括：文明单位创建规划、组织领导、行政经济建设、创建活动情况和实绩材料、单位状况及获得的各项先进荣誉证书等。

（3）医疗技术类

医疗技术类主要包括：医疗技术的法令标准及各项规章制度；医疗计划、总结；处方印模章；各类报表和统计分析资料（包括计算机盘片）；医疗技术常规、操作规程、质量标准等文件；医疗质量调查和监督检查中形成的材料；突发事件、传染病暴发流行抢救工作记事、照片、录像、总结等文件材料；医疗事故或医疗纠纷的来信来访调查分析，事故鉴定书和处理意见；新疗法、新技术的鉴定及实施中形成的文件材料；名老中医的临床经验总结、医案原稿、中药熬制等；传统的药物标本、成分、配方、工艺等材料；制剂处方单、质量检验报告、药检证书及制剂配剂的有关材料；住院及门诊病历和各种检查的申请单、报告单、登记本以及病理切片、照片、图纸、X光片等（单独存放保管）；医疗单位开展医疗合作形成的协议书合同、聘书等；地方病、职业病及肿瘤、心血管病等疾病防治的专题材料。

（4）宣传教育类

宣传教育类包括：本单位编制的文稿、美术、摄影作品、音像磁带；社会医学调查研究、专题调查研究、效果评价材料；卫生宣传、健康教育活动中形成的有保存价值的材料。

（5）业务培训类

业务培训类包括：业务培训计划（经费预算）、总结、通知、教育内容、课程安排、名单、学习成绩等全套材料。

2. 人事档案

人事档案主要是合同制工人档案，由于合同制工人各自的经历不尽相同，因此它所包括的内容十分丰富，主要包括十大类：1履历材料；括

②自传材料；③鉴定、考核、考察材料；④学历和评聘专业技术职务材料；⑤政审材料；⑥党团材料；⑦奖励材料；⑧处分材料；⑨工资、职务、待遇等材料；⑩其他材料。

3. 科技档案

专业技术人员档案：医院各级医疗医技、护理、财会等专业技术人员均建立个人技术档案，其内容包括：①个人的基本情况；②学历材料、学位证书及学历证明；③参加专业技术培训的证书（结业证）及外出进修学习的鉴定等材料；4专业技术职务晋升聘任材料，聘书（任命书）

等；⑤历次业务技术考试、考核内容及成绩；⑥科研成果及发表论文（获奖等级）等材料；⑦重大技术事故差错的有关记录、处分等。

基建档案：包括工程的勘探测绘、设计、施工、竣工验收和工程创优的全过程形成的各种材料。

设备档案：医院购置的各种设备仪器图纸，含设备购置、安装调试、运行、维护修理和设备管理全过程的各种文件材料。

4. 会计档案

会计档案即医院在经济活动中形成的记录和反映经济业务的会计报表、会计凭证、会计账簿（册）、预算和主要的经济合同等会计核算专业材料。

5. 声像档案

声像档案即医院工作活动所形成的照片、录音带、录像带、幻灯片。

6. 实物档案

实物档案主要包括：①印章，主要是机构变更后医院党政及部门、科室的印章。②历年来医院获得的全国、省、市各项先进荣誉证书、奖品、奖状、锦旗。

（二）编目整理方法

为了做好医院档案材料收集整理工作，档案人员应根据工作原则，建立科学的分类方案，保证档案材料的齐全完整，在分类编目上根据笔者的工作实践可采用以下方法：第一，文书档案按年度问题进行分类立卷。案卷排列：先永久、再长期、后短期，一年内案卷号不重复。案卷目录一年一个号，第一年为"1"，依次类推。第二，文明单位档案台账资料根据有关部门要求主要是以盒装形式，按收集整理的五项资料顺序，分为五个大类，按顺序依次进行排列、编号。第三，合同制工人档案主要是按姓氏笔画排列为"1、2、3、……"依次类推，然后将每一姓氏作为一小单元，按顺序排列为"1-1、1-2、……""2-1、2-2……"依次类推，每一姓氏无重复号。这样亦可避免那些只按姓氏笔画依次排列，不分单元而出现的空号或重复号。第四，科技档案采取科技档案管理的排列方法。第五，会计档案按"年度 - 形式 - 保管期限"的流水编号方法编制，A—凭证，B—账册，C—报表。第六，声像档案统一登记，按大流水号编号。第七，实物档案按年度编制一盒一个案卷目录号。

五、医院档案保管期限

（一）管理类

1. 党群管理类

（1）档案保管期限永久类

档案保管期限永久类包括：党支部年度工作计划、总结；党支部会议记录、纪要；表彰优秀党组织、优秀党员的相关文件；党的组织建设、发展计划、干部任免、支部选举、支部委员分工的请示、批复；发展党员、党员转正材料；对本单位违纪党员干部处理报告、申请、批复；上级关于本单位纪检监察审计的决定、通知、结论等；各时期重要事件及活动开展方案、情况报告；工会、职代会成立的通知、议程、述职报告、评议、换届选举、会议记录；领导职务任免的请示、批复、报告等；本单位召开职代会的会议议程、记录、决议、讲话；

工会会费收支财务报表；工会会员名册、年度统计表；团员名册、组织关系介绍信及存根、批准加入团组织的考察材料、团员年度统计表等。

（2）档案管理期限30年类

档案管理期限30年类包括：民主生活会记录、支部工作手册；领导班子及成员执行党风廉政建设责任制总结、测评、统计材料等；职工福利、女工保护、争议等相关文件材料；团支部工作安排、总结、会议记录、改选、任命通知；上级关于共青团工作的通知、规定、办法等。

（3）档案保管期限10年类

档案保管期限10年类包括：党支部半年工作计划、总结；党费缴纳收据存根；党风廉政建设、治理商业贿赂、医风医德建设、政治思想工作和精神文明建设、民主评议的计划、考核内容通知、意见、自查报告、总结等；党小组工作计划、总结；党支部专题宣传工作计划、总结、通知；上级关于宣传工作的文件材料；工会会费收据、会员转移关系介绍信及存根；群团工作情况反映、工作简报；上级关于工会工作的规定、条例、通知、办法等。

2. 行政管理类

（1）档案保管期限永久类

档案保管期限永久类包括：医院组织机构沿革、人员编制、大事记、院史等材料；医院院务会、院长及重要行政会议记录、纪要；医院发展规划、年度工作计划、总结、统计年报表，与主管部门签订的年度综合性目标责任书；上级单位、上级领导检查、视察本单位工作中形成的迎检、汇报材料；医院在等级评审、创文明单位、等级示范医院等综合性创建活动中形成的总结、计划、汇报材料等；职工承租、购置本单位住房的合同、协议和有关手续；医院有关区域变化，资产所有权、使用权确认、解决院产纠纷、征用、转让土地等文件材料；与有关单位签订的合同、协议、协定等；医院财产、物资、图书登记、统计、核查清算、交接等文件材料；上级关于本单位干部任免的决定、通知；本单位制发的干部任免决,定、通知；院职工任（免）职、考核、调资、招（干）工、停薪留职、辞职、职称评审、聘用、转正定级、职工调动、退休、死亡、抚恤、干部登记表等文件；本单位干部、职工名册、统计表；院职工婚姻、独生子女证明、申请表等文件；院职工的（工资）介绍信及存根、进入卡等文件材料。

（2）档案管理期限30年类

档案管理期限30年类包括：医院职工大会和院周会、专项工作会议记录；

医院制定的各项规章制度；机构年检（每年）；医院的资金请示、批复、制度、追加预算通知等材料；医院职工住房分配、出售的规定、方案、细则、住房申请表、情况调查表；关于惠民工作的通知、方案、总结、年报表；办公设备及用品、机动车等采购计划、审批手续、招标投标、购置等文件材料，机动车调拨、保险、事故、转让等文件材料；人事工作制度、规定、办法、安排意见等文件。

（3）档案保管期限10年类

档案保管期限10年类包括：医院自身的简报、情况反映、工作信息等材料；医院在综合治理、计划生育等单项工作中形成的总结、汇报等文件材料；困难补助审批表；上级有关行政管理方面的文件；本单位评聘业务职称工作的通知、安排；本单位职工进修、培训、考核的安排；医院职工工资改革、增加离退休费、发放各类奖金和补贴办理依据的上级文件。

（二）医疗、药品、防疫、保健类

1. 医疗药品类

（1）档案保管期限永久类

档案保管期限永久类包括：上级主管部门关于卫生工作的方针、政策性文件；本单位的重要业务性活动的措施、总结、报告；上级、本单位处理医疗事故的相关文件；上级及本单位关于建立社区卫生站的批复、请示；名老中医的临床经验总结、医案原稿、中药炮制等；关于增加住院床位的请示、批复；医院住院病历。

（2）档案管理期限30年类

档案管理期限30年类包括：上级、本单位处理医疗纠纷的批复请示、报告、决定；护理工作的计划、总结；本单位关于社区医保工作的制度、办法、规定、通知；本单位关于农村卫生服务工作的计划、总结、统计表等；医院门诊病例登记本。

（3）档案保管期限10年类

档案保管期限10年类包括：上级主管部门关于卫生工作一般性业务文件；本单位开展护士节活动的安排、会议材料；上级关于社区医保工作的制度、办法、规定、通知。

2. 防疫保健类

（1）档案保管期限永久类

档案保管期限永久类包括：各种传染病、地方病、寄生虫病、职业病等的流行报告、防治方案、规划、总结、防治记录、统计数据等材料。

（2）档案管理期限 30 年类

档案管理期限 30 年类包括：本单位关于初级卫生保健工作的计划、总结、统计表。

（3）档案保管期限 10 年类

档案保管期限 10 年类包括：有关卫生防疫和监督的法律、法规、标准、规章制度；有关初级卫生保健工作的法律、法规、制度、办法。

第二节 医院档案信息化建设

随着信息技术的迅速发展，信息资源数字化、网络化的进程进一步加快，医院档案数字信息化的建设成为当务之急。如何使医院档案信息加速向数字化方面发展，构建准确、及时、经济、安全的档案信息数字化系统，成为当前医院档案管理工作者认真思考和不断探索的问题。医院档案信息化建设要从医院软硬件设施的投入：建立标准化、规范化体系；档案信息资源的建设；网络档案信息检索系统建设等角度对档案信息资源进行规划、建设，为利用者提供优质的服务。

一、医院档案信息化建设的紧迫性

（一）医院档案业务工作迫切要求档案管理实行信息化建设

近几年来，医院发展规模越来越大，涉及面向精、细、广方面发展，形成的档案数量和门类相应增多，门类由原来的十大类增加到现在的十二大类，新增了声像档案、电子档案；档案载体类型由过去单一的纸质档案发展为以磁盘、光盘等多种磁性材料为载体的档案。另外，医院档案在医疗水平达标、科研开发、临床医疗纠纷、院志研究等方面的作用也越来越受到社会的关注与认可。

（二）国家信息化建设和档案事业发展的要求医院档案信息化建设

自国家档案局、中央档案馆向全国各档案部门印发《全国档案信息化建设实施纲要》以来，档案信息化建设在我国正式启动。全国档案信息化建设的主要任务是围绕档案信息化基础设施建设、资源建设、应用系统建设、规章标准建设、人才队伍建设、安全保障体系建设的六个方面进行。各省市也纷纷做出指导性意见，要求各医院要建立档案信息网站，实现档案管理现代化和医院办公自动化。

（三）医院档案信息化可以拓展医疗科技档案及临床档案的服务领域

档案管理归根结底是信息资源的管理。信息资源的社会价值在于开发利用，开发利用的效果取决于开发的时效和利用的广泛程度。医院档案不能只局限于本单位内，而应该将档案社会化，利用现代化管理手段储存各种信息，便于利用和开发，也就能产生更广泛的社会效益。有利于全国乃至国际的医学交流，吸纳外来权威的、崭新的医学知识，同时也将本单位的经验推广到社会上，促进医疗事业的共同发展。

（四）医院档案信息化建设能使医院档案业务工作变得方便、快捷、高效

随着医院档案信息数字化、网络化，档案管理网络软件基本可以实现网上归档。各归档单位只需在网上收发文件，并将处理完毕的文件材料输入或上传到档案管理网络软件中。到年终时点击组卷归档，数据就会通过网络转到档案管理系统数据库中，档案管理人员进入系统的数据库对转库的数据进行检查验收，符合标准的就直接提交入库，反之写上意见，将数据退回原单位进行整改后提交。同时，这也使编研工作、档案查阅工作变得更为简易、方便、快捷。要求医院档案管理部门必须尽快改变传统的原始管理、检索和提供利用的手段，以现代化、多功能的服务措施，使档案信息能及时、方便地提供给各方面的需求者。

二、医院档案信息化建设探索

（一）强化电子文件归档管理

充分利用医院网络资源共享的功能，将上级来文及医院各处、室形成的文件直接转换，进入档案室数据库。纸质文件归档同时，应将同版本的电子文件一并归档，同时并入本单位档案数据库系统，与医院办公自动化同步进行运行。

（二）软、硬件基础设施的投入

医院要加快档案信息化的建设。可以结合自己的经济能力，配置与档案管理现代化相适应的软、硬件，从而使档案信息化建设加快发展。从实际出发，充分利用现有设备，按照"填平补齐、适当超前、适当延伸"的原则购置适当

的技术设备。包括数据库服务器、路由器、图文影像扫描设备、海量存储设备等。开发适合医疗行业使用的专门的档案利用软件。

（三）建立标准化、规范化档案管理体系

依据国家有关档案信息化建设的规定、规范，档案管理软件应具备适应多种文件存储格式、支持实时浏览、具有互联网及内联网检索功能，能够实现收集整理、数据存储、检索浏览、借阅管理、权限控制、统计报表、鉴定销毁、数据输入（输出）及格式转换的控制与管理，满足医院文档一体化管理、业务流程管理和信息资源开发利用的需要。一个通用性强、大多数软件都能接受的文件信息存储、交换格式标准，才能保证医院内部网、卫生系统网、档案系统网之间档案信息存储、交换的顺利进行。

（四）加强档案信息资源传输网络化，实现信息资源共享

档案的真正价值在于利用，档案信息化建设的实现将为档案信息的充分利用提供前所未有的条件。利用医院内部网建立档案信息网站，实行新信息上网发布、电子邮件服务、联机公共目录查询和光盘远程检索服务，同时开展档案信息咨询服务，为用户进行定向、定题的交互式信息咨询，运用现代信息技术对档案信息进行加工、提炼和深层次开发，提供更多二次、三次加工的信息产品，拓展医院档案的服务功能，提高档案服务质量。高质量、丰富充足的信息资源是档案数字化的基础，是网络建设的核心。信息资源不足，网络就如"无本之木，无源之水"。

（五）规划、建立有特色的数字化信息资源库

数字化信息资源库包括数字档案管理系统、数字目录中心管理系统、数字文档管理系统、数字文件管理系统等。档案数据库是档案室网络建设的重要组成部分，是网络的信息资源。要加强网络建设，必须加强数据库建设。数据库的建设要以国际、国内标准为依据，集中力量建成若干个标准化、通用性好的文件条目数据库、全文数据库、多媒体数据库；同时，档案资源数字化整理也要与之配套进行，即使用数字模拟整合技术将室藏各种档案数字化，有以下三个基本途径：一是档案室把固化在纸质载体中的档案信息开发汇集成系统文献档案信息，并以数字化方式输入计算机；二是利用数字照相、扫描等技术将档案原件进行数字化处理；三是直接在办公自动化过程中形成规范的电子文件信息。

（六）加强档案信息技术人员队伍建设

　　档案信息化建设是一个促使由档案管理向档案信息管理的过程。信息技术、网络技术在档案领域的应用，对档案管理人员提出了更高的要求。档案工作人员应该是具有广博的知识并掌握现代网络技术的复合型人才。面对需求上的这一变化，首先要做好现职人员的培训工作，档案工作人员不但是档案学、文书学、信息传播学等方面的专业人才，而且是计算机应用软件开发、通信工程技术、信息网络、信息管理、数据库生产和服务、办公室自动化及计算机辅助设计技术等方面的专业人员。要积极开展多种形式的技术培训和技术交流，努力营造学习新技术、新知识的良好环境，使他们在实践中成长，在工作中进步。

（七）建立医院的网络档案信息检索系统

　　档案信息数字化的最终目标就是实现高效快捷的信息检索。因此，我们做的大量前期基础工作是为信息的检索功能做铺垫，也只有建立了高效的检索系统，档案信息数字化的意义才能真正体现。网络档案检索系统面临的问题很多，如系统的功能，适用于卫生系统局域网信息组织与管理的方法和技术，网络环境中对信息的使用权限设定等。解决好各方面技术的衔接问题，实现网络档案信息检索会大大提高服务质量，为广大利用者提供便捷。

　　信息化是新世纪档案事业发展的重要方向，档案信息是经济发展的重要保证，在以知识和信息为主要特征的知识经济时代，档案信息存储和处理的数字化、收集与传递的网络化已势在必行，档案中蕴藏的丰富信息将在新世纪发展的医疗工作中发挥不可替代的作用，我们必须加快档案的现代化管理进程，逐步实现医疗档案的信息化建设，为利用者提供优质的服务。

三、现阶段医院档案信息化建设的现状

　　医院档案是医院的原始性记录，是医院在医疗活动中形成的，具有保存价值的原始记录资料。我们知道，随着现代科学技术的发展，医院的信息化建设得以迅速发展，医院信息系统在医院管理中的应用已经越来越广泛，其作用也越来越大，但医院的档案信息化建设还相对的滞后，严重地影响和制约了医院档案资源的开发和利用工作。如何使医院的档案管理工作适应信息时代的发展，这是我们当前亟待解决的问题。

（一）对医院档案信息化建设重视不够或认识不到位

　　毋庸讳言，医院的中心工作是医疗，在医院的管理工作中重视医疗而轻视

档案的观念较为普遍。目前在国内的医院中，计算机应用已经成为不可缺少的一部分，从最简单的管理信息系统和财务系统到完善的医院信息系统、影像存档和通信系统、放射科信息系统、实验室信息系统以及局域网管理、办公自动化等，都已开始在医院实施和运行。但一些领导还是不能充分认识档案信息化建设的作用和迫切性，致使在医院的信息化建设中未将档案信息化建设纳入同步考虑和同步实施。

（二）档案管理软件系统开发相对落后

目前，档案管理软件的开发速度和水平明显落后于计算机硬件技术的发展，尤其是医院档案管理软件方面更为欠缺。多年来，单版机计算机档案管理在各医院档案综合管理中发挥了不可磨灭的作用，改变了传统的手工登记、著录、汇编、检索等，在档案的利用上使检索的途径多种化，便于查找和利用，实现了档案管理上质的飞跃。然而，随着档案的快速增长和对档案信息利用需求的增加，单版机计算机档案管理，已不适应形势的发展，与医院的信息系统无法连接，缺乏可兼容性和可扩张性，急需升级更新。

（三）档案管理标准化程度低

档案管理标准化是保证归档信息有效利用的关键。标准化程度低影响了医院档案信息化建设的进程，造成了低水平的重复建设；从现在阶段来说，医院收费系统统计系统、病历病案系统、检验系统、影像检查系统等部门系统不完全一致，规格不一，不能通用，也与档案管理系统存在着接口、存贮档案数据方式不同和无法交换等问题，档案信息资源无法实现共享。在各医院的信息网络建设中，档案信息系统和网络建设各行其是，层次不一，规范性、开发性、服务性、共享性较差。没有统一的规范和标准，医院内部的数据分析不能够统一，不能实现档案信息共享的要求，就谈不上是档案信息化管理。

1. 医院档案管理格局混乱

目前，医院档案管理是一个多部门管理档案的格局。比如医院的综合档案室一般只管理文书档案、科技档案、财务档案等，隶属行政办公室管理，而医疗文书档案、各种检查影像等又分属其他医务部门管理。管理部门采用的工作方式、管理方式不同，在管理职责上也不明确，也没有纳入医院的综合目标管理考核，这样多头管理，各有政策，造成了管理标准化的困难。

2. 档案专业人员整体素质有待提高

目前医院现有的档案专业人员，一方面是知识结构单一，尤其是计算机网络技术的应用能力较低，知识面窄；另一方面是缺乏专职的档案信息管理人员，现有人员工作不安心，主动性和创新性不够，不适合现代化的档案管理要求。档案人员除了要有档案专业知识外，还必须具备良好的计算机运用操作能力和网络知识，只有这样才能更好地服务。

四、医院档案信息化建设的对策思考

档案信息化建设就是在档案管理活动中全面地应用现代信息技术，对档案信息资源进行处置、管理和提供档案的利用服务。实现档案信息化建设无疑就是档案工作的一场革命，是传统档案走向现代档案的一个重要标志。

（一）高度重视是档案信息化建设关键

只有实现档案信息化，才能冲破档案利用的种种局限。档案管理是医院现代化管理的组成部分，虽然只是医疗业务的辅助部分，但却是医院领导决策的重要依据。因此，一是医院各级人员要根据《中华人民共和国档案法》和《医药卫生档案管理办法》等有关法律法规，增强对档案管理重要性的认识，特别是提高医院领导干部的档案管理意识。二是要争取医院领导支持，多向领导汇报档案工作中的成绩及存在的困难，争取领导重视关心支持档案建设，只有领导重视和支持，通过档案管理人员的努力，医院档案信息化建设才能完全实现。

（二）加快医院档案信息化基础设施

档案信息化基础设施是档案信息资源建设以及各项档案应用系统建设的基础和前提，关系着档案信息化建设的成败和整体水平。档案信息化基础设施建设整体规划包含了档案信息化建设的整个硬件平台和网络。要想实现医院档案管理的现代化，就必须满足办公条件，保证办公资金，如配备扫描仪、数码相机、刻录机等，为档案管理工作提供便利的条件，使档案资料不仅有文字、照片，甚至有光盘，利于永久保存。

同样，先进的档案管理软件是实现档案信息化管理不可缺少的工具之一。首先要选用经过国家鉴定的正规软件，在此基础上要进行第二次开发，建立适合医院管理的软件系统，又可与医院的行政办公系统相接，实现文件形成、报送、接收、分类编目、整理等全过程的计算机管理。

（三）实行医院档案信息一体化管理

医院运作和管理的过程是一个获得信息、处理信息、利用信息的过程，医院作为一个综合的管理系统，档案管理系统就是一个信息资源子系统。但医院现行的信息管理体系是档案与其他信息分体管理，相互之间也缺乏必要的协调和联系。因此，建议将档案管理这个子信息资源融入医院整体信息化工作中，这样不但可以节约人力、物力和财力，还能够提供更多的综合信息，形成更具有综合效益的资源库。医院实行信息、档案管理一体化，建立一个结构合理、功能齐全、高效的信息中心，就可适应当前医院加快信息现代化建设的需要。

（四）整合资源，促进档案信息化建设

档案信息化建设的核心问题是档案信息资源建设，没有可提供利用的档案信息资源为基础，档案信息化的速度与效率均无从谈起。医院档案信息资源包含电子病历、财务数据、收费系统、辅助科室检查数据、影像检查数据库、病案、统计等多部门或者其中数个部门的电子数据库，因此必须整合信息资源，在保证数据安全保密前提下实行统一管理、资源共享。在整合信息资源的基础上构筑一个档案信息查询平台，使档案查询更加便利，并且不受时间、空间限制，实现网络查询、远程查询，变实物档案室为虚拟电子档案室等。

（五）加强医院信息档案的规范化管理

医院信息量大，内容繁杂，部门之间各立门户，不仅档案信息资源分散，且信息编制不统一，暂时不可能做到准确、有效、迅速地为医院管理服务，因此要实行集中统一档案管理。这样才有利于医院档案工作实行规范化、标准化、科学化管理，有利于档案信息资源的综合开发利用，有利于快捷地向决策层、管理层提供档案信息，有利于对外信息联网，资源共享。用最少的人力、物力提供最佳服务，充分发挥其整体效益，是档案管理工作发展的方向和必然趋势。

（六）以人为本，建立一支高素质的档案队伍

档案工作人员自身的素质与档案信息化建设密切相关。因此，一是要重视档案工作人员的素质培养，为广大的档案工作人员提供良好的学习条件，安排他们接受有关计算机技术、网络技术、数字化技术、信息管理技术和现代管理技术等知识的培训。二是要制定信息化建设的中长期规划和短期目标，吸引和培养医院档案管理专业型人才，做好人才储备工作，打好档案管理工作的基础。三是要关心和爱护档案工作人员，从职称晋升、工资待遇、评优等方面给予与医院主系列专业人员同等的待遇和机会，让他们安心工作。四是作为档案工作者，也要顺应时代的潮流，努力学习和掌握信息管理知识。现在档案事业面临的挑战非常紧迫，电子档案的出现、信息技术的应用、新型档案载体的保管等，

都亟待档案工作者去认识和解决问题，把它们与实际工作联系起来，更好地为医疗工作服务。

五、医院档案信息化建设

（一）医院档案信息化建设面临的问题

1. 档案管理工作者的素质不能满足信息技术情况下档案管理的需求

在信息技术情况下，医院档案的管理形式发生了改变，应用的档案管理信息系统比较烦琐，要使档案处理得更迅速更精确，对档案管理管理工作者的要求也增强了。然而，医院档案管理工作者的知识未得到更新，培训力度也缺乏，档案管理工作的队伍有许多问题，如专业技能老化、知识结构不适宜、缺乏高层次的档案专业人士等，使得档案管理工作者的素质不能满足信息技术基础下档案管理的需求，档案管理仍然滞留在简化的信息输入、查询和提供运用上，与医院档案管理信息化的建设理念有很大差距。

2. 医院电子档案的最初性很难判断与确认

在原有的医院档案管理形式下，档案是用文字的形式写在纸质介质上来储存，人们可以较容易地经过笔迹、字体、印迹、印章以及纸张对档案的最初性来判断与分析。但在信息技术情况下，档案的作者难以留下本人的笔迹，大部分档案是用电子形式储存在磁盘上，是一种较虚的档案，没有能辨别的迹象，使得使用者比较困难对其最初性采取判断与分析，档案的最初性与真实性也受到很大影响。

3. 医院电子档案的隐秘性受到危害

在信息技术情况下，医院电子档案全是以电子数据的方式储存在信息系统中。而信息系统当中的数据较容易由于人为的错误、硬件或软件损坏、不法分子蓄谋的欺诈行为等技术性错误与水灾、火灾等自然灾害受到损伤。然而医院档案涉及医患的隐秘性，对保密的要求很高。信息技术在医院档案管理中的频繁应用对需要保密的档案和一定时间内禁止提供使用的档案的管理提出了很大的挑战。

4. 医院电子档案容易失去

信息技术在医院档案管理中普遍利用，大部分电子档案文件结构烦琐，储存形式多种多样，信息容易损失，而且处在流动的状态。如果受到网络的袭击，病毒感染，极有可能导致网络瘫痪，电子档案文件有可能就会瞬间失去，很难找回或者找回来的成本较高，因而给医院造成难以补救的损失。

（二）优化医院档案信息化建设

1.提高设施的安全性，保证电子档案的安全性

之前说到电子档案在网络传送当中存有一些安全危险性，所以，要看重这个过程，要有目的地增强档案存储设施的安全性，办法有：对有关软硬件采取检查、升级、更新、维护，要规定时间对相关设备和网络服务期检测、清除和维护，要以此为责任安排网络安全监督人员，定时对入档的电子文件，尤其是重要的电子文件实行备份和更新，还要增强数字签名、身份验证、网络防火墙等，运用这些办法来提高设施的安全性，最大限度地保证电子档案在传送、存储、运用操作当中的隐秘性、连续性、发展性、安全性。

2.健全相关规章体制，规划电子档案操作程序

在使用信息技术对详细的电子档案进行管理当中，要把实际情况作为起点，采取适合、科学的管理制度，如归档制度，电子文件隐秘制度、用户身份确认制度等，最大限度地扩展电子档案管理中的安全范围。在实际的工作当中，应建设一个比较规范的电子档案管理体制和操作准则，要求让各部门的处理方法、存储格式取得一致，对运用、管理、收集等各个步骤的准则进行健全和规范，最大限度地避免在变换过程中，因为兼并性的问题造成电子文件被损坏，减少在实际操作当中出现错误，而且要保证检索过程与电子文件制作中和电子档案管理能很快同步。

3.运用信息技术逐步推进，完成电子档案的信息化建设

要落实从实际出发的方针，在医院给出总体规划基础下，制定出与要求相符的分期方案。注重电子档案管理一定看重的环节，则是安全性与特别性，进而建设系统平台，制定科学、合理的管理方式。要把电子档案的数据累积起来，在这个步骤中，我们需要长久坚持，要明白这不是一天两天就能做完的工作。所以，只能从实际开始，依据医院已有的资源，使之充分运用，来把阶段性指标加以明了。对现在医院电子档案管理信息化的状况解析，一定要逐步推进，完成电子档案信息化的管理。最后要增强该方面的思想方面和技能的训练，进而具备准确的电子档案信息服务观念。

4.增强技能训练，提高电子档案管理人员的整体素质

医院要着重组织或构建一支专业化的电子档案管理队伍，在选择有关管理人员时，要选择责任心强、作风正派、政治上可信的人，同时要偏重于对电子档案管理者的专业训练，定时组织学习业务知识，尽量使工作人员的管理知识得以提高，很好地掌握怎样收集、分辨归档材料、整合、装订档案的技巧，明白怎样把电子档案管理好。要想把新时期的电子档案管理工作做好，就要刻苦学习现代信息技术，很好地做完医院电子档案管理工作。

六、医院档案信息化的管理

（一）医院档案信息化管理的必要性

飞速发展的社会信息化决定了必须加速医院档案管理信息化的进度。现代信息社会日新月异，人们对各种时效性强、具有高价值的档案信息需求量越来越大，传统的档案管理模式正经受着巨大的冲击和挑战。面对这种冲击和挑战，各级医院只有顺应时势，加快档案信息化建设，尽快实现档案管理现代化，进而使档案管理工作适应新形势发展的要求。

实现医院档案管理信息化是解决自身存在问题，提升管理水平的根本途径。近年来，各级医院在实现档案管理信息化方面虽然做了一些工作，但总体来看，现代化程度仍不高，有些单位还比较落后，主要是管理意识，设备和技术方法，档案管理和利用均处于较低水平。解决这些问题的唯一办法，就是不断更新管理意识，改革管理方法，运用先进的技术设备，从手工劳动中解脱出来，提高工作效率，完全实现管理现代化，从根本上提高档案的管理利用水平。

实现医院档案管理信息化是确保医疗事业可持续发展和自身发展的需要。医疗事业需要发现、培养和造就大批的建设人才，只有翔实全面地掌握人事档案材料，才能合理使用人才，充分发挥人才的作用，确保实现医院事业的可持续发展。实现档案管理信息化就显得十分迫切和必要。实现档案管理信息化不仅有利于发现、培养和造就大批人才为医院事业发展服务，而且将会使档案信息资源得到更加充分的开发利用，同时可以延长档案寿命。

（二）采取改进措施

1. 加强档案管理人员的素质建设

档案信息化建设是一个需要有着合理结构的人才队伍才能完成的系统工程。加强档案管理人员队伍建设是实现档案管理信息化成功的根本，决定着档案信息化的发展速度和质量。

2. 提高档案管理人员的业务素质

医院档案信息化建设涉及数字化档案信息资源建设、计算机网络建设、办公自动化和文档一体化管理，可以说是一项档案技术工程。这就要求档案管理人员既要掌握档案学基础理论和档案管理知识，还要掌握一些自然科学基础理论知识、计算机技术、网络技术和操作技能。具体而言，档案人员应该做到：第一，能熟练运用信息工具。档案管理人员要注重自我完善，掌握计算机理论知识和操作技能，使自己能熟练使用各种现代信息工具，特别是网络传输工具，为更快、更好地开发档案信息打下牢固的技术基础。第二，能鉴定有效的档案信息。档案管理人员要把有价值的档案信息有效地传递给档案利用者，这是评价档案部门信息服务质量的一个重要标准。网络环境下，信息量重大，内容也十分复杂，档案工作者必须具备比以往更强的鉴定评估能力，对档案信息进行判断、鉴选、分析，从中筛选出对特定利用者有用的部分，为利用者提供优质服务。第三，能加工、提炼档案信息。信息社会，档案利用者更需要"精要"信息，提供"原件"已远远无法满足他们的需求，这就要求档案工作者提高对档案信息的加工、提炼能力。许多档案信息具有多重价值，从不同角度进行加工，剔除其中的无用成分，重新组合，将产生新的档案信息产品，从而实现档案信息的渗透增值能力，达到高效利用的目的。

3. 提高档案管理人员的政治素质

档案工作是一项政治性、机密性很强的工作。因此档案管理人员应严格遵守党和国家的各项法律、方针、政策，严守机密；树立坚定的政治信念。

档案工作具有服务性强的特点。要求档案管理人员树立爱岗、敬业、奉献的精神和淡泊名利的价值观，在服务时努力做到主动热情、耐心周到。

严谨细致的工作作风。档案工作也是一项复杂、细致、烦琐的工作，这就需要档案管理人员具有严谨细致的工作作风，在整理档案的区分全宗、分类立卷、编目、鉴定、确定保管期限、汇编、注释档集内容、利用档案的咨询等各个环节都要准确无误。

强烈的事业心。档案的收集工作是一项难度较大的工作，这就要求档案管理人员在工作中要有高度的责任感和使命感，耐得住寂寞，愿意为档案事业奉献精力与时间，不被一时的困难吓倒，为档案工作信息化管理勤奋学习，钻研业务。

4. 创新档案管理制度

医院档案部门要在促进档案业务建设过程中，认真学习贯彻《中华人民共和国档案法》及有关档案工作的行政法规、实施办法等，制定适应信息化建设的档案管理制度。一是健全和完善档案管理业务流程和技术规范，细化电子档案管理环节和步骤；二是制定必要的安全措施，确保电子档案的安全性和完整性。

5.统一档案管理标准

标准规范化是档案信息化建设的重要基础之一。档案信息化标准规范主要包括管理性标准规范、业务性标准规范和技术性标准规范。标准规范是档案信息化建设的"交通法规"，是衡量工作效率高低的尺度。因此档案管理人员要认真学习钻研国家和上级档案管理部门关于档案信息化管理的法规、文件，及时请教上级档案管理部门，制定出适合自己医院的统一的档案管理标准，并认真执行，从而建立医院的档案数据库，实现资源共享。

七、医疗档案的信息特点与共享服务策略

（一）医疗档案信息的基本特点

1.医疗档案的信息真实性

众所周知，患者个人的医疗档案信息不仅是司法鉴定的重要凭证，而且是医保取证的基础性材料，所以其真实性是医疗档案最重要的特点。

医疗档案在形成的过程中，如果存在任何与事实不符的信息，其也就失去了应有的法律效力。医疗档案信息是指医务人员亲自书写并签名的关于患者各方面的检查、化验、影像信息以及临床诊疗方案。初诊时根据患者自身的情况记录患者近期或长期的身体各方面的状态，医务人员采取我们通常所说的"望、闻、问、切"进行记录，该原始记录如实地反映了医务人员为病人诊治的全过程，保证了日后对医疗档案信息的借鉴与利用。

2.医疗档案信息的准确性

医疗档案在形成的过程中，不仅要具有真实性还要具有准确性。如果说，医疗档案信息的真实性是第一性的话，那其信息的准确性就是第二性。医疗档案信息的准确性包括两个方面。一方面，内容的准确性。患者在就医的过程中似乎都有这样的经历，医务人员书写的信息无法辨识，即使是其他的医务人员也很难辨识，这就容易引起不必要的问题，甚至会引起医疗纠纷。因此，医务人员在书写医疗档案信息时，一定要注意内容的准确性，字迹工整，文笔通顺，不得涂改。另一方面，医疗档案书写内容的准确性，诊断结果要依据多方面的

检查结果。医务人员在书写患者医疗档案时，要根据患者各方面化验结果、影像报告、物理诊断等多方面综合信息确定执行医嘱，以保证医疗档案信息的准确性。

3. 医疗档案的信息集成性

医疗档案的信息是具有集成性的，所谓集成性就是强调患者医疗档案的形成是需要一段时间的，甚至需要一生的时间。患者到医疗机构就医，初使挂号，就在医疗机构信息系统自动生成专属患者自己的账号，初步形成医疗档案，接下来的一切检查报告、化验报告、医务人员的诊治过程都连续地记录到患者的医疗档案中，整个过程直到患者出院才会初步中止。患者出院后定期的复查，或者再次住院的信息都要记录在患者的医疗档案中。这就是医疗档案的集成性特点，该特点决定医疗档案在归档过程中，工作人员不遗漏，不归错，保证医疗档案信息的完整性特点。

4. 医疗档案的信息完整性

医疗档案的信息的集成性要求医疗档案信息的完整性。恰恰因为一个完整的医疗档案的形成在时间上是无法确定的，医疗机构才要确定医疗档案信息是否完整连续，是否有遗漏，是否记录患者就医期间所有的报告、诊断、治疗方案，甚至家族病史、基础疾病史等。医疗档案某一方面内容的不完整直接影响到整个医疗档案，在医疗资料的利用过程中作用的体现，会使医疗档案的作用受到限制，给该医疗档案的利用、评价带来困难，所以说，医疗档案信息的完整性是极其重要的。

5. 医疗档案的对象专属性

医疗档案是一种以一个医疗机构为单位集中保存的档案信息类型，这种专属性在形成和利用过程中都有不同程度的体现。每一份独立的医疗档案只有唯一的一个主体，绝不能含有其他任何患者的信息，同一患者不同时期的医疗档案信息应当集中保管。医疗档案的对象专属性利于查找患者专属信息以及医保取证，伤残鉴定。

此外，医疗档案还具有依附载体形式的多样性与来源的广域性特点。第一，医疗档案信息依附载体形式多样性。患者医疗档案信息包括多方面的信息：化验报告—肝功能、血细胞分析、甲状腺功能、肾功等，影像报告 -X 线、磁共振、CT、心电报告等，还有临床诊断。第二，医疗档案来源广域性特点。目前，各大医疗机构的患者来源渠道主要分两种。一是，患者自主到医疗机构就医。二是，其他医疗机构转诊。此种形式患者主体的医疗档案信息的完整性，更应得到医疗机构的注意。

（二）建立三级甲等医院医疗档案信息共享服务策略分析

1. 三级甲等医院医疗档案信息共享服务策略的可行性

医疗档案信息在医、教、研上具有重要的价值与意义，不仅是记载患者病情的医疗文书，医疗教学的基本资料还是医疗机构管理与决策的重要依据。同时，医疗档案还是医务人员科学研究的基础性材料。因此医疗档案信息已经受到各大医疗机构和医疗卫生高等院校的重视。三级甲等医院医疗档案信息共享服务在现行社会对信息共享的需求、国家政策的支持、现代化信息技术的支撑以及经济发展的推动下具有一定的可行性。

（1）国家政策给予三级甲等医院医疗档案信息共享服务策略的支持

随着经济的快速发展，社会的不断进步，人们的生活水平日益提高，饮食与作息越来越不规律，人们患病的概率显著提高，高血压、糖尿病、心脑血管病已经成为普遍疾病。目前，国家对医疗卫生事业高度重视，提出建设现代医疗机构信息化体制。党和国家全面支持医疗机构数字化建设。

作为社会主义文化建设和精神文明建设重要内容的档案管理工作必须顺应现代科学发展日新月异的潮流，按照《中华人民共和国档案法》提出的采用先进的技术，实现档案管理现代化的要求，积极稳定地开展档案现代化管理工作，为更好地弘扬社会主义先进文化和全面提高档案管理服务能力和水平做出应有的贡献。这些在政策上给予医疗档案信息资源网络化共享很大支持。

（2）现代信息技术对三级甲等医院医疗档案信息共享服务策略的支撑

计算机技术和网络技术的迅速发展，引起了信息产业的变革。计算机技术改变了信息处理、信息存贮的方式，网络实现了信息的快速传递。当今社会一个国家的信息技术水平已成为衡量其综合国力和现代化程度的主要标志。医疗卫生事业的快速发展也要求医疗机构实现医疗档案信息管理手段的现代化、科技化、网络化。实现医疗档案信息资源的网络化共享与计算机和网络技术的发展密不可分。例如，通过 Medical Matrix、Medica I World Search 搜索引擎，我们可以更方便地获取相关的医疗档案信息。

（3）经济的发展为三级甲等医院医疗档案信息共享服务策略提供物质支撑

经济基础决定上层建筑。当今社会任何方面的发展与进步和物质基础是分不开的。目前，党和国家越来越关注人们的身心健康。目前我国医疗卫生体系最严重的问题就是，医疗机构与医疗机构之间信息闭塞，无法实现医疗档案信息互通、医疗档案信息共享，"信息烟囱""信息孤岛"等现象极其严重，这些问题已经严重制约了我国医疗卫生事业的健康发展，党和国家以及各大医疗机构为了改变此现状，加快医疗档案信息共享建设，投入大量人力物力，构建数字化程序，推广建设城乡医疗档案信息共享、远程会诊的医疗卫生体系。

（4）社会对三级甲等医院医疗档案信息共享的需求

目前，随着医学事业的发展，医疗机构与医疗机构之间的学术交流在现行社会是尤为常见的，如果医疗机构能够分享到其他医疗机构医疗档案信息资源，那么医务人员职业生涯中的诊断、治疗实践，诊疗技术以及诊疗水平将会极大地提高。

同时，人们的健康理念也发生了质的变化，自我保护意识增强，患者有权知道自己的健康状态，有权详细了解相关的医疗档案内容。人们希望借助医疗档案信息来增加健康透明度，通过使用医疗档案信息来维护自身的合法权益。

2. 三级甲等医院医疗档案信息共享服务策略的必要性

（1）提高国民身体素质的需要

改革开放以后，人民生活水平日益提高，社会节奏不断加快，亚健康日益严重。人们越来越关注自己的身体健康状况，急于知道自身身体状况的具体信息。实施医疗档案信息共享，无论患者到任何医疗机构就诊，医务人员根据医疗档案信息共享平台，可以及时掌握患者的医疗档案更好地进行诊治，提高患者的身体素质，使国民的整体身体素质提高。

（2）实现优质医疗资源共享

现今社会医疗资源分布不合理，优质医疗资源集中在大城市中的大型医疗机构，地方医疗卫生资源、诊疗和服务能力严重欠缺；不同地域、不同医疗机构之间条块分割现象严重、信息沟通渠道不畅、缺乏组织协调机制，甚至处于无序竞争状态；各医疗区域间、医疗机构间的医疗服务能力差距悬殊，不仅在医疗规范化建设方面相对落后，在医疗服务质量方面也差强人意；目前我国医疗卫生体系最严重的问题就是，医疗机构与医疗机构之间信息闭塞，无法实现医疗档案信息互通、医疗档案信息共享。建立医疗档案信息共享服务，可以实现优质医疗资源共享。医务人员根据信息平台的信息，借鉴科学、先进的诊疗方案，提高疾病的治愈率，减少术后并发症。

3. 对症施治，化解疑难杂症

环境污染日益严重，食品安全不断出现问题，国民饮食结构不均衡、作息不规律的影响，国民罹患疾病的概率提高，疑难杂症明显增多。

而各个医疗机构诊治疾病的数目是有限的，遇到疑难杂症通常无任何经验，从而影响疾病的治愈率。实施医疗档案信息共享服务，可以使医疗机构的医务人员及时地利用数据平台、借鉴相关治疗方案，与国内、外有经验的医务人员进行技术交流，查阅先进医学资料，总结医务工作经验，交流工作心得，促进医务工作人员的医疗技术水平。

4. 三级甲等医院医疗档案信息共享服务策略的作用

（1）有利于发挥医疗档案的凭证作用

档案的凭证价值是档案不同于其他各种资料的最基本的特点。档案是确凿的原始材料和历史记录，它可以成为考查、研究、和处理问题的依凭，认定法律权利、义务与责任的依据。

由此可知，医疗档案对于医、教、研各个方面具有凭证价值。医务人员根据患者以往医疗档案信息即既往史—过敏史、外伤史、手术史，以往基础疾病—高血压、糖尿病、心脑血管病，遗传病史—传染病史、家族史来进行医务处理。在医学教学方面，根据以往医疗档案信息总结疾病规律，应用于临床治疗。相关科研人员根据大量共享的医疗档案信息，根据大量数据与实验结果，总结病情转归规律，应用于临床治疗与教学活动中。

（2）有利于促进医疗技术交流提高

社会整体角度考察，档案不仅是人类社会实践活动的记录者、承载者；作为凭证与信物，档案之中还积淀、凝聚着丰富的文化内涵，是人类社会发展所必需的精神文化财富，也是人类文明进步的阶梯。大量医疗档案信息存储于信息共享平台，由专业的档案工作人员定期地进行信息处理与维护，从而有利于医疗事业文化积累。传统的纸质病历因为数量众多，而医疗机构医务科的病历储藏空间有限，大量医疗档案无法安置在指定位置，不利于相关人员的查找。目前众多医疗机构已经实施院内信息共享，然而各个医疗机构诊疗患者是有限的，医疗档案信息也是有限的，建立医疗档案信息共享平台，可以把尽可能多的信息由专业医务人员从医学角度编辑、整理、分类，作为医疗事业的文化积累实现医疗机构医疗档案信息共享，可以实现各级医疗机构医务工作人员互通有无，加强交流，提高医疗水平，扩大各级医疗机构的诊疗范围，节省医务人员流动，提高诊疗效率，真正实现了医疗服务均等化。有利于博采众长，促进中西医的发展与交流，实行医院档案信息共享，可以使医务人员及时的利用数据平台、数字化图书室，与国内外优秀的医务工作者进行技术交流，查阅先进医学资料，总结医务工作经验，交流工作心得，促进医务工作人员的医疗技术和诊疗手段。

（3）有利于实现优质医疗资源共享

优质医疗资源集中在大城市中的大型医疗机构，地方医疗卫生资源、诊疗和服务能力严重欠缺；不同地域、不同医疗机构之间条块分割现象严重、信息沟通渠道不畅、缺乏组织协调机制，甚至处于无序竞争状态；各医疗区域间、医疗机构间的医疗服务能力差距悬殊，不仅在医疗规范化建设方面相对落后，在医疗服务质量方面也差强人意；建立医疗档案信息共享服务，可以实现优质医疗资源共享。医务人员根据信息平台的信息，借鉴科学、先进的诊疗方案，提高疾病的治愈率，减少术后并发症，有利于实现优质医疗资源共享。

（4）有利于准确判定医疗责任（医患纠纷）

档案所特有的原始记录属性使其成为令人信服的、系统完整的真凭实据。医疗档案信息产生于医务人员工作实践之中，具有真实可靠、系统翔实的特点。医疗档案信息包含着所有医务人员在治疗过程中用的治疗方案与病情变化，记载着医患双方应承担的法律、经济等权利与义务，一旦就此产生疑问、争执甚至出现矛盾纠纷时，医疗档案信息都具有无可辩驳的证据作用，可以有效地平息矛盾冲突、解决相关的利益归属问题，是确保国家整体利益以及所有医患双方正当、合法权益不受侵犯的真凭实据。

八、医疗档案信息共享服务策略的基础与保障

（一）医疗档案信息共享服务策略的系统基础

1.临床信息系统（HIS）

该系统是保障医疗卫生服务机构正常运转的重要保障系统，是实现医疗机构医疗信息系统的最原始的组件。其主要模块为在门诊工作中的挂号系统、收费系统、医生工作界面、护士工作界面、入院缴费系统、出院结算系统、药局输液室管理系统等。

2.图像存储与传输系统（PACS）

在医疗行为的实施过程中，通过各种数字化辅助检查设备，如 MRI、

CT、X线等，其产生的检查结果为大信息量的数字化影像信息，这样就要求对其采集、存储、诊断、输出等大量信息处理等，必须有专门高效的信息处理系统。

3. 检验信息系统（LIS）

在对临床采集的各种样本进行检验分析的过程中，为保证各步骤间的顺利进行和完美契合，必须有一整套完整的，能够对各个步骤的平均处理时间做深入分析的系统，进而找出各检验步骤间的合理而又协调的规律，合理增加样本在处理环节上的运行效率。

4. 电子病历系统（EMR）

医生可以通过该系统应用数字化手段记录患者在医疗过程中病情变化以及医疗过程，数字化病历管理可以使医生方便快捷地进行信息查询和既往病历数据统计。这既实现了病历管理形式的革命，更重要的是实现了医学信息的交流的变革、为医疗档案价值的充分实现提供了一种高效的转化平台。

5. 临床数据分析系统

这是集临床数据采集、储存、分析整合、管理统计于一体的迎合复杂临床工作需要的系统。其先进性为包含大量专业的临床数据，还积累了大量一线临床医学专家的时间经验共识。通过标准医学数据和临床专家的经验共识，系统能够为医护人员在医疗过程中准确提供病人和数据之间准确的关联信息提示，为患者提供及时合理的治疗，并能够满足临床数据统计分析的需求，为临床实践的科学研究提供高效平台。

6. 临床医疗与科研信息共享系统

医疗档案信息共享服务为医护人员及患者都提供了无尽的方便快捷，它还有一个更有意义的价值在于把临床数据转化为科研数据。临床医疗与科研信息共享系统确保了医疗工作以及科研工作的高效进行，确保了研究信息采集的及时完整性以及数据信息处理的速度，深度和广度。

（二）医疗档案信息共享服务策略的现实基础

1. 已经建立层次分明、相互联系的医疗体系

为解决社会医疗资源配置不合理，优质医疗资源多向大城市、大医院集中，基层卫生资源、医疗和服务能力严重不足等问题，医疗卫生体系之间已经加强联系。以黑龙江为例，哈尔滨医科大学附属第一医院与黑龙江中医药附属第二医院已经建立了医疗信息联系，由于哈尔滨医科大学附属第一医院目前患者较多，医疗设备紧缺，一些患者通过信息平台转诊到黑龙江中医药大学附属第二

医院做先关影像检查，缓解了检查等候时间过长的问题，提高了就诊效率。优秀的医疗技术人员集中分布在大城市的三级甲等医疗机构，导致其他低级别医疗机构很难实施较难、较复杂的高级别手术，遇到此类情况，一般邀请经验丰富的医生来做手术。偏远城市的低级别医疗机构遇到复杂的病情，一般通过远程会诊，与经验丰富的先关医生建立联系，共同确定治疗方案。

2. 比较完善的网络环境

随着经济的快速发展，科技的迅速进步，医疗卫生体系网络日趋完善。目前，全国三级甲等医疗机构普遍实行远程会诊系统。远程会诊，就是利用电子邮件、网站、信件、电话、传真等现代化通信工具，为患者完成病历分析、病情诊断，进一步确定治疗方案的治疗方式，它是极其方便、诊断极其可靠的新型就诊方式，它与邮件的紧密配合，有力地带动了传统治疗方式的改革和进步，为医疗走向区域扩大化、服务国际化提供了坚实的基础和有利的条件，也为规范医疗市场、评价医疗质量标准、完善医疗服务体系、交流医疗服务经验提供了新的准则和工具。

3. 社会公众健康意识提高

随着社会公众健康意识提高，实施医疗档案信息共享，人们可以比较系统地掌握自己的健康状况，无论患者到任何医疗机构就诊，医务人员根据医疗档案信息共享平台，可以及时掌握患者的既往史、基础疾病史以及家族遗传史，从而更好地进行诊治，提高患者的身体素质。

4. 医疗档案信息共享服务实施中医务人员素质明显提高

（1）医务人员个人职业道德的进步

众所周知，医疗机构的病案室长期处在封闭与隔离的环境中，医务人员的工作通常容易被忽视。鉴于此问题，我们要强化医务人员的理想建设，树立坚定的职业信念与优秀的职业道德。医疗机构要以强烈的事业心和高度的责任感，认真负责的工作态度和一心一意的服务思想开展医疗档案信息共享管理工作。在医务人员的工作中，要有爱岗敬业精神，坚守岗位，认真负责，任劳任怨，全心全意为医疗机构和患者服务。

（2）提高了思想政治素质

医疗档案管理工作的政治机要性很强，所以医疗机构的医疗档案管理人员要讲政治。医疗机构医疗档案管理的医务人员一定要具有较高的政治素质和强烈的责任感。医疗机构医疗档案管理的医务人员的首要政治目标就是要做好医疗档案的保密工作。一旦造成医疗档案的丢失、泄露，将会给社会、医疗机构以及患者带来无法估量的损失和影响。

（3）提高了医务人员的专业技能

医疗机构医疗档案管理人员必须不断学习，不断进步，掌握医疗档案信息管理的新方向，因为医疗档案工作的业务性很强。在社会主义市场经济条件下，医疗档案管理人员必须更新和掌握新知识，因为医疗档案信息管理工作面临许多新情况、新问题。实现医疗机构医疗档案信息化管理是时代发展的必然趋势，在现代医疗卫生信息的掌握和医疗机构的日常管理中有着重要的作用。长期以来我国医疗机构一直在积极推动医疗档案信息化的管理工作，并初步取得了一些成效，但是医疗机构医疗档案信息化管理的道路依然任重而道远。

（三）医疗档案信息共享服务策略的保障要素

1. 医疗档案信息共享服务过程中体制逐渐创新

医疗档案信息共享服务过程中体制逐渐创新，指的是医院在医疗档案信息共享服务过程中的机构设置与权限划分。在此之前，各地医院医疗档案管理缺乏统一的管理模式，机构设置混乱，权限划分不明确。现今，医院拥有完善的机构设置，拥有医疗档案信息存储部门，医疗档案信息安全维护部门以及医疗档案信息临床与科研相结合部门，各部门权限划分明确，不得干预其他部门的相关工作。

2. 医疗档案信息共享服务过程中制度日趋完善

医疗档案信息共享服务过程中制度日趋完善，各医院规范了医疗档案信息共享服务的范围，建立严格的医疗档案信息共享服务归档制度确保医疗档案信息完整性，规范医疗档案信息共享服务信息录入的有效性（时效性），建立医疗档案信息共享服务备份系统，保障医疗档案信息的安全性，确定医疗档案信息共享服务过程中的个人隐私安全。实现三级甲等医院医疗档案信息服务，完善的共享制度是具有约束作用的，是必不可少的前提条件。

3. 医疗卫生体系加强投入

为了促进医疗卫生体系的健康发展，实现优质医疗资源共享目前不只医疗体系加大投入，各大医疗机构也不断加大经济投入，聘请专业技术人员，专门负责软件的开发，建立数字化医疗机构，研发医疗档案信息共享系统。

三、医疗档案信息共享服务策略的实践

（一）医疗档案信息共享服务网络

1.建立医疗档案信息共享网络

实现医疗机构医疗档案信息共享，关键是建立医疗档案信息共享网络以及如何维护医疗档案信息共享网络信息安全。笔者初步构建了医疗机构内部以及医疗机构之间的医疗档案信息共享服务策略，该服务策略构建的过程中最重要的就是建立信息中转平台，防止大量医疗档案信息直接读取产生的信息拥堵问题。

（1）医疗机构内部

要想实现医疗档案信息共享，首先必须完成医疗机构内部医疗档案信息的充分共享。

①科室层次

医疗行为的展开是通过各临床科室的具体工作实现的，根据各临床科室的工作特点配备专用的医疗信息记录系统，进行医疗工作的数据采集、归档、通讯、辅助诊断和工作流管理。其中包括病案管理系统、检验信息系统、检查信息系统、生命体征信息系统、病理信息系统、麻醉监护信息系统、重症监护信息系统、急诊急救信息系统、病房管理信息系统等。

②科际层次

各临床科室专用的医疗信息系统经过电子病历系统对于各临床科室专用的医疗信息的有机配置，把全院所有医疗数据进行统一的拆分与整合，把整合后的信息分配到全院各个职能科室的工作账户终端，进而完成病历的数字化采集、查询和管理。

多种智能化的配套专用软件可以对医嘱和处方录入与医疗规定及常规经验进行全面比对，极大地降低了误诊及错误处置的发生概率。将整合所有这些在科际层面和科室层面信息系统上的全部临床数据，互联至与责任医院管理和财务的 HIS 系统，信息化医院所有业务的过程就将水到渠成。这将为不同医疗机构之间实现医疗档案信息共享以及区域医疗信息共享网络的实现奠定平台。各类专门医疗信息系统的建立是信息化医疗机构的具体实施方案的基础。其设计和实现彼此之间数字化信息的良好拆分整合，是大数据时代数字化医疗体系落实成败的关键。医疗机构内部各医务人员随时随地输入患者的专属账号，即可查看患者所有医疗档案信息，从而减少了以往众多流程，节约了时间，提高了工作效率。

（2）不同医疗机构之间

目前，医疗机构之间的医疗档案信息的共享由于技术水平，资金投入，法律约束力的欠缺，还处于启蒙阶段，在以往专家研究的基础上，初步建立了一种共享模式。该模式具有如下三个层次。

①同城不同医疗机构医疗档案的共享

由于地域的原因，患者一般在所居住的城市就诊的概率最大。依据患者病情的不同，医疗机构专长领域的不同，患者在几年的时间里，很可能去不同的医疗机构就医，就医期间所形成的医疗档案信息也相应地处于分散的保管。医务人员无法掌握患者以往的病史信息，从而加大治疗的难度。建立同一城市医疗档案的共享会解决这一问题。

（2）省内城市间医疗档案的共享

从目前来看，我国医疗体系存在很多问题，医疗资源分布不合理，优质医疗资源集中在大城市中的大型医疗机构。由于当地医疗水平的限制，一些患者不得不到省内大医疗机构就诊，如何获得患者真实、准确、完整的病史信息，是亟须解决的问题。省级医疗共享平台在实施起来比较复杂，需要患者，相关医务人员以及市级医疗档案信息共享服务平台相关工作人员的配合。此共享过程需要如下步骤：a. 患者向当地市级医疗机构共享平台提出申请（电子邮件、电话、网络平台留言均可）。b. 当地市级医疗机构相关工作人员将该患者的病史信息传递到省级医疗档案信息共享平台。c. 患者医疗机构就医。d. 相关医务人员在省级医疗档案信息共享服务平台输入患者在该市级医疗档案信息账号，查询相关病史信息。e. 医疗机构医疗档案信息平台将新形成的医疗信息储存并传送至省级信息平台，省级信息平台备份后，传送至所在城市的信息共享平台。

该程序是有些复杂，但总的来说还是利大于弊的，以省级医疗共享平台为媒介传递患者病史信息，而不是直接进入患者之前所处的市级医疗共享平台，从而避免全国大量信息交流的拥堵，信息平台出现故障导致该市级信息平台的所有信息无法获取，做到了保护信息的安全。

③全国范围内各省间医疗档案的共享

基于同一城市与省内医疗档案信息共享服务平台的建设，全国范围内各省间医疗档案信息的共享模式就比较简单，但是过程比较复杂。具体步骤如下：a. 患者向当地市级医疗机构共享平台提出申请（电子邮件、电话、网络平台留言均可）并提供自己所去医疗机构的省份。b. 当地市级医疗机构相关工作人员将该患者的病史信息传递到省级医疗档案信息共享平台。c. 当地省级医疗档案信息共享平台与患者即将前往的省级医疗档案信息共享平台取得联系，将患者的病史信息传递到该信息平台。d. 患者医疗机构就医。e. 相关医务人员在省级医疗档案信息共享服务平台输入患者医疗档案信息账号查询相关病史信息。f. 省级医疗机构医疗档案信息平台将新形成的医疗信息储存并传送至患者所在省份信息平台，省级信息平台备份后，传送至患者所在城市的信息共享平台。

从全国范围来看优质医疗资源多向北京、上海等医疗机构集中，因此应加大资金和技术投入，完善该地区医疗信息平台建设，以防由于大量信息传递，造成的信息拥堵。

2. 维护医疗档案信息共享网络信息安全

（1）影响医疗档案信息共享网络信息安全的因素

一方面，威胁与攻击是医疗档案信息共享网络所面临的最主要问题。从一定程度上来说，医疗档案信息共享网络是一个相对开放性的网络，相关医务人员可以在任何时间和任何地点登录信息平台获取医疗档案信息。医疗档案信息平台数据资源的共享性与开放性使医疗档案信息共享平台面临着多种威胁和攻击。医疗档案信息共享网络所面临的威胁，不仅表现在网络安全威胁方面，也表现在管理、人员及系统自身的缺陷等方面。另一方面，影响医疗档案信息共享网络信息安全的主要因素。医疗档案信息共享网络信息安全与很多因素有关。不仅包括医疗档案信息共享本身系统技术的因素、管理因素外，还包括人为因素和环境因素。如地震、火灾、水灾、风暴、洪水、雷击等自然灾害都可以引起对医疗档案信息共享网络实体的破坏。当然医疗档案信息共享网络还受周边环境的影响，如电磁干扰、电压不稳、辐射、潮湿、高低温等。目前医疗档案信息共享网络安全威胁的主要因素是人为因素。例如，人为对医疗档案信息系统、数据、系统基础设施的破坏，由操作不规范引发的医疗档案共享信息、数据的破坏以及管理制度不健全引起的医疗档案信息系统的损坏与信息的丢失。

（2）建立医疗档案信息，共享网络安全管理体系

现实生活中，医疗档案信息安全管理体系是建立在通信系统、信息系统以及信息安全基础上的。医疗档案信息系统管理、医疗档案信息安全法律法规以及医疗档案信息系统安全保障技术这三个层面构成医疗档案信息共享网络安全管理体系，再加上医务人员的专业教育与技术培训体系。

医疗档案信息系统安全保障技术，可以分为五个方面，分别是应用领域、

应用环境、安全管理、密码管理、网络和电信传输等。医疗档案信息安全已成为一整套的安全策略和解决方案。对医疗档案信息系统的关键性信息综合运用防火墙技术、虚拟网技术、入侵疾控技术、网络防病毒技术、安全漏洞扫描技术、加密技术、认证和数据签名技术等多种安全技术，形成多层次的信息安全解决方案。

医疗档案信息共享网络安全管理体系，就是要建立安全组织机构和安全管理制度，以维护信息系统的安全。也可称为"四有"：有专门的安全管理机构；有专门的安全管理人员；有逐步完善的安全管理规章制度；有逐步满足要求的安全技术设施。从机构和部门的角度看待行政管理，信息系统安全管理包括：人事管理、设备管理、场地管理、媒体管理、软件管理、网络管理、密码管理、审计管理。上述管理都需要建立健全安全管理规章制度。正如美国著名的前黑人专家凯文所言，计算机安全问题最薄弱的环节不是机器本身而是人。医疗档案信息系统安全保障技术主要通过法律技术和规范两个方面进行保障医疗档案信息安全的各种法律制度和法律原则。法律规范就是利用与信息活动有关的国家颁布的法律法规规范和调节人与人之间在信息活动之间的社会关系。

医疗档案信息安全法律法规明确医务人员和医疗档案管理人员应履行的权利与义务，依法保护医疗档案信息，惩处违法行为。为实现医疗档案信息共享安全，必须加快立法建设，建立完全适应计算机信息技术发展的安全法制体系，确定医疗机构各部门以及社会各方面在医疗档案信息安全保障中的职责，建立和完善信息安全的监控制度、有害信息的防治制度、信息安全应急保障制度等。医疗档案信息技术标准和医疗档案信息技术规程是医疗档案信息技术规范的两个方面，如计算机安全标准、操作系统安全标准、网络安全标准、数据和信息安全标准等。

医疗档案信息共享管理人员的再教育与培训体系，就是对相关人员进行有关安全教育、职业道德教育、信息保密教育和法律教育。"人既是系统的建设者和管理者，也是系统的使用者和维护者。"医疗档案信息共享网络信息安全是一个极为复杂的问题，安全是由技术来支持、法律来规范、管理来实现的一项社会系统工程。目前关于信息立法的研究和制定，信息安全技术的发展，信息系统管理的研究正在快速发展中。

（二）规范医疗档案信息共享服务的范围

医疗档案信息包含了种类繁多、构成繁杂的数字信息。因此，患者入院治疗过程绝对不可能作为确定其范围的唯一标准。以医疗档案共享为基础，从而规划医疗档案共享的范围成为另一必要条件。所有数据信息的共享基础，都是要建立一个平台——大型的共享数据库，而医疗档案共享数据库应该结合医疗文书的特殊性，规范数据的保存构架，落实信息存储的立体化、完整性和独立性。主要从以下几个方面切入。

1. 患者基本信息

患者基本信息包括有：①人口学信息：包括姓名、性别、出生年月日、籍贯、国籍、民族、身份证件、受教育程度、婚姻状况等。②社会经济学信息：包括户籍性质、联系人、联系地址、联系方式、邮政编码、职业、性质、工作单位等。③亲属信息：包括子女健康信息、父母健康信息等。④社会保障信息：包括医疗保险类别、自费与否、医疗保险号码、残疾证号码等。⑤基本健康信息：如外伤史、手术史、过敏史、预防接种史、既往疾病史、家族遗传病史健康危险因素、戒烟戒酒史、亲属健康情况等。这些基本信息是社会个体的特有属性，贯穿患者生存经历，内涵稳定，客观，识别性强。

2. 各类医疗检查信息

随着循证医学的发展，患者住院治疗过程中的检验、检查的数据信息，在医疗档案信息共享过程中变得尤为重要。实现医疗机构间互信的检验检查数据信息的共享有益之处显而易见，不仅可以大幅度地减免重复检查带来的沉重经济与精力负担，还可以减少随身携带检验检查报告及影像资料穿梭于不同的医疗机构之间的不便。同样的，医生可以很方便地应用专属的工作终端，查看患者在其他科室或医院所进行的检验和检查以及相关病历的数据信息。但是目前，由于广域宽带网的发展还存在诸多瓶颈，许多数据信息较大的影像、视频的检查结果很难通过网络快速交换，这成为多类型、大范围内医疗信息共享服务的障碍之一。

3. 疾病防控信息

目前各社区对婴儿及适龄儿童根据国家规定的免疫程序进行疫苗接种，例如，乙肝疫苗、卡介苗、脊髓灰质炎疫苗、百白破、A群流脑疫苗、麻疹疫苗等建立预防接种医疗档案，及时做好信息登记和更新，上传至国家信息管理平台，实施医疗档案信息共享。同时，对一些患有传染病的患者，进行隔离性治疗，服用与注射相关药物，并把该诊治过程输入至该患者的医疗档案，利于之后的共享。

4. 病人病史数据信息

因为全国各个医疗机构的性质不同，各大医疗机构主要诊治的方向和重点也不尽相同，这就造成了全国三级甲等医院在医疗档案内容确定上产生了差异。而这些差异间接造成了病人病史无法在一个统一的、共享的系统平台下体现。我国医疗卫生部门对三级甲等医院医疗档案共享服务信息所包含的主要要素做出过规定，但在目前社会，各个三级甲等医院之间还是有很多不尽相同的地方，很难有完全适合各三级甲等医院的格式内容。病人病史数据信息是医疗机构对患者进行诊疗的重要参考数据，是规范三级甲等医院医疗档案共享信息内容的主要环节。卫生部门应该将患者的基本信息、病人病史数据信息和各类医疗检查信息进行有效的统一。

（三）依法规范医疗档案信息共享服务的实施

医疗档案信息共享网络由于自身的特殊性，在某些程度上很难承认其法律价值。实现医疗档案信息共享的有力保障是医疗档案信息的法律价值得到真正的体现。只有加强医疗档案信息的管理，才能解决医疗档案信息共享的法律价值问题，使其规范化、科学化和制度化。主要应做到以下四点。

1. 规范医疗档案信息共享服务信息录入的有效性（时效性）

患者从初诊到出院的所有诊疗活动所生成的所有数据和文字由于某些缘故会有些变动，在规定的时间内，有些信息在规定的时间内允许进行合理的修改。而对于修改过的信息，也必须在系统内做出特殊标记，用来记录这一修改行为。但是对于医务人员医嘱类的信息，则在任何时间内都不能进行修改，因为这类医疗档案信息是医疗纠纷的凭证信息，决定着医疗纠纷的责任者。

2. 设计医疗档案信息共享服务的标准电子签名保障真实性

《电子签名法》中对电子签名的概念做了解释："电子签名，是指数据电文中以电子形式所含、所附用于识别签名人身份并表明签名人认可其中内容的数据。"医疗档案中的电子签名至关重要。医疗档案中的电子签名与传统意义上的亲笔签名所产生的作用应该是一致的，它能识别医务人员与患者的身份，准确地判定医疗纠纷中的责任方。换个角度来说，要想实现医疗档案的法律价值，必须实现医疗档案电子签名的合法性。因此，我国医疗卫生体系必须规范的设计医疗档案中的电子签名，来确保医疗档案中的电子签名的法律地位。

3. 建立严格的医疗档案信息共享服务归档制度确保完整性

医疗档案信息归档分为逻辑归档和物理归档两种方式。"逻辑归档是只将患者医疗档案的物理地址或链接贮存在医疗机构 HIS 系统控制的服务器中，使相关医务人员和政府部门通过计算机网络可对医疗档案信息进行有效查阅和调用"。由于现代信息技术逐渐完善，大型医疗机构和政府部门都拥有了稳定可靠的网络环境和严密安全管理措施，所以这种归档方式已普遍适用。但是，三级甲等医疗机构相关医疗档案信息共享人员一定要及时做好备份，防止信息平台各种数据信息由于各种因素的丢失，没有数据副本可供使用。

"物理归档则是要求档案信息经计算机设备刻录、拷贝到只读光盘载体上，以便于医疗档案信息的长期保存"。医院所生成的所有患者医疗档案信息只有在两种情况下才能自动锁定，即：患者出院和患者经诊疗无效死亡。与此同时将该患者的医疗档案信息自动转移到数据库中进行保存。成熟稳定的医院医疗档案归档系统，应满足以下两方面的要求：一是医疗档案信息的完整性。医疗档案信息的集成性要求医疗档案信息的完整性。恰恰因为一个完整的医疗档案的形成在时间上是无法确定的，医疗机构才要确定医疗档案信息是否完整连续，是否有遗漏，是否记录患者就医期间所有的报告、诊断、治疗方案，甚至家族病史，基础疾病史等。医疗档案某一方面内容的不完整直接影响到整个医疗档案，在医疗资料的利用过程中作用的体现，会使医疗档案的作用受到限制，给该医疗档案的利用、评价带来困难，所以说，医疗档案信息的完整性是极其重要的。二是医疗档案信息的安全性。医疗档案信息系统管理、医疗档案信息安全法律法规以及医疗档案信息系统安全保障技术这三个层面构成医疗档案信息共享网络安全管理体系，再加上医务人员的专业教育与技术培训体系。

4. 建立医疗档案信息共享服务备份系统保障安全性

医疗档案信息共享得到法律认可的关键性因素是其医疗档案信息数据安全，这也是医疗档案信息共享在我国尚未得到很好发展的主要原因。为了保障医疗档案信息安全，我国政府可以采取第三方保管的方式。这种管理模式主要以政府为主导，建立第三方的医疗档案管理中心，使患者的医疗档案信息脱离医疗机构来进行管理。最具特色的是加拿大成立的了专门的卫生机构 Infoway，它与其他国家最大的不同之处就是它是一个独立性的机构，而且不以盈利为根本目的，它主要负责加快加拿大各地的电子健康记录（Electronic Health Record，EHR）的发展。

（四）完善医疗档案标准体系建设

1. 医疗档案信息标准化

（1）ICD-10 的扩展与完善

对于 HIS 中各种数据、信息进行标准化编码是设计的实始工作，而就 ICD-10 自身来说，HIS 中的疾病编码还不够完善，有的疾病在 ICD-10 中找不到对应的编码，临床工作中的准确论也很难保障。近日，HC3i 论坛一位做医疗机构 HIS 的网友发帖称，在医疗机构 HIS 建设中用的是 ICD-10 编码，大概是 29000 多条，但仍有一些诊断是没有包括在内的。这就给医疗档案信息共享增加难度，所以应尽快完善 ICD-10，对 ICD-10 进行扩展。对 ICD-10 的扩展可以为提高医疗水平，提升教学、科研能力提供保障。有利于实现现代化管理，帮助 HIS 提高诊疗服务水平。是远程医疗、区域医疗的基础，为实现医疗档案信息的共享打下基础。目前，没有一套完整的信息编码应用于 HIS，这给医学信息的整合带来了不便，要想使信息编码更加完整，未来国家应该建立更加完善的 ICD 修改机制，不断加强对疾病分类系统化。

（2）DICOM 的完善

DICOM 是 Digital Imaging and Communications in Medicine 的缩写，医学数字图像通信标准是关于处理、存储、打印、传输医学图像信息的标准，它包括文件格式定义和网络通信协议两部分传输图像信息的两个

系统是通过 TCP/IP 协议进行通信，DICOM 文件可在有能力传输 DICOM 格式的病案图像数据的两个医疗机构间交流。DICOM 标准是由美国放射学院（American College of Radiology，ACR）和国家电气制造商协会（National Electrical Manufacturers Association，NEMA）共同制定的。

20 世纪 70 年代以来，计算机断层成像技术（CT）和其他数字成像技术飞速发展，很多厂商都研制了具有计算机的成像设备，制定了各自不同的图像格式。随着计算机网络的普及及其在医学上的广泛应用，在不同厂商生产的设备之间交换图像和相关信息的需求日趋迫切，而缺乏统一的标准成为图像交换的主要障碍。因此，ACR 和 NEMA 在 1983 年组成一个联合委员会发起制定一个公共的标准，它的目的是：促进数字图像设备的网络化，而不论设备的开发商是谁。有助于开发和推广图像存档和传输系统（PACS），并能与其他医学信息系统联系。建立有价值的诊断信息数据库，它能处理地理上分散的不同设备间的请求。

1985 年，该委员会发表了 ACR-NEMA 1.0 标准（No.300-1985）。1986 年 10 月和 1988 年 1 月又公布了该标准的两个修订版，1988 年公布了 ACR-

NEMA2.0 标准（No.300-1988）。然而由于技术上不成熟，这些规范并没有被广泛采用。但是这些努力吸引了国际上许多著名的医学影像设备制造商的关注及参与，终于在 1996 年，ACR-NEMA 委员会发表了一套新的规范，正式命名为 DICOM 3.0。此规范一经公布立即被众多的厂商及机构采用。此后，DICOM 标准不断吸纳各方反馈的有用信息，从不同专业角度对规范在范畴和深度上进行扩充，1998 年又推出了修订版本，目前仍然在不断的发展中。尽管，经过几代学者的努力研究，DICOM 标准已经进行多次补充，但是为了打造完善的医疗共享标准，仍需对该标准继续完善。

2. 医疗档案数据交换格式标准化

医疗信息交换标准 HL7（Health Level Seven）在 1987 年 3 月由美国提出。主要应用领域是医疗机构信息化管理以及相关的医疗领域的信息化建设。目前主要是规范各种不同医疗信息交换系统及其设备之间的通信交流等，它涉及病人的信息管理、临床检验系统、药品管理、医疗保险系统等许多领域。"HL7的宗旨是开发和研制医疗机构数据信息传输协议和标准，规范临床医学和管理信息格式，降低医疗机构信息系统互连的成本，提高医疗机构信息系统之间数据信息共享的程度。"世界大多数发达国家都有 HL7 的相关研究机构。至2008 年，HL7 已经发展到了 3.0 版本，已经成为世界范围内公认的医疗信息交换标准。各国都在研究适合本国国情的 HL7 标准，我国目前也加入了 HL7 国际委员会。

中国卫生信息标准的研究应该建立在已有成果的基础上，将已有的国际标准作为中国标准研究的起点，再结合中国实际加以发展。况且，标准强调一致、统一、与国际接轨，不能对别人投入巨资的研究成果视而不见，另起炉灶。

HL7 的设计思想或者说方法学也值得学习，完全可以用于指导我国卫生信息标准的制定。但是否照搬 HL7 的交换标准和交换格式，需要结合我国实际需要和当前的技术水平做出鉴别和慎重的选择。

第三节　病案管理在医院档案管理中的创新

一、实现病案管理的现代化

要牢固树立以人为本的理念，用现代化的医院建设为指导，用现代通信技术等先进的病案管理设备装备病案室，用科学、先进的技术和方法管理病案，建立与现代化医院建设相适应的体制和制度，实现病案管理工作的自动化、程序化。要把病案管理工作的全部环节都考虑进去，专心做好病案的信息管理和开发。加强对病案管理工作实施前端控制，在病案形成之初就介入管理，实施全程跟踪控制，实现病案管理电子化。加强组织管理。随着医疗纠纷举证责任倒置和我国新医疗事故处理条例的颁布实施，病案在现代社会生活中的地位和作用不断提高。医院中除病案管理委员会、病案科对病案实施管理外，医疗缺陷管理委员会等职能单位必须共同承担对病案的管理和监控。有关委员会和职能科在制定各自对病案的管理目标，共同组成医院全面系统的病案管理网络，以相互监督、相互制约、相互促进，实现对病案管理多角度、全方位的监控和指导。通过制定严格的病案管理质量标准，实现对病案的主动控制，对病案实施不间断的质量管理，从而经得起实践的检验。搞好人才培养。病案管理现代化，对病案管理人员的素质要求很高。病案管理人员必须具备基础医学知识、国际疾病分类知识、手术分类知识、档案管理知识、卫生统计学知识、计算机应用技术，具备与现代医院相适应的技术创新能力。病案科应该配备相应职称要求的中级以上的专业人才，病案管理人员应该具备本科以上学历，学科带头人必须具有副高级以上职称。

二、实现病案资源的数字化

病案资源数字化是病案管理现代化的前提和基础。要集中力量把纸质档案转换成数字文件。要重视和加强对诸如 OA 等各业务办公系统产生的现行电子文件的捕获、转化、转换方面的研究和利用，把这些数字文件直接转换为数字档案，解决"增量"档案的数字化问题，丰富、完善档案数字资源。档案工作要适应时代发展的需要，由原来单纯的档案管理模式转为以信息管理为主的信息化管理模式，实现档案工作以及档案管理的信息化。要注重借鉴国外的先进经验，重视通用软件开发应用和标准化工作，通过软件提供灵活扩充功能和自编软件接口。电子病案在国际上已经进入实用阶段，成为新世纪的新的病案管理方式。电子病案可以使医院实现从"管病"到"管人"，从"管医疗"到"管健康"的转变，真正体现一切以病人为中心的服务宗旨。要应用计算机技术进行病案管理。通过计算机建立适用于自身发展的病案编号系统、科学的病案分类排列系统、完善的病案归档系统、完整的病案索引系统、科学的病案借阅系统以及严格的病案追踪系统，以极大地降低病案管理人员的劳动强度，促进病案管理的科学化和高效率。要应用条形码自动识别技术。现在较之更快速、更准确的条形码自动信息识别技术，克服电脑键盘输入容易出错和速度慢的缺点，从而使上述各项工作效率大大提高。要应用录音听打系统。医生可应用该系统口述录音各种记录，所得录音经病案科专人打印或输入计算机，或经声音转为文字的新技术转入计算机存储。

三、实现病案服务的网络化

档案服务的网络化，能够最大限度地方便使用者，确保使用者最大限度地获取服务。医院可以建立病案信息系统外部利用平台，用户可以通过互联网访问病案信息系统获取所需的病案信息，实现病案信息的远程利用。对于现行电子病案，可以设立相应的自助电子阅览室，用户可以根据授权通过电子阅览专用计算机，自助获得相关领域的现行电子文件查阅。引入ISO9000管理体系。实现管理程序文件化。定期接受本院内部评审和外部评审，使医院档案管理逐步走上正规化、科学化、现代化轨道。切实改变传统的纸质档案的管理方式，加强电子档案的统一管理，利用计算机和网络进行档案收集、整理、鉴定、保管和统计等日常工作。实行文档一体化管理。通过构建网上档案服务平台，把已有的档案目录数字化，建成目录查询系统，为更多的用户提供服务。把部分纸质档案转化为数字档案信息，实现档案实体和档案信息分离；通过建立各类全文数据库和多媒体数据库，设置管理权限，在保证数据安全保密的前提下实行统一管理、资源共享，实现档案信息资源的数字化、网络化进程；实现计算机的检索、查询和网上传输，变实物档案室为虚拟电子档案室，从而提高档案的规范化和网络化。

四、实现病案控制的法制化

病案管理是一个系统管理过程，必须遵守有关法律法规的要求。制定与病历的记录、保存、传递等利益相对应的可行性规章制度和有关提供服务的具体程序，做到有法可依，有章可循。要建立合理、科学的病案管理制度，以便更好地发挥制度的指导和规范作用。落实制度要赏罚分明，保障制度的权威性。

严格源头管理。医院要建立完善的质控体系，严格实施病案考核和奖惩制度。临床医务人员不仅要做好检查、诊断和治疗，而且要及时、准确、全面、规范地书写病案。科主任和质控员必须严格审核检查每一份病案，保证甲级病案率在95%以上，坚决杜绝丙级病案，确保每一份移交到病案室的病案资料质量。采用国际疾病、手术分类方法，建立完善科学的检索体系。要按照国际疾病分类的具体结构、编码原则及方法的要求，确保编码资料的准确性、科学性和实用性。建立健全医院病案的动态管理制度，使医院的病案管理部足够的职权，将投诉管理、信息中心和宣教工作并入质量管理部，让质量管理部具备质量控制和培训职能，不但能够进行有效的质量控制，并且能对显现出的问题有针对性地制定和实施培训，这样才能使医院的质量安全工作得到持续有效地提高；在现阶段，医院质量管理部门权责应高于其他职能部门（或者以医院质量安全委员会形式出现，由主要院领导担任委员会主任），这样才能督促各职能部门保证所负责工作的质量，避免出现职能交叉多头管理的局面，由质量管理部统一构建医院质量控制和安全保障体系，全方位地监控医院质量安全工作。

第五章　医院科学管理

第一节　医院科学管理理论

一、医院科学管理理论提出的必要性

当前医院所处的大环境发生了巨大的变化，医院是在市场经济中经营。医院要在市场中求得生存与发展，必须更新认识、转变观念，强化市场经济意识，创新医院经营理论和模式，创建医院科学管理理论和模式成为必然。医院已不仅仅是盈利性、福利性的卫生保障单位，而是一个知识密集，多学科、多系统高度综合，经营相对独立，高风险、高竞争的经济实体，正经历着体制转轨带来的深刻变化。

首先是医院管理模式滞后：在计划经济体制下，医院管理主要侧重于医院内部的组织与安排，力求以较高的效率完成上级交给的各项医疗保健任务。进入市场经济，一方面医院在医疗质量、医疗技术、硬件条件及医院规模等方面呈现高速发展态势。另一方面也出现了外资医院及盈利性医院的竞争以及医疗费用不断上涨，病人对医疗服务需求日渐提高等诸多方面的问题。此外，国际医院管理的先进经验及运行模式也引入了国内医疗市场，其突出特点是机制灵活、讲究效益、以人为本、注重服务。因此，医院管理不再是原来那种自我封闭的组织与安排模式。面对不断变化的外部环境与有限的资源约束，其任务是努力实现在较高的劳动效率基础上的良好经营效益，其目标是在一定的经营环境下，如何降低成本，提高劳动效率，即医院管理从内部管理转移到外部与内部相统一的管理理念和管理模式。

其次是医院经济管理地位突显：随着市场经济越来越多的介入到医疗领域，医院的经济管理地位越来越重要。医院的经济管理已不再视同于财务会计的具

体工作，而是作为一种涵盖财务管理，内涵与外延极大扩展的科学管理方式。医院的经济管理已从被动、弱化、机械的具体工作，逐渐转变并强化为一种主动、有效且广泛应用的医院管理方式。医院的管理机构也必须不断适应医院发展和经济管理职能拓展的需要。医院原有的自下而上逐级由财务处（科）、院务部向院领导负责的单一管理机构已逐步变迁，随着医院经济管理地位的改变和管理职能的拓展，医院的经济管理机构还将由隶属形式多样化的管理模式向财经职能多样、部门集中统一管理的组织形式变迁。

再次是医院经营管理职能进一步拓展：市场经济是以市场为主体配置资源，医院要想生存和发展，就必须学会利用市场规则，科学计划和合理获取资源，必须想方设法降低成本，提高效益。因此，医院管理的职能不断拓展，已使医院的财务管理从注重对上级拨款进行预算管理，逐步转变为成本核算管理。随着医院经营性质的划分与确定，医院管理职能将更加注重于市场和供求的分析及预测，注重筹资、投资的论证与决策。医院经济管理职能将主要围绕合理配置和利用资源，注重医疗服务的投入产出效益，追求社会效益和经济效益的最大化，并在内涵上不断深化、外延上不断拓展，从而向更高、更广的层次上发展。

最后是医院管理手段急需改进：随着科学技术的进步和计算机网络技术的应用尤其是商务智能软件系统的应用，医院的管理手段和决策方法已经发生了根本性的变革，普遍建立了局域管理网络。医院的经济管理技术手段不断提高，解除了会计繁重的手工劳动，提高了效率和效益，为医院经济管理创造了条件和基础。医院经济管理可以更加充分地利用计算机等先进科学技术手段，使经济管理的科学理论和方法更加广泛地应用于促进医学科学与临床技术的发展，使经济管理信息在更大更广的范围内实现资源共享，使经济管理手段与医院科学管理和科学决策更加紧密地结合和更加科学有效。

二、医院科学管理理论

医院科学管理是指按照科学发展观的指导，按照医院事业管理与经营的自身客观规律，运用科学管理理论和方法，借助于科学管理工具，对医院人、财、物、信息、时间等资源，进行科学计划、科学组织、科学协调、科学控制，以取得最佳综合效益的科学管理活动过程。

1.制定科学的通用医疗工作流程、方法和投入产出评价体系。具体做法是：从行业内翘楚中，选择同种病种和同种素养高、技术熟练的医护人员，采用数据统计方法，归集成一般通用的医疗流程和方法，以及通用的所花费时间和产生的工作量、投入成本和产出绩效，作为通用参考标准。

2. 制定科学的个性化医疗工作流程、方法和投入产出评价体系。具体做法是：在内部从执行同一种工作的医护人员中，挑选出的一位，把他的工作过程分解为许多个动作，用数据测量并记录完成每一个动作所消耗的时间和成本，然后，除去动作中多余的和不合理的部分，最后，把最经济的、效率最高的动作集中起来，确定个人领先的标准作业流程和方法。其次，实行作业所需的各种工具和作业环境的标准化。再次，根据标准的操作方法和每个动作的标准时间，确定同种医护人员一天必须完成的标准的工作量，以及应该控制的成本投入。

3. 科学地选择和培训医护人员。泰勒曾经对经过科学选择的工人用上述的科学作业方法进行训练，使他们按照作业标准进行工作，以改变过去凭个人经验进行作业的方法，取得了显著的效果。对于医护人员的专业科学培训，可以参照通用标准的医疗工作流程、方法，也可以参照和借助于内部领先的个人医疗工作流程、方法。

4. 实行有差别的计件工资制。按照作业标准和时间定额，规定不同的工资率。对完成或超额完成工作定额的个人，以较高的工资率计件支付工资；对完不成工资定额的个人，则以较低的工资率支付工资。在医院科学管理中，有必要继续实施基本工资和绩效工资的分离，继续扩大绩效工资的比率。

5. 将医院管理职能与医院医护执行职能分开。为了提高劳动生产率，泰罗主张企业内部把计划职能与执行职能分开。泰罗的计划职能实际上就是管理职能，执行职能则是工人的劳动职能。在医院科学管理理论中，仍然要把医院管理职能（包括管理、运营、计划、后勤、保障、供应、支持部门的职能）和具体医护工作职能分开，并采用不同的绩效评价体系和工资体系

6. 实行各层职能负责制。即将整个管理工作划分为许多较小的管理职能，使所有的管理人员（如工长）尽量分担较少的管理职能；如有可能，一个基层管理者只承担一项管理职能。各层职能负责制为医院建立专业化管理体系和明确职能分工提供了基础。

7. 在医院管理上实行例外原则。泰罗指出，规模较大的企业不能只依据职能原则来组织管理，还需要运用例外原则，即企业的高级管理人员把处理一般事物的权限下放给下级管理人员，自己只保留对例外事项的决策权和监督权，

如企业基本政策的制定和重要人事的任免等。在医院科学管理上，仍然需要这种例外原则。

医院科学管理的核心就是管理要科学化、标准化、模块化、人性化；实施科学管理的结果是除了要提高了生产效率，更多的是要提高患者的满意度，因此，医院科学管理需要科学化、标准化、模块化、人性化的管理替代传统的经验管理，需要确定医护操作规程和动作规范，确定医护时间和成本，完善科学的操作方法和流程，以提高工效和满意度。对医护人员进行科学的选择，培训医护人员使用标准的操作方法，使医护人员在岗位上成长。制定科学的医护流程，使机器、设备、工艺、工具、材料、工作环境尽量标准化和模块化。

第二节　医院科学管理模式

一、医院科学管理模式

医院经验型管理模式已不适应社会和经济飞速发展的需要；必须建立和实施全新的医院科学管理模式，即以全新的管理理念指导实践，推动医院管理绩效；借助于现代计算机技术，通过数据分析和指导决策，实现人性化、模块化、标准化、数字化、智能化的医院科学管理模式。医院科学管理模式必须坚持"以人为本"的原则，充分体现"人是最宝贵的管理资源"，将最大限度地发挥人才潜力；以患者为中心，落实医院在学科建设、人才培养、质量控制、经济管理和后勤保障等方面高效运转的保证；营建现代化企业文化，建树医院形象工程，是对医院无形资产的有益放大。

科学管理模式指将严密的理性分析与定量分析视为管理的根本手段的一种管理思想及管理方式。唯理性管理模式重视理性分析，强调定量研究，这对于促进管理科学的系统化、条理化和规范化有重要的意义。

管理理念的创新，是医院管理面临的时代课题。美国管理学家罗宾斯（Stephen·P·Robbins）指出，在一个组织中，"当管理者说到要将组织变革成为更富有创造性的时候，他们通常指的是要激发创新"。创新是发展的前提。打破旧的思维定式，对固有行为模式修正或屏弃，鼓励以需求为导向的创新，将使医院的发展实现意义深远的升跃。

医院科学管理模式的内容包括：

（一）智力资本概念

20世纪90年代末，西方学者对管理学科的一大贡献，就是提出把智力看作资本、劳动之外的第三资本的概念，从而极大地影响了人们的资产意识。美国管理学家布罗金（Annie Brooking）认为，智力资本是使企业得以运行的所有无形资产的总称，分为市场资产、知识产权资产、人才资产与基础结构资产四类，包括品牌、商标、信誉度、技能、版权、专利、人才、企业文化、综合实力等。其管理过程为：确定智力资本、制定智力资本发展计划、审计智力资本、将审计结果记录并归档于智力资本知识库中、保护智力资本、发展和更新智力资本、推广人力资本。在医院未来的发展中，加强对智力资本的认知、开发和管理，将是管理者面临的重要任务。

（二）"以人为本"的管理理念

管理的主要特征是人性与实践性。人力资源是世间最宝贵的资源，在知识经济时代，市场竞争归根结底是人才的竞争。优秀人才的数量与质量对医院的发展起着至关重大的作用。"以人为本"的管理思想体现在重视人力资源的开发，营造适合人才成长与发展的氛围，尊重知识、爱护人才，给予人才以相应的待遇，调动人才的积极性，善于驾驭千里马，激励人才最大限度地发挥潜力实现自我价值，同时加大对人才培养的投资，鼓励、奖励优秀人才在新的学术领域进行探索，逐步改变过去普遍存在的对基础建设、仪器设备的投资较大，用于人力资源的投资明显不足的倾向，使硬件与软件的投资保持相应平衡。

（三）苦练内功，精于科学管理

"管理实际上应是确定目标和方向、做出决策、贯彻实施三者间交互作用的过程。医院的科学管理需要通过这些环节来体现，局部与个人明确自己在实现目标过程中的任务和责任，明确质量标准、实施质量控制，以保证核心管理体系目标的一致性、技术指标与服务指标的科学性与可操作性。善于制定增长战略，确定增长目标，不断提高医疗质量的可信度，建立高质量、高效率、适合市场经济规律的运行机制，保持可持续发展的内在活力，在此基础上有效地组织人力和物力资源，充分发掘有限资源的最大价值，使医院呈现出一种持续稳定的业绩成长态势。

（四）引入现代市场营销观念

将现代市场营销观念引入医院管理。树立"以病人为中心"的服务观念：以病人的需求为标准，简化就医流程，降低医疗成本，改善就医环境；建立长期利润观念：坚持社会效益与经济效益并重，走质量效益型发展的道路；适应环境、发挥优势结合与整体市场的整合营销观念；不断完善医疗市场观念：通过扩大对外宣传、开展义诊咨询活动、开设健康课堂等形式畅通传播渠道，有效扩大潜在的医疗市场。

（五）打造品牌战略优势

品牌可以为医院的发展带来了巨大的效益，但影响也是双向的：

一方面，正面品牌效应，使医院具有很强的竞争实力；另一方面，负面品牌效应的错位形象会削弱医院的竞争力。为保持并不断扩大品牌的感召力，确立医院的正确形象，医院必须通过人才团队引进，建立了高起点、上规模的学科基地，同时注重发技术骨干评选制，建立系列规范行政管理。搞活用人机制：实行全员聘用合同制和全员聘任制；建立各级各类人员职务评、聘标准；实行护士合同制，设置按一定比例储备护士人力的护理人才库；实行提前离岗（内退）制；制订引进、调入、接收入员招聘标准和招聘程序；公开招聘等管理干部。建立考核与激励机制：制定岗位职责和聘任标准；实行全员考核，制定各类、各级人员考核量化标准，将考核结果与职务聘任和奖金挂钩，做到有章可循，有章必循。

（六）合作竞争的伙伴关系

合作竞争理论是美国管理学家为适应经济全球化趋势，在 20 世纪 90 年代中提出的管理理念。贡献、亲密与远景是我们在每一个成功伙伴关系中都能发现的重要成功因素。医院间加强联盟，在区域乃至在全国各地广泛建立的合作医院网络，建立伙伴关系，实现多元合作，通过优势互补、资源共享，可有效提高市场占有率，降低运行成本，获得最大利益，达到双赢或多赢目的。

（七）重视医院文化建设

管理是一种文化。美国管理学家罗宾斯（Stephen·P·Robbins）指出："像部落文化中拥有支配每个成员对待同部落人及外来人的图腾和戒律一样，组织拥有支配其成员行为的文化。"以现代企业文化为参照，营建现代同仁文化，提倡个人自我价值的实现与团队精神的结合，建立医院整体利益至高无上的信念，将医院的服务意思和奉献精神融汇于医院整体形象设计中，通过医院开展丰富多彩的群体活动，把全体职工团结在同一旗帜下。

（八）借助于先进的信息技术

信息技术对管理模式的影响十分明显，在医院科学管理模式中，信息技术的应用尤其是软件系统的运用是基础和工具保障。没有软件系统做支撑，很难实现医院科学管理模式，也很难实现医院科学发展和科学管理。软件技术的运用尤其是数据挖掘技术和商务智能系统的运用，对医院建立和实施科学管理模式至为重要，数据挖掘技术和商务智能系统为医院建立和实施科学管理模式提供了决策和管理所需要的数据基础，同时提供了科学管理和科学决策的依据、方法和工具。

二、医院科学管理模式的必要性

管理的根本目的是求取效益——包括社会效益与经济效益。实践是检验真理的唯一标准，作为一门实践性很强的科学，管理绩效是衡量管理理念的试金石，是评估管理水平的终审标准。深化改革为新一代医院管理者提供了充满挑战和机遇的广阔舞台，勇于实践的改革者要善于把握发展中的机遇，抓住关键，积极探索，大胆创新，在实现管理目标的过程中，建设具有国际水准的现代化大型综合医院就离不开医院科学管理模式。

随着医疗卫生事业的改革，要使医院能在改革中，有新的突破，为社会所接受，就必须摆脱旧的管理模式、经营观念、服务意识及质量意识。过去，各医院在内部改革中进行了一系列的有益尝试，取得了一些成绩，但总的来说，由于受观念的束缚，改革的力度还不大，很难适应目前医疗服务的需要。因此，切实加强医院管理，还需要进行多方面的工作，需要构建医院科学管理模式并实施应用。

首先必须做好医院的基础管理工作。

医院管理的好坏直接关系到医疗服务水准的优劣，从表面上看这似乎有点老生常谈，而实际上这正是医院内部改革的关键。目前，我国的医院缺资金，缺先进的技术，但最缺的还是先进的管理技术和方法。因而，加强医院的科学管理是建设社会主义现代化医院的重要课题，更是当务之急。

对一个医院来讲，管理是一种比资金、特色等因素更为重要的关键性因素，没有一流的管理，即使有一流的设施和优秀的员工，医院也会因管理不善而被淘汰，特别是随着城镇医保改革制度的全面出台，患者有权选择任何一家医院就诊，也有权利选择任何一个医生诊疗，这就使科学的管理显得十分必要。

管理作为一种投资，投入的不仅是管理的方法，而且还应有将管理方法推行到底的手段和勇气。因此，一些医院面对管理水平低下的状况，必须重新理解管理的深刻含义，扎扎实实地从最基础的管理工作做起，这就必须建立一套科学而有效并能严格执行的规章制度体系，包括自负盈亏的法人组织制度、科学规范的领导制度、双向选择的人事聘任劳动制度，以效益共享、利益优秀，向知识倾斜和按职能、绩效实行小平衡大差距和兼顾公平的收入分配制度以及国际规范接轨的财务会计制度等。

应该看到，新世纪的现代化医院不仅体现在医疗技术手段及设备条件的现代化上，更应体现在医院科学管理和服务质量的现代化上。

加强医院科学管理，除了建立一套科学而有效的规章制度以外，还必须着重抓好医疗质量管理和医疗成本管理，这是医院创造两个效益的根本所在。

必须在员工中真正树立起医疗质量是生命线的理念，对无视医疗服务质量的员工，哪怕技术业务职务再高，能力再强，也应毫不客气的给予清退，应有一个健全的医疗执业的法律体系，使医疗执业资格成为规范健全的医疗行为的奠基石，真正将生命线这根主线贯穿于医疗服务的整个过程之中。

必须规范医疗市场的价格体系，特别是随着医疗保障制度的出台，若不将医疗成本控制在一定的范围内，不落实到具体的每个工作环节中，则将直接影响到患者的利益和医院的声誉，而只有以低廉的价格，提供比较优质的医疗服务，才能最终赢得医疗市场，赢得医疗保障体系的认同。

其次，加强医院的科学管理必须注重医院管理创新。

要做到医院的管理创新，仅靠做好医院的基础管理工作还远远不够，医院必须注意吸收国内外一切先进的管理思想、管理方法和管理手段，不断实行医院管理创新。

有人根据国内外的先进管理经验对医院科学管理模式定了个公式：医院管理模式＝日本管理（团队意识和吃苦精神）＋美国管理（舒展个性和创新竞争）＋中国传统文化的精髓。

通过吸取国内外尤其是西方发达国家最新的医疗管理经验，可以为医院实行管理创新储备丰富的营养。

就目前来说，比较有代表性的最新管理思想可能就是医院再造术和医疗联盟术。医院再造术的核心思想是打破传统的、统治了经济学2000多年的亚当斯密的劳动分工理论，将过于分散独立的工作流程，按照流程的内在规律重新整合起来，并通过再造流程带动组织和文化的变革，以迅速满足患者的不同需求，不断提高医院的市场应变能力和竞争能力，事实上现在进行的医疗资源优化、重组等，将企业医院并、转、停，统一进入医疗市场，这本身就是再造术的实施，通过并、转、停，将富余的医务人员充实到社区第一线，将大大提高医务人员的劳动生产率，满足人民日益增长的医疗、保健、康复、健身的需要。医疗联盟术则是两个或两个以上的医院为了达到某一共同的目标而通过协议等方式建立起来的医疗联盟事物联合体，其核心思想是"双赢"，不是追求传统竞争中的你死我活，而是以合作求发展。通过优势互补，资源共享，来增强联盟医院的综合竞争力。

要提高医院的管理创新能力，除了吸取国内先进的管理经验外，好必须时刻关注管理发展的未来趋势。目前，21世纪的医院管理大致呈现出4种新的发展趋势：第一，现代信息技术的发展将给医院管理带来全方位的、革命性的影响。现代信息技术的迅猛发展，不仅提高了人们的工作效率，而且改变了医院许多传统的工作方式，使以前认为无法做到的事情逐一变为现实。例如基因信息工程在计算机系统的支持下，由一个检验师代替了验血、化验、生化培养等多名专业医务人员的全部工作，原来需要几天才能完成的检验工作流程，将在几个小时，甚至几分钟内完成。可以预见，信息技术给医院管理带来的影响是革命性的、全方位的，它必将渗透到21世纪医院管理的各个领域。第二，以重视人在医院中的作用为核心，创新各类管理理论和实践。人是医疗管理活动中最活跃、最积极的因素，随着人类社会的发展和进步，理解人、尊重人的价值观将会得到广泛的认可。"以人为本"所倡导的情感管理、民主管理、自主管理、人才管理和文化管理也将在医院管理的理论与实践中得到进一步的丰富和发展。第三，无形资产将成为新世纪现代医院管理的重要内容。如今社会、经济、技术的发展已经将我们带入了知识化、网络化的时代，医院竞争制胜的关键已不再仅仅取决于先进的医疗设备、医疗环境等有形资产，更多的是依靠知识产权、优质服务、科学网络管理等无形资产，随着医院对无形资产的日益重视，以无形资产为中心的知识管理、网络管理等也必将成为新世纪现代医院管理的一种发展趋势。第四，管理组织将出现追求数据化、模块化、人性化、扁平化、网络化、柔性化的发展趋势。随着市场经济的信息化、全球化，医院的组织形式也会发生深刻的变革。从国外的医院组织的变革似乎已经预示到了未来医院组织变化的一种新动向。它打破了所有传统的职能部门的工作方式，所有工作均以医疗项目小组的形式组织开展，医院的任何员工都可以根据自己的情况参加自己喜欢的医疗项目，这种工作方式使医院组织由传统的金字塔的职能结构向数据化、模块化、人性化、扁平化、网络化、柔性化方向发展。

在总结以往经验的基础上，创造出了一套具有鲜明特色的科学管理模式具有十分的必要性。

三、医院科学管理模式在医院中的应用

当前，医院运行和管理中存在很多问题，其中一些问题已经映射到医疗服务体系乃至整个卫生服务体系的运行之中，干扰着医疗、卫生服务中公平和效率的实现。换个角度看，卫生服务体系、医疗服务体系中一些深层次的问题，同时也是医院现有问题存在的根源和土壤。正是这些问题和因素的存在与交互作用，引发了一系列的连锁反应，导致医患关系紧张、医疗服务公平和效率低下、看病难看病贵问题突出。有许多人将导致医疗、卫生问题的原因归结为政府投入不足。这，是有一定道理的。但是，如果运用内因与外因辩证关系和科学发展观的原理来加以分析，我们会发现，医院系统、医疗服务体系、卫生服务体系运行中自身存在的问题，对于医疗服务公平和效率的影响可能更为直接一些。因为公平和效率，反映的是资源如何分配和如何使用，而与资源的多少没有太大关系。从这个意义上来说，医院系统、医疗服务体系、卫生服务体系深层次的运行规则，才是我们在构建医院科学管理模式时必须详加考察的现实因素。

以科学发展观为指导，通过对医院系统、医疗服务体系、卫生服务体系现实因素的综合考察，提出构建医院新的科学管理模式，并应用到具体医院实践中，医院科学管理模式的特色和优势最主要的在于三个方面：一是医院管理更加规范、透明、高效，且运行机制的适应能力更强；二是为完善医疗、卫生服务体系奠定了坚实基础；三是真正体现了科学发展观的要求。

医院科学管理模式的应用，必须体现"以人为本"的要求，必须坚持以病人为中心，尽心尽力为病人提供满意服务；医院是医学人才、医疗资源汇聚之地，必须坚持以医务人员为主体，想方设法调动医务人员的工作激情，竭尽所能地创造条件，让全体医务人员充分施展才华。医院应用实施科学管理模式必须体现"全面、协调、可持续"的要求，不能就事论事、只顾眼前，也不能孤立地看待防和治，而要将医院科学管理与医疗服务体系建设，与农村卫生、社区卫生、卫生执法监督等卫生服务体系建设，与基本医疗保险、农村合作医疗、

政府财政保障等等一并通盘谋划。医院是一个完整的巨系统，涉及医疗、护理、药事、医技、后勤、物价、财务、工程技术、人事、经营、行政等各个方面。"统筹兼顾"就要求，在构建公立医院内部管理模式时，不能畸轻畸重、只顾一点不及其余，而要结合实际，综合分析，统筹安排。

医院科学管理模式的基本应用内容：

构建医院科学管理模式，其思想基础至少应包含以下几个方面：

一是规避原有矛盾，二是填补原有漏洞，三是不造成新的难以解决的问题，四是必须能以医院现行模式为基础进行调整，五是合乎医院管理和中国特色社会主义卫生事业发展的规律。

经全面分析医院管理现状、卫生改革导向和医疗事业发展要求，医院应用医院科学管理模式的基本内容可以包括：

（一）诊疗管理人性化

1. 设立病人服务中心，负责住院咨询、病人接待等工作，为病人安排病区床位、主管医师，并对医院服务予以全程监控。病人服务中心接待病人时，应详细告知不同病区的住院环境、收费标准等情况，病区、床位、医师安排应充分尊重病人意愿。

2. 根据临床路径原理，完善单病种诊疗规程。针对不同病种，根据各地、各医院实际，分别制订 2 种以上的诊疗方案，明确入院指征、用药方案、检查诊疗的方式方法、常规住院天数、大致住院费用等。单病种诊疗规程要体现医疗质量与安全核心制度的要求，如几天没确诊或者效果不明显，必须请示上级医师；不同级别的手术，要求不同的医师完成，等。经管医师在接待病人之时，要详细介绍不同诊疗方案的利弊，并为病人提供参考意见。诊疗方案的最后确定，要充分尊重病人意愿。

3. 完善业务管理制度。根据医院科学管理模式的变化，调整完善医疗质量和安全管理制度；在条件成熟时，进一步完善城市医院与社区服务中心、乡镇卫生院的双向转诊制度，特别要明确转院指征，确保向下转诊制度的落实。

4. 医技管理方面，强调观念的创新与流程的变革。要求能够到床边进行的项目尽量到床边进行，避免病人因不熟悉环境而到处找和等。

5. 对诊疗服务实行病人确认制。医生、护士对病人实施的诊疗服务，逐项次由病人确认，作为医疗质量与安全管理、医院服务计费的依据。条件成熟时，可逐项次进行满意度评价，以作为服务满意度测算的原始依据。

（二）医护管理层次化

医师管理分为 2 个层次，一是主治及以下级医师，二是副高及以上级医师。主治及以下级医师，主要负责病区诊疗工作。病区诊疗工作以诊疗组为单位完成，一般由 1 名主治医师与两名住院医师组成。诊疗组设组长 1 名，在高年资主治医师中选拔任用。诊疗组长的专业方向相对固定，但服务病区不要求固定，并出台相应措施鼓励各级医师全面提高专业素质。各诊疗组住院医师可据组长和本人意愿进行组合聘用。副高以上级医师是医疗活动的关键力量，决定着一家医院、一个地区医疗水平的高低。医院设立专家委员会，作为医院最高学术机构，负责制订疑难、危重及重大疾病的诊疗方案，医疗质量的最终评定，单病种诊疗规程的制订、调整等工作。专家委员会下设各专业委员会，但专业委员会不宜划分太细。专家委员会专家在副高以上级医师中选拔产生，负责指导病区诊疗，承担社区门诊、农村卫生院门诊、科研教学、健康宣教等工作。在条件成熟时，卫生行政主管部门可成立区域性专家委员会，对区域内专家统一调配。护士管理，首要在于把护士从当前许多非业务工作中解脱出来，把护士的时间充分还给病人。护理工作中要充分重视对病人的生活、心理、康复护理。要采取有效措施，全面提高护士的人文、专业素质。在有条件的地方，可参照医师管理模式，将业务精、年资高的护士区别管理，专门负责一些特殊病人、特殊诊疗的护理工作。

（三）后勤服务主动化

后勤服务要真正体现为临床业务服务，为病人服务。后勤服务的工作流程要进行调整，实现由"等人来请"向"主动去办"转变。临床工作和病人的服务需求，由病区主管、病人服务中心协助收集，后勤服务中心按指令及时、主动上门服务。后勤服务也要制订各种服务规程，明确各种服务的质量要求、完成时间等，并对照考评。

（四）经济管理透明化

物价收费方面，在方便的时候，财务部门向病区派驻物价员，现场根据病人确认的服务项目予以计费。计费由病区主管与物价员共同进行，物价员计费，病区主管复核确认。病人出院时，根据病人确认的服务项目和病区主管复核确认的费用总额，核对付费，结算出经济核算方面，实行一级和二级核算制。以医院和科室为单位，通过经济核算，查找医院和科室在成本控制、资源利用率方面的成效和问题。经济核算的主要目的，不在于内部分配，而在于为加强管理、改善管理提供信息和依据。

（五）人力资源管理系统化

用人上，不论临床业务科室或职能科室，因事设岗，按工作量定编，明确岗位职责、人选条件、考评标准、工资待遇，实行双向选择、竞聘上岗、定期考评、奖惩兑现。落实评聘分离，允许实施高职低聘。

分配上，实行结构薪酬制。将薪酬分为两个部分，即岗位薪酬和绩效薪酬。岗位薪酬依据岗位职责、人选条件确定。绩效薪酬以考评结果为依据，参与全院统一分配。

绩效考评上，既要科学，又要民主。在科学性上，尊重专家，让考评充分体现医疗服务工作的学术性和专业化；在民主性上，要坚持"为谁服务，由谁考评"，让考评充分体现医疗服务工作的服务性和人性化。绩效考评实行三级考评制。一级考评为对整个医院的考评，二级考评为对医院某方面工作（部门）的考评，三级考评为对医院工作人员的考评。三级考评分别由不同部门来完成，考评指标亦应各有侧重，但总的说来，要突出工作的量、服务的质、成本控制、服务对象满意率等指标。绩效考评是确定个人绩效薪酬的基础，也是不同岗位用人的依据。

（六）运营管理简捷化

1. 以病人为中心，以机构职能和岗位职责为依据，领导为职工服务，行管后勤为临床服务，二线为一线服务，一切为病人康复服务，以服务为一条红线，把全院各岗位、各人员联结成一个高效、有机的整体。

2. 以服务需求为导向，加强医院服务研究，优化临床诊疗、后勤保障、经营管理等各系统工作流程，修订各岗位工作职责、工作制度、考核标准和办法，构建一整套服务型、简捷化的医院运行机制。

3. 实行大部门制扁平化管理，减少中间环节，消除官僚习气，明确划分管理与业务工作的职责，实现各项工作的专业化发展。

4. 加强医院信息技术运用研究，逐步完善信息网络、物流配送网络，提高医院运行质量和效率。

5. 大规模推广和应用商务智能软件系统，并使得数据分析与决策支持的功能覆盖全医院所有科室和业务部门，覆盖所有管理者和决策者。

（七）质量控制流程化

1. 按照医院科学管理模式要求，严格执行质量管理体系标准和规范，根据医院所有的不同工作流程、岗位，分别制定一套完善的质量手册、程序文件、工作岗位说明书、操作规范等标准体系文件，明确每个人、每个岗位的职能、职权、工作内容、质量标准，按照每一个工作步骤、程序以及体系文件和质量手册规定要求操行，的确为我们的工作带来很大便利，不但方便快捷，而且准确精确。

2.医院科学管理带来医院医疗服务质量的大幅提升，带来医院持续改进质量：在医院科学管理模下，医院的管理将由过去依靠行政命令的管理手段直接过渡到依靠制度实现全程控制的科学管理阶段。医院质量管理体系以其"持续改进质量"的核心理念和规范化精细化科学化的集成，全面提升了医院的质量和效益。

第三节　医院科学发展理论

一、医院科学发展概述

国家医疗卫生体制改革的深入发展，将对各级医疗机构的建设发展产生深刻影响，也促使各类医院必须重新审视自身的发展定位和建设思路。面对新的形势和挑战，深圳和平医院必须坚持以科学发展观为指导，顺应形势、统筹兼顾，在医院建设的谋划、运行和管理中充分落实以人为本思想，加强科学发展建设，才能实现更好、更快的发展；必须依靠深化改革和创新开拓，积极探索新的发展思路并付诸行动，才能有效地提升医院综合竞争力，实现全面、协调和可持续发展。面对国家医疗卫生体制改革的新形势，医院要确保整体实力和竞争力，必须立足于科学发展和建设。

一要更新观念、创新机制、强化管理，制定务实可行政策，有效激活医院发展动力；

二要以人为本，凝聚人心，培养创新人才队伍，不断增强医院竞争优势；

三要突出重点工作，确保质量建设，促进医院和谐发展。

四要始终坚持公益性办院宗旨不动摇，通过加强科学发展和建设提升医院综合竞争能力，依靠科技发展和特色技术兴科兴院，实现医院全面建设的可持续发展。

医院向科学发展要质量效益，既有必要，也有可能，挖潜空间是很大的。这里的关键是端正工作指导思想，力戒短期行为。抓科学发展重在谋长远、打基础，做的多半是慢功细活，很艰苦、很繁杂，又往往看不见、摸不着，不像铺摊子、上规模那样生动直观、有声有色。

而且许多工作成效的显现常常有一个过程，有的甚至需要几届班子的连续努力才能达到预想目标，不能指望一蹴而就、立竿见影。耐不住寂寞，坐不了"冷板凳"是不行的。因此，树立正确的事业观、工作观、政绩观，摆脱名缰利锁的缠绕，对于推进科学发展至关重要。

要着力创建符合医院科学发展，适应市场经济规律和医疗服务需求客观控制有力微观运行灵活的"民本卫生、和谐卫生"的医疗服务体制机制，不断探索医院可持续发展的新途径。把科学发展观贯彻落实到医院工作的各个方面，实施医院科学发展的着力点有以下四点：

（一）在发展方向上，必须坚持"为人民服务"的办院宗旨

我国卫生事业是政府实行一定福利政策的社会公益性事业。我国医疗卫生改革与发展的总体目标是：建立起适应社会主义市场经济体制，适应我国经济发展水平、适应人民健康需求和承受能力的比较完善的医疗服务体系。在社会主义市场经济条件下，发展医院需要引入市场机制。但是必须清楚医院是为人民群众看病、治病而办的，要坚持为人民健康服务的宗旨和公益性质不能变。在注重社会效益的前提下，还要变外延规模型为内涵效益型。不能把医院变成追求经济利益的场所，不能把医疗服务变成牟利的工具，不能片面用规模越大，职工人数越多来衡量医院的发展，而要用医疗水平、服务质量、科技含量、人均业务收入和百元投入产出价值等来评估医院的发展水平。在医院改革和发展的重大问题上，一定要坚持贯彻党的卫生工作方针，坚持社会主义办院方向，坚持病人利益第一的理念，必须以维护广大人民群众的健康需求为出发点和落脚点，必须坚持为构建和谐社会服务的方向。

（二）在发展策略上，必须树立"质量第一，服务第一"的理念。

1. 在运行方式方面要总体思维，双向发展。如对医院非盈利进行医疗的部分，一定要发挥其质量和服务的功能，让病人看得起病，看好病，最终让病人满意或者放心而归；一些特需医疗服务部分，根据市场需要，按市场经济模式开发运行、盘活资产存量，做好优势互补，合理配置医疗资源，提高医院医疗资源的最大使用值，提高医院核心竞争力。

2. 在服务内容方面，要根据病人需求转变。将医院以往的有什么就服务什么，改变为需要什么就提供什么，满足人民群众不同层次的需求，做到以人为本；同时，利用医院各科室的优势积极引导人民群众健康消费，使医院服务不断向多元化方向发展。

3. 在发展目标方面，要科学规划，近期发展目标与长期发展目标相结合。近期发展目标要合理改善人才、技术、设备和环境、思想文化结构，提供人民群众需要的医疗服务。远期目标应着眼于人才、技术、设备、环境、文化的长期效应，走在学科、专业发展的前列，满足未来服务群体的医疗需求，做到社会化、区域化、个性化等服务形式的多样化。

逐步提高医院整体水平最终实现：

1. 医院建筑的现代化。使医院建筑达到五大标志：一是功能化；二是生态化；三是人性化；四是智能化；五是艺术化。

2. 医院科技现代化。使医院科技具备三个基本条件，一是医疗设备必须达到同类医院先进水平，二是人才档次与医院的功能地位相适应，三是医疗技术和学术水平必须在某一特定的区域内，在部分专业达到领先水平。

3. 医院管理现代化。能采用管理科学理论、方法和技术全面实施医院管理。其重点内容是要有行之有效的监督和约束机制；完善的领导体制；标准化的管理制度。

（三）在发展思维上，要坚持不断创新。

创新是为了更好的发展，改革创新是一个民族进步的灵魂，是一个国家兴旺发达的动力，也是医院创业、兴业的源泉，是落实科学发展观的第一要点。一是要通过观念创新使医院管理工作者和医务人员确立符合现代化目标和管理科学规律的医院经营理念。二是要通过技术创新不断提高医疗技术水平和医疗服务质量，创出特色。"人无我有是独创技术、人有我优是优势技术；人多我精是特色技术"。以适应人民群众不断增长的医疗保健需求。三是要通过服务理念创新，树立以患者需求为导向的服务观。因为医疗卫生行业是一个技术密集型的高科技、高风险行业。患者在就医时往往会选择其所依赖的医院和信任的医生，医患关系的建立会成为患者选择医院的关键。良好的医患关系是促进医院可持续发展的内涵要素。

（四）在发展手段上，医院要全面提高管理水平，做到可持续性发展

1.以人为本,是现代管理理念,是医院发展的本质。一方面,我们要以病人为中心,全心全意为人民健康服务、让患者满意作为医院工作的首要任务。另一方面是要以我们医院职工队伍为本、让职工满意作为医院管理工作的出发点和归宿。尊重人,关心人,培养人,发展人,不断提高职工的物质和精神生活水平,努力帮助他们实现自身的社会价值和人生目标。

2.全面协调发展是医院发展的核心。医院的各方面工作之间,各部门之间,各类人员之间,做到统筹兼顾。我们在强调临床医疗工作的同时,也要重视与临床有关的医学科研水平的提高,否则临床工作会缺乏后劲;也要重视思想政治工作,否则医德医风会滑坡、职工凝聚力降低;也要重视医院管理思想的更新,否则会管理知识陈旧、管理手段落后、整体效率低下等。但也不是各个方面工作等量齐观,而是要按照内在的必然联系,给予足够的重视,使其他各个方面为服务和服从医院的中心工作起到应有的作用。

3.可持续发展观是医院发展的正确道路。我们不能以牺牲医院的长远利益为代价,损害医院的声誉和卫生行业的形象。要倡导科技兴院,打造医院品牌。要重视资源的优化配置和合理利用,尽量节约投资。减少物品的浪费和消耗,开源节流,降低运作成本。开发人力资源,做到人尽其用,降低人力成本。加强职工素质教育,塑造新时期医院文化,充分发挥每个职工的积极性和创造性,为医院的发展做出更大的贡献。

二、医院科学发展理论

医院科学发展理论主要包括三部分理论:管理创新发展、人本思想发展和医技能力发展。

(一)管理创新发展

管理创新发展重点在于创新管理意识,建立创新发展机制和科学管理模式。

1.适度规模发展,坚持质量效益型发展道路

经过多年的建设和积累,国内许多综合性医院在硬件规模上已具备相当实力,但软件建设和发展理念却相对滞后,不少医院在建设和发展中,尚未摆脱高投资、高消耗、低产出的粗放经营型道路。在我国社会主市场经济不断完善和医疗保障制度深化改革的新形势下,以规模求效益、以硬件引病源的发展理念和模式必将造成医疗资源的巨大浪费,并严重影响到医院的全面、协调和可持续发展;随着国家对社区、乡镇及县级医疗机构软硬件投入的加大,在新的

医疗保障制度的牵引下，医疗市场进一步细分，综合医院对有限病源的竞争将更为激烈，盲目扩展规模将导致医院的运行成本显著增加，背负的包袱越来越大。为此，深圳和平医院管理者必须把握好规模建设尺度，处理好数量与质量的关系，全面实行低耗、高效的集约管理，过挖掘潜力、加强管理、优化结构、提高质量，使和平医院真正步入优质、低耗、高效的质量效益型发展道路。

2. 科学决策与科学发展，努力形成制度化、规范化管理程序

医院发展离不开良好的外部环境，但起决定作用的还是和平医院的内部管理，强化科学管理是医院科学发展建设的重要手段。一要转变管理理念，有效提高管理效率。和平医院管理不能仅局限于注重实际操作的技术管理，要逐步扩展到对整个医疗服务过程的全程管理；和平医院领导和管理部门更要从繁杂的事务性工作中解脱出来，走出经验管理的误区，建立现代医院科学管理制度，从微观管理向宏观管理转变，从事务型管理向政务型管理转变，努力做到"管理思想现代化、管理体制系统化、管理方式科学化、管理效能高效化、管理行为法制化"，以获得社会效益与经济效益的最佳结合。二要建立目标管理责任制。把目标管理的总目标分解，做到横向到位，纵向到底，全院上下都有具体的工作标准和明确的工作目标；同时制定具体的落实措施，使每个工作人员工作的数量、质量、经济指标、人员素质等指标具体化、定量化、可操作化。全院上下要以多层次工作岗位目标为目的，以规章制度为行为准则，通过自我控制、检查评估，定期总结，努力达到预期目标，实现医院管理制度化、标准化和科学化。

3. 更新理念，创新管理理论、实施医院科学管理

积极引入现代企业的管理经营模式一要牢固树立"以病人为中心"的服务理念，从方便医院管理到方便病人就医，全方位满足病人需求，努力做到"一切为了病人，为了病人的一切，为了一切的病人"，以病人的需求为标准，简化就医流程，降低医疗成本，改善就医环境；并将服务延伸至院前的预防、健康指导、健康体检、日常保险和院后的随访、健康指导、心理咨询。二要建立长期利润观念，全面实施全成本核算。三要坚持社会效益与经济效益并重，走质量效益型发展的道路。四要注重通过扩大对外宣传、开展义诊咨询活动、开设健康课堂等形式畅通传播渠道，有效扩大潜在的医疗市场。在和平医院建设中，必须教育引导全体人员正确认识和牢固树立六大经营观念："患者至上"是本质；"质量第一"是基础；"效益优先"是核心；"创新发展"是左膀；"竞

争生存"为右臂；"以人为本"是支柱。

4. 要加大品牌战略优势，广泛吸引患者并赢得信赖

品牌能为医院的发展带来巨大的效益，为了保护并不断扩大医院品牌的感召力，应当努力做到"人无我有，人有我优，人优我新，人新我精"。建立高起点、上规模的诊疗中心，形成更多的重点学科，同时注重发展重点学科的特色专业，全面提升医院的综合实力，使深圳和平医院品牌更具社会效能。成功医院发展的实践证明，临床医疗有特色才能叫得响，疗效好就是硬道理。临床学科的影响力，一要靠老专家、老教授的知名度；二要靠特色技术的规模效应；三是靠临床应用基础研究积聚发展潜能、提升技术水平。因此，医院在临床特色建设方面，必须定位于"瞄准一流，攻克难点"上，要真正解决病人的临床实际问题；对在国内甚至国外领先的新技术，要结合医院实际科学论证取舍，找准新增长点，舍得投大本钱引进、消化并发展，要勇于攀登临床新业务"制高点"，敢于抢占新技术项目"最高峰"。

（二）人本管理发展

1. 学科带头人选用上要打破论资排辈，搬走"铁交椅"学科带头人的能力与水平，直接关系着学科发展的强弱兴衰。诸多实践证明，一个优秀的拔尖人才可以振兴一个学科、发展一个学科、带动一批学科，反之亦然。因此选拔、留住并用好学科带头人是实现医院发展目标的关键。学科带头人选用上应当打破科室及小专业的界限，树立大学科观和大科技观，以人品、智慧及团队合作精神为主要衡量标准，选拔综合素质高、懂管理、会管理者作为学科带头人候选人进行培养，需要时跨学科专业任用，留住拔尖人才。在实际的人事管理工作中，特别需要把握好学科带头人与学术带头人的区别和管理。学术带头人作为本学科领域的业务领头羊，在科室业务工作中具有终身或至高的学术权威性；而学科带头人作为行政职务具有一定的期限要求，由于担负科室全面管理和组织工作，掌握有一定的人、财、物管理权限，必须确定和充分落实最高任职期，并加以有效的监督与管理，既利于防止学科主任中"家长制"、"一言堂"作风的滋生，亦利于后备人才成长和使用。在学科带头人使用上，应坚持"能者上庸者下"的原则，做到能进能出，能上能下；此外，应定期对干部和专业技术人员实行较科学的考核，形成制度和规范，根据工作业绩，有升有降、有任有免，任人唯贤、量才使用。

2. 人才队伍建设上要营造良好氛围，优化政策，拴心留人当前，和平医院

所能提供的经济和物质待遇与其他医院相比较缺少竞争力，要留住人才、用好人才并确保可持续发展，就必须进一步加强精神文明建设，在确保全体员工一定物质条件的基础上，应最大限度地满足他们的精神需求。以事就人，使人能适其所、尽其才，确保所属人员心情舒畅，想事业、干事业，使医院与科室的成长配合个人能力的发展，使医院及科室目标与个人的目标有机地统一。要高度重视对医院各类工作人员日益增长的物质文化需要和各种权益的有效保障和满足，凝聚人心、激发热情，留住并用好高素质科技人才。此外，要着力加大对拔尖人才培养的投入，积极鼓励、奖励优秀人才在新的学术领域进行探索，支持科室和科技人员开展和参与高水平对外学术交流活动；结合临床医疗和科技发展需要，医院应进一步加强宏观组织与管理，有重点、有目的、有选择、有计划地安排科技人员外出或出国进修学习新技术及新业务，做到学以致用、学有所用、用有所长。

3. 经济杠杆作用与文化建设效应并重，激励人才发挥内在潜力、实现自我价值在社会主义市场经济新形势下，经济杠杆是调动人员积极性、体现医院管理职能和水平的重要手段。和平医院要着力加强对"灰色"收入与开支的管理，坚决杜绝损公肥私、铺张浪费等不良现象，防止工作人员经济收入与实际贡献相分离等倾向。①制定科学合理的经济分配政策，体现收入与奉献挂钩，奖金与风险、效益和技术相关联；②强化激励和约束机制，增加经济分配透明度，敢于拉开收入差距，向人才和重点岗位倾斜；③加强管理和处罚力度，有效防治"暗流"灰色收入，提高公开奖金的含金量；④完善各类、各级人员考核量化标准，将考核结果与职务聘任和奖金挂钩，做到有章可循，有章必循，制度管人。在和平医院建设过程中，要注重以现代企业文化作为参照，积极营建医院文化。提倡个人自我价值的实现与团队精神的结合，建立医院整体利益至高无上的信念，将医院长期发展建设过程中所凝练的精神融汇于医院整体形象设计中；同时着力营造开拓创新和交流协作的良好氛围，激发医务人员的创新、竞争潜力及热情并付诸行动，精神与文化的建设必将极大推动医院医疗技术的发展。

（三）医技能力发展

医技能力发展最重要的就是要在医技能力上突出重点，强化质量。

1. 必须高度重视并切实抓住科研工作不放松科研工作实力与水平在很大限度上代表着医院的地位和对外影响力。作为大型综合性医院，科技进步是和平医院发展之先导，是新技术和新业务开展之源泉，因此要把加快科技进步，增强科技实力，切实摆在更为突出的位置，特别是在竞争日益激烈的新形势下，医疗风险不断增加，医疗任务日益繁重，使众多医院临床科室投入科研工作人力大幅下降，将直接导致医院的人均科研工作任务将较以往任何时候更加繁重。采取有效策略和管理措施，调动广大科技人员的积极性。为此，医院需设立一系列向科研倾斜的激励政策，最大限度地激发科技人员开展科研工作的积极性，推动全院科技工作发展。此外，强化科研工作的质量要求，避免项目及论文数量方面的盲目追求，努力造就有影响的"大课题、大文章和大成果"。总之，有"院兴科技"作前提，有科技投入和设备投资作硬件基础，有科技政策、拳头项目和人才储备作支持，才能够确保和平医院科技工作的可持续发展。

2. 重点学科水平是医院科技实力的重要体现，必须不断加大投入，努力提升水平和平整形美容科建设是和平医院实施"科技兴院"战略的关键环节，也是培养高层次人才队伍，培植医疗工作新增长点，塑造医院科技品牌的主要依托，医院的整体实力和社会影响力，很大程度上取决于重点学科的水平。因此，要坚持"有所为，有所不为"的发展战略，牢固树立"非均衡"的学科建设理念，着力加强数量有限，但质量一流的重点学科建设。科室有规模才可能有实力，但规模并非越大越好，最好的不一定是最大的；科室建设必须注重协调和可持续发展，医疗要有高新技术，科研要有高层面、高起点，人才培养要有高质量，运行要有高效益，充分体现出较高的整体水平。因此在科室建设上，必须以科学发展为指导，适度学科规模，在学科创优势出特色上有所为，有所不为，要不断优化卫生资源配置，使重点发展技术硬件上台阶，水平创一流，充分发挥辐射和带动作用。

第六章 医院财务管理

第一节 医院财务管理概述

一、医院财务管理的概念和意义

（一）医院财务管理的概念

医院财务管理其实就是指在医院运行的过程中，医院计划、组织、指挥、考核医院资金的筹集和使用等财务活动的统称。财务管理是医院经济工作的核心，在医院管理中不可或缺，是医院快速发展的重要手段。

（二）提高医院财务管理的意义

在当前的社会环境中，医院逐步变成了一个独立的经营主体。随着医疗体制的不断改革，医院在市场中面临的竞争越发的激烈。而这种竞争涉及三个方面，即医疗环境、医疗水平和医院管理水平，而医院管理水平最主要的就是财务管理水平。医院进行统筹规划都是立足于财务管理，而且医院的所有决策都必须得到财务部门的支持才会成功。有效地提高医院的财务管理，是医院发展进步的基础，对于医院的未来发展有着十分重要的意义。

二、医院财务管理目标

医院财务管理目标是医院财务管理活动所希望实现的结果。财务管理目标制约着财务工作运行的基本特征和发展方向。不同的财务管理目标会产生不同的财务管理运行机制。因此，科学地设置医院财务管理目标，对优化理财行为，实现财务管理的良性循环具有重要意义。

（一）企业财务管理目标

为了分析医院财务管理的目标，我们首先分析一下企业财务管理的目标。在市场经济条件下，企业的财务管理目标有三种：

1. 以利润最大化为目标

利润最大化目标就是假定在投资预期收益确定的情况下，财务管理行为将朝着有利于企业利润最大化的方向发展。在追求利润的前提下，企业要讲求经济核算，加强管理，改进技术，提高劳动生产率。这些都有利于资源的合理配置，有利于提高经济效益，但片面追求利润最大化，也可能会导致企业短期行为，与企业发展的战略目标相背离。

2. 以股东财富最大化为目标

在上市公司中，股东财富是由其所拥有的股票数量和股票市场价格两方面来决定。在股票数量一定时，股票价格达到最高，股东财富也就达到最大。这一目标在一定程度上能避免企业追求短期行为，因为不仅目前的利润会影响股票价格，预期未来的利润同样会对股价产生重要影响。对上市公司而言，股东财富最大化目标也比较容易量化，便于考核和奖惩。但以股东财富最大化作为财务管理目标通常只适用于上市公司，非上市公司难以应用，因为无法像上市公司一样随时准确获得公司股价。此外，股价受众多因素影响，特别是企业外部的因素，有些还可能是非正常因素。股价不能完全准确反映企业财务管理状况，如有的上市公司处于破产的边缘，但由于可能存在某些机会，其股票价格可能还在走高。

3. 以企业价值最大化为目标

企业价值就是企业的市场价值，是企业所能创造的预计未来现金流量的现值。企业价值最大化的财务管理目标，反映了企业潜在的或预期的获利能力和成长能力，考虑了资金的时间价值和投资的风险；反映了对企业资产保值增值的要求，有利于社会资源合理配置。

（二）医院财务管理的目标

医疗服务是公益性服务，医院是提供这种公益活动的事业单位，它承担着救死扶伤的社会公益服务。所以，医院财务管理不能以利润最大化、股东财富最大化等为目标。

但是医院不以营利为目的，并不意味着医院不需要开展财务管理。我国现有医院恰恰是资源投入不足和浪费并存。《中共中央国务院关于深化医疗卫生体制改革的意见》实施以来，政府成为投资主体，因此，医院财务管理的目的在于合理有效地使用现有的卫生资源，提高资金的使用效率，满足医疗服务消费者的需求，资金使用效率最大化应该是医院财务管理的最终目标。

三、医院财务管理的内容

（一）预算管理

预算是事业单位根据事业发展计划和任务编制的年度财务收支计划。预算管理是国家根据客观经济规律的要求，为使预算资金有序、高效的运行而进行的计划、组织、指挥、协调、控制活动。它的主体是国家或预算职能部门，采取计划、组织、协调等手段，合理规划预算资金，组织预算资金的分配和运用，协调和控制预算资金有效运行及时开展信息反馈，从而达到资金高效有序运行的目标。

医院预算管理应该开展全面预算管理，它的主要内容不仅包括医院业务预算管理，还包括财务预算管理。医院全面预算以医疗服务收入为起点，扩展到采购、成本、费用、资金等各个方面的预算，从而形成一个完整的体系。业务管理包括医疗服务收入预算、支出预算、费用预算、成本预算和管理费用预算等；财务预算包括现金预算、收支结余预算等。

（二）融资决策管理

融资是指资金的筹资来源和筹资渠道。医疗体制改革以来，为了体现政府公共财政的职能，保障政府办公立医院的公益性，政府财政部门对卫生领域投入了大量的资金。但是，医疗机构是差额拨款单位，不可能完全靠财政投入，财政拨款只是其资金来源的主要部分而已。因此，如何解决资金来源的问题，从哪里筹资，如何筹资，筹集多少基金才能保证医院的发展和使用等，这些问题成为管理者首先需要考虑的重要问题。筹资管理已成为财务管理中一个重要内容。

（三）投资决策管理

投资是以收回现金并取得收益为目的而发生的现金流量。在资金有限的前提下，如何选择，如何投资才能发挥资金最大效益？如医院的一笔资金可以购买设备，可以兴建医院，可以开办特色门诊，可以增加新的服务项目等，同样的一笔资金，投入到哪个项目中，才能发挥作用？同样的现金流出，医院希望取得更多的现金流入。因此，医院需要研究投资决策的可行性、合理性和实用性。

（四）项目管理

医院的投资管理越来越多地以项目的方式存在，因此，投资的管理体现在项目管理上。包括项目周期、项目投资总费用、项目投资分析评价的方法等。项目管理涵盖了大量的数理基础和基础信息，采用一定的技术方法，成为投资决策成功与否的主要判断标准，因此越来越引起管理者的重视。

（五）资产管理

医院的资产体现了一个医院的经济实力和发展潜力，医院的固定资产体现了医院的规模，流动资产体现了医院的运行规模。医院拥有一定的资产，要合理规划固定资产和流动资产的几个比例，同时还要对流动资产和非流动资产进行分类管理。具体包括现金预算管理，应收账款及存货的功能与成本管理等。资产管理的好坏，决定着医院发展的规模和效果。

（六）负债管理

医院为了自身的发展，也会采取负债的方法和手段开展一定数量的筹资。但是负债经营必须以偿还能力为前提。如果不能按时偿还债务，医院的经营就会受到影响，医院的发展就会陷入困境。因此，对于管理者来说，测定偿债能力，有利于做出正确的筹资决策和投资决策；而对于债权人来说，偿债能力的强弱是他们做出贷款决策的基本的决定性依据。适当负债是可以的，但由于负债具有一定的风险性，负债到什么程度不会对医院发展产生负面影响，是医院管理者进行理财或资本融资必须认真思考的问题。

（七）结余分配管理

取得一定的结余也是医院发展中的一个重要内容，制订合理的结余分配政策是医院财务管理中的一项重要内容。科学合理的核算和分配结余，不仅有利于调动医务人员的积极性，也关系到医院的发展规模和方向。因此，医院需要正确核算收支结余，真实准确地计算和反映医院收支结余的形成，以及结余的分配或结余的弥补缺口，向决策者提供管理信息。

四、医院财务管理的原则

根据新《医院财务制度》，医院财务管理应遵守以下基本原则：

（一）合法性原则

执行国家有关法律、法规和财务规章制度，这是医院财务管理必须遵循的基本原则。医院的财务管理要牢固地树立法律意识，严格参照法律、法规和财务制度，保证财务管理工作在法治轨道上运行，对于违反财经纪律的行为，必须及时纠正，坚决制止。这是医院财务管理最基本的原则。

（二）效率性原则

坚持厉行节约、勤俭办事业的方针，这是医院财务管理工作必须长期坚持的基本方针。随着政府财政对医院投入的增加，合理使用资金，最大限度地满足卫生事业发展的需要，就必须大力提高资金使用效率，使有限的资源得到充分合理的使用。因此，医院要积极采取措施，开展成本管理，厉行节约，反对资金浪费的现象。充分发展资金的使用效率，是开展财务管理的一贯原则和方法。

（三）公益性原则

医院是公益性事业单位，不是盈利性企业，不应该以营利为目的。因此，在医院财务管理中应兼顾国家、单位和个人之间的利益，但一切活动都应该以有益于卫生服务需求者，有利于卫生事业发展为基本原则，保持医院的公益性。因此医院要摆正社会效益和经济效益的关系，经济效益服从于社会效益。

（四）统分结合原则

即统一领导，分级管理。医院财务管理工作，应在主管领导或总会计师领导下，由财务部门统一管理，促进医院财务管理的规范化。另一方面，由于医院财务涉及面广、环节多、关系复杂，因而还需实行分级管理。

五、加强医院财务管理的方法

（一）完善财务制度建设

制度不仅指导着医院各方面工作的有序进行，还给各种管理措施提供着文本效力支持，更是管理层贯彻其管理思想的有力工具。制度建设的关键在于制度的合理性以及制度的落地实施。让医院财务制度切实地落地，不仅要约束医院职工的行为，更主要的是执行力背后的流程建立有没有衍生出制度创造的利益价值。

（二）梳理、简化流程

流程的优劣直接影响着医院各项财务工作的效率与质量，优秀的流程设计，不仅可以大大地减少工作量，更可以使财务工作"作业标准化"。流程作业的标准化可以降低工作系统对人的依赖性，防止管理水平下降，还可以带来标准化的服务。流程改造或者流程创新是提高医院财务管理水平的驱动力。

（三）加强财务内部监督，强化医院内部控制

医院内部控制包含的内容广泛，譬如成本控制，医疗业务风险控制等。通过分析控制环境、进行风险评估，可以找到财务管理中存在的漏洞，进而完成控制活动。它是医院加强财务管理、保护医院财产安全、确保医院方针和总体目标顺利实施的有效工具和手段。

（四）信息化管理创新

财务管理创新要求创新贯穿整个管理过程，使管理随着技术、对象以及知识等环境的变化而变化，信息化创新可以很好地满足现今大数据时代管理对数据时效性、真实性的要求。信息化管理还可以使医院的运营透明化，监管到以往的盲点。作为一种重要的战略资源，信息化已然成为医院管理发展的不二选择。

（五）完善医院财务活动的分析和评价

医院进行财务分析既是对已完成的财务活动的总结，又是财务预测的前提，在医院财务管理的循环中起着承上启下的作用。做好医院财务分析，可以客观总结医院管理经验，从而揭示管理中存在的问题，逐步认识医院财务活动的规律，以便更好地改进医院财务管理工作，提高医院财务管理水平，为医疗卫生事业的各种经济决策提供可靠依据。

以上几种加强医院财务管理的方法，不是相互独立的，而是相辅相成的，在解决实际问题时可能用到好几种方法。譬如，在欠费管理章节，信息化的实施使我们对以往财务数据进行分析与评价变成了可能，在此基础上找到了内控薄弱的地方，梳理了流程，最终完成了财务制度的建设，加强了医院财务管理。

第二节　医院资产管理、负债与净资产管理

一、资产管理

资产是指医院拥有或者控制的能以货币计量并能为医院未来带来一定经济

效益的经济资源。医院资产分为流动资产、对外投资、固定资产、无形资产、递延资产和其他资产。资产不仅包括各种有形的财产，如存货、固定资产，还包括医院拥有的债权和其他权力，如各种应收账款和无形资产等。在会计实务中，医院资产一般均按流动资产和非流动资产来划分。对资产做出如此的划分是为了可以用流动资产来说明医院的短期偿债能力，为管理者进行财务分析提供方便。

（一）流动资产管理

流动资产是指可以在一年内变现的资产，医院的流动资产包括现金、各种存款、应收账款、存货。

存货包括药品、库存物资、在加工材料等。

流动资产一般具有以下3个特点：使用周期短；变现能力强；形态多样化。

1. 货币资金管理

货币资金是流动资产中最重要的一部分。具有通用性和价值大的特点。它包括现金及各种存款。货币资金管理重点要注意以下5个方面：按制度规定开立资金账户，防止多头开户，资金分散影响调拨；确保资金的安全，建立严格的内部控制制度；保证医疗服务的资金供应和使用；对闲置的资金要充分利用，合理机动，争取最大的利息收入；所有的收付款资金业务的原始凭证要完整保存、便于检查。

2. 应收及预付款项的管理

应收及预付款项是医院应收未收的医疗款、患者欠费和暂借或预付给有关单位及个人而形成的一种停留在结算过程中的资金，它体现为一种债权。由于这种债权具有一定的风险，医院可能会无法收回账款，因此要预先计提"坏账准备"，列入支出，计入成本。

应收款项发生后，财务部门应及时地催款。由于应收款项发生的时间有长有短，一般讲拖欠的时间越长，款项收回的可能性越小，形成坏账的可能性就越大，如应收医疗款。因此，除了要建立健全规章制度外，还应争取按期收回款项。对于单位短期资金的出借，首先要对借款单位资信严格审查。其次，要对解困论证、严格手续并签订借款合同。最后要有担保单位，并一律要通过银行办理转账。

3. 存货管理

存货是指医院在开展医疗服务工作中为耗用而储存的资产，包括卫生材料、燃料、药品、包装物和低值易耗品等。医院的存货处于经常性的不断耗用或重置之中，具有明显的流动性特点。存货管理是医院财务管理的重要内容，而存货控制是影响医院盈利的重要因素。过多的存货往往会影响医院的资金周转，产生浪费、增加费用。

医院在经营活动中必须加强对存货的管理，主要包括：在存货的会计核算和管理上，应对不同类别的存货采取不同的方式。要建立健全存货的购买、验收进出库、保管和领用等管理制度，明确责任、严格管理。药品管理要按照"定额管理、合理使用、加速周转、保证供应"的原则。要确定合理的药品储备定额，统一按零售价核算，并实行"核定收入、超收上缴"的管理办法。要建立定期和不定期的存货清查盘点制度。

（二）固定资产管理

医院固定资产是指一般设备单位价值500元以上，专用设备单位价值800元以上，使用年限在一年以上，并在使用过程中基本保持原有物质形态的资产。

固定资产的使用期限比较长，在使用过程中随着磨损和新产品替代，其价值逐渐下降而转作费用，在会计上称作折旧。医院应该采用提折旧的方法，这样可以真实反映医疗成本，目前采用的提取修购基金办法只是一个过渡办法。

医院的固定资产按照其性质分为5大类。

（1）房屋及建筑物：凡产权属于医院的一切房屋、建筑物以及与房屋及其附属设施，如门诊用房、病房、检验用房、变电室、职工宿舍等。

（2）专业设备：如核磁共振、CT、直线加速器、B超等。

（3）一般设备：不直接用于临床服务的各种通用设备，如打印机、电子计算机、复印机等。

（4）图书：各种专业图书和重要专业杂志。

（5）其他固定资产：不直接用于临床治疗服务的各种其他固定资产，包括家具、交通工具等。医院的固定资产是开展业务及其他活动的重要物质条件，其种类繁多、规格不一，所以必须对固定资产进行正确核算，加强内部管理，防止固定资产流失，并对大型精密贵重医疗设备、仪器等按规定提取修购基金，用于固定资产更新。对于固定资产报废、报损处理应经主管领导批准后能执行。

（三）无形资产管理

无形资产是指可长期使用而不具备实物形态，但能为使用者提供某种权利的资产，包括专利权、专营权、非专利技术、商誉、著作权、土地使用权等。

医院的无形资产主要有专利权、非专利技术、著作权和土地使用权等。

无形资产是医院资产的重要组成部分，如果积极利用，可以为医院带来经济效益，因此重视无形资产保护和使用，已成为一个不可忽视的经济要素，越来越受到人们的重视。

1. 无形资产的特点

无形资产既具有固定资产相近的一面，即可以多次参加经营活动，在一定生产或服务周期内发挥作用，同时又可以通过分期摊销的方式使价值得以转移和补偿。

无形资产具有非流动性，有效期较长。无形资产是与本单位结合在一起的，它固定地属于某一单，位，只有当将其出售、合资、联营合并时，才能成为新单位的无形资产。

无形资产没有物质实体，是凭借各种技术优势、特殊专业优势、人才、地理位置、环境优势等形成的超越同行业的收益能力资本化价值而有偿取得的资产。

2. 无形资产的计价与摊销

无形资产的取得有两种形式，即外购和自创。对于购入的无形资产，按实际成本计价；接受投资取得的无形资产，按评估确定或合同约定价格计价；自行开发的无形资产按开发过程中的实际发生的支出数和评估价格计价。这些是无形资产计价的基本原则。

医院的无形资产一旦形成后，应在规定的使用期限内进行摊销。无形资产从开始之日起按规定分期限摊销，没有规定期限的，按不少于10年的期限摊销。

无形资产摊销一般采用直线法摊销，其摊销公式为：

无形资产年摊销额 = 无形资产价值 / 无形资产推销其年限

在市场经济条件下，无形资产是单位一笔重要的资产和财富，一定要重视和保护、防止流失。要让其真正发挥无形资产巨大的潜在价值，为医院取得更大的投资回报服务。

二、医院的负债管理

医院负债是指医院所承担的能以货币计量，需要以资产或劳务偿还的债务。在医院资产总额中属于债权人的那部分权益或利益，是医院对其债权人应承担的经济责任，负债是医院筹措资金的一种方式。

　　医院的负债主要包括：各类应付账款、医疗预收款、预提费用、应付工资、应提职工福利费、应付社会保障费、短期借款、长期借款等。

（一）负债的特点

　　（1）负债是指已经发生，并在未来的一定时期内必须偿付的经济义务。

　　（2）负债是可以计量的，有确切的或预计的金额。

　　（3）负债应有确切的债权人和偿付期限。

　　（4）负债只有在偿付或债权人放弃债权或情况发生变化以后才能消失。

（二）流动负债

　　医院的流动负债包括：短期借款、应付账款、医疗预收款、预提费用、应付工资、应提职工福利费、应付社会保障费等。

　　流动负债是指在一年或一个营业周期内偿还的债务，一般具有数额小、偿还期限短的特点。但是，它是属于债务资金，需要控制一定的规模和不断的清理，到时应及时偿付。

（三）长期负债

　　医院的长期负债是指一年以上的时间偿还的债务，主要包括一年以上的借款、长期应付款等。长期负债具有以下特点：债务偿还的期限较长；债务的金额较大；债务可分期偿还。

　　医院因为扩大经营规模或购置医疗设备，在缺少自有资金的情况下有时会通过长期借款来筹集资金，由此形成了长期负债。由于长期负债是属于偿还性质的资金，因此在资金筹集时，除了科学论证外，还要树立风险意识，控制数量和负债比例，防止债务过大而影响偿付，从而影响到医院业务的发展。

（四）加强医院负债管理的必要性

　　医院是社会公益性事业单位，非营利性医院虽然不以盈利为目的，但也不能不讲经济效益。医院的这一性质和特点在负债管理上要注意以下一些要求。

　　（1）要严格控制负债规模，注意偿债能力的分析，防止过度负债而影响医院的医疗服务工作。

　　（2）要加强医院预交金管理。实行预付金制度对减少占用医院业务资金具有一定的积极作用。但是要合理确定预交金额度，以病种的正常治疗费为标准，不能增加患者的经济负担，同时要完备预交金交退手续，杜绝漏洞。

　　（3）要对负债进行及时清理、及时结算。负债款项都是有具体内容，时间性又强，清理不及时，容易给债权人带来损失和坏账，应引起足够的重视。

三、医院的净资产管理

医院净资产是指全部资产减去全部负债后的余额，包括事业基金、固定基金、专用基金、财政专项补助结余和待分配结余等。

医院净资产来源于财政投入、医院经营结余和其他不需要偿还的资金。净资产的大小反映了医院的资金实力和规模大小。

（一）事业基金管理

医院事业基金主要用于事业发展平衡收支，年终结余按规定提取职工福利基金后全部转入事业基金，出现亏损则用事业基金来弥补。

医院事业基金的主要来源有：结余分配转入的资金、财政专项资金净结余转入资金、专用基金结余转入和资产评估增值等。

（二）固定基金管理

等的。

固定基金是固定资产占用的资金，反映固定资产的原始价值，相互有着对应关系，一般情况下是相固定基金的主要来源有：国家投入的资金、专用基金购置形成、融资租入形成、捐赠的固定资产、评估增值等。

（三）专用基金管理

专用基金是指医院按照规定提取的或设置的有专门用途的资金，包括修购基金、职工福利基金和设立的其他基金。

1. 修购基金

修购基金是医院按固定资产原始价值的 3% ~ 5% 提取的，主要用于固定资产更新和大型修缮的资金。由于医院的固定资产不实行折旧制度，因此修购基金的使用要有计划，在更新或添置新的医疗设备时要充分论证，要把效益放在首位。

2. 职工福利基金

职工福利基金是医院按规定提取的和结余分配形成的，用于职工福利的资金。如单位职工的集体福利设施建设、集体福利待遇等，职工福利基金每年要向职工代表大会汇报使用情况，接受监督检查。

3. 其他专用基金

其他专用基金是医院根据有关规定提取或设置的住房基金、留本基金等。留本基金是资金提供者给医院设置的专门用途的基金，并限定只能动用其本金所带来的收益使用，而本金不得动用，除非提供者放弃本金全部归医院使用支配。

4.财政专项补助结余

财政专项补助结余是指财政专项补助收入在年末时结转专项支出后出现的结余。项目未完成时需转入下一年继续使用，因此只能作为净资产专项管理，只有当该项目完成后的结余才能转入事业基金使用。

从医院净资产组成可以看出以下特点：净资产并非都可以用来弥补事业亏损或用于医院发展，其中只有事业基金才是医院可以支配动用的自有资金；由于医院会计制度没有规定固定资产折旧，所以固定基金数额大小并不能反映医院的设备、房屋的新旧程度和经营能力；专用基金中的一部分是属于代保管性质的资金。上述这些特点是财务管理人员在净资产管理中应该引起注意的。

第三节 医院财务活动分析

医院经济活动的科学决策依赖于全面、及时和准确的会计信息。在市场经济条件下，与医院有经济关系的各方，都迫切地需要获取医院的财务信息，以便做出科学的决策。医院财务报表是反映财务信息的文件资料，因此，财务报表的内容就是医院各方面的财务信息。

医院的财务分析可以从不同角度来进行。从财务信息的组成内容来看，可以分为两个方面：医院经营成果，包括医院各项收入的实现情况、医疗成本和费用的控制情况、收支结余实现多少等；医院财务状况的好坏，包括资金供应是否充足、偿债能力充分与否、医院发展的潜力等。

一、财务分析的主要内容

医院财务分析是运用财务报表数据及其他相关资料，对医院过去的财务状况和经营成果进行分析和评价，既可以总结过去一年的经营情况，又可以为以后的财务决策、计划和控制提供广泛的帮助。医院财务分析的主要内容如下。

（一）资金结构分析

医院经营过程中周转使用的资金，是从不同的来源渠道取得的，又以不同的形态分配和使用。资金结构的健全和合理与否，直接关系到医院经济实力的充实和经济的发展，分析资金结构，无论对医院的经营者，主管部门或债权人，都具有十分重要的意义。

（二）医疗业务开展情况和医疗服务数量与质量变动情况分析

医院的主营业务是医疗服务，医疗项目种类繁多，服务数量和质量直接影响医疗收入，通过门诊和住院两部分进行综合分析，可以提高管理水平，降低成本，增加收入。

（三）偿还能力分析

医院在经营过程中，为了医疗事业发展需要，有时会通过举债来筹措一部分资金，但是举债是以能偿还为前提。因此，通过财务报表分析，正确估算医院的偿债能力，有利于做出正确的筹资和投资决策。

（四）结余能力分析

医院经营结余能力是反映组织收入能力。医疗成本控制等综合的财务指标，也可反映医院管理的成败和未来前景的好坏，因此也是分析的重点。

（五）奖金运用效率分析

医院组织收入的目的是为了使用。如果资金得到充分有效的使用，才能为医院创造更多的收入。如果不是充分有效的使用，不仅不能给医院带来效益，而且还会给医院带来资金周转困难。因此，资金使用效率的高低是管理者较为关心的一项重要内容。

（六）医疗成本、费用分析

医疗服务的价格是政府制定的，但是医疗成本支出是由市场决定的，医院要获得较多的结余就要努力降低成本，减少费用开支，从而就能增加结余，为医院发展积累更多的净资产和自有资金。

二、财务分析的主要指标

医院财务分析的指标一般包括：资产负债率、流动比率、速动比率、资产管理比率，人员经费占总费用比例，人均门诊人员、人均住院床日、人均业务收入、平均每门诊人次收费水平、平均每床日收费水平、病床使用率和周转次数、出院患者平均住院日、流动资金周转次数、平均每张开放病床年业务收入、百元固定资产业务收入、百元医疗收入卫生材料消耗、百元业务收入人员经费支出、药品资金周转次数、检查诊断设备利用率、治疗设备使用率、资金收益率等。

三、财务分析的方法

医院财务分析的方法有很多，通常使用的方法有趋势分析、比较分析、比率分析、因素分析等几种。

（一）趋势分析法

趋势分析法是通过观察连续数期的财务报表，比较各期的有关项目金额，分析某些指标的增减变动情况，在此基础上判断其发展趋势，从而对未来可能出现的结果作出预测的一种分析方法。

趋势分析通常采用编制历年财务报表的方法，即将连续多年的报表，至少2~3年甚至5年、10年的财务报表并列在一起加以分析，能了解到更多的情况和信息，并有利于分析变化的趋势。

趋势分析应注意以下3个问题。

（1）掌握分析的重点。医院的财务数据较多，其重要程度也不完全一样。为了揭示医院财务状况和经营成果的变化趋势和提高财务分析工作效率，应对重要项目进行重点分析，避免流于形式，失去意义。

（2）分析时既可以用绝对数比较，也可以利用相对数比较，趋势分析法是用来分析医院财务状况和经营变化趋势的，为了实现这一目的，往往要把这两种指标结合起来运用。

（3）分析时既可以采用定基比较的方法，又可以采用环比比较的方法。定基比较和环比比较是趋势分析法的两种具体方法，它们在揭示事物变化趋势方面没有本质的区别，都可以采用。

（二）比较分析法

比较分析法是指将某项财务指标与性质相同的指标标准进行对比，揭示医院财务状况和经营成果的一种分析方法。选择相关指标的评价标准，是比较分析的重要条件。在比较分析中通常采用的指标评价标准如下。

1. 绝对标准

绝对标准是普遍接受和公认的标准，无论哪个医院都是适用的。典型的绝对标准有2:1的流动比率和1:1的速动比率。这些标准应用得很普遍，因为利用这些标准能揭示医院财务活动与财务风险的一般状况。

2. 行业标准

行业标准是以医院的特定指标数值作为财务分析对比的标准，如：出院患者平均住院日，人均门诊人次等。实际工作中的具体做法有多种：本医院的财务指标与同行业公认的标准指标对比；与同行业的先进水平指标对比；与同行业的平均水平指标对比。通过行业标准指标比较，有利于揭示本医院与同行业的差距。

3. 目标标准

目标标准即财务管理的目标，它是在分析影响财务指标的主、客观因素的基础上制定的。如果医院的实际财务指标达不到目标而产生差异，应进一步查明原因，以便改进财务管理工作。

4. 历史标准

在财务分析工作中，历史标准的具体运用方式有 3 种：期末与期初对比，即本期期末的财务指标的实际数与上期末相同指标的实际数进行比较；与历史同期对比，即本期财务指标的实际数与历史上相同时期的指标进行比较；与历史最高水平对比，即本期财务指标与该指标历史上曾达到过的最高水平进行比较。财务分析采用历史标准有利于揭示医院财务状况和经营成果的变化及存在的差距。

采用比较分析法进行财务分析，应注意实际财务指标与标准指标的计算口径保持一致，时间宽容度必须保持一致，计算方法必须保持一致。

（三）比率分析法

比率分析法是指利用财务报表中两项相关数值的比率揭示企业财务状况和经营成果的一种分析方法。在财务分析中，比率分析法应用得比较广泛。例如：甲、乙两个医院，年末结余均为 100 万元。甲医院的业务收入为 1000 万元，乙医院的业务收入为 5000 万元。如从结余数看，两个医院经营成果相同，但如从相对指标来看，实际甲医院业务收入结余率为 10%，乙医院只有 2%。两个医院的经营成果是不一样的。财务比率有相关比率、结构比率和动态比率。

相关比率是指同一时期财务报表中两项相关数值的比率。这一类比率包括：反映偿债能力的比率，如资产负债率等；反映营运能力的比率，如存货周转率等；反映盈利能力的比率，如资金收益率等。

结构比率是指财务报表中个别项目数值与全部项目总和的比率。这类比率揭示了部分与整体的关系，通过不同时期结构的比率的比较还可以揭示其变化趋势，如存货与流动资产的比率、流动资产与全部资产的比率等。

动态比率是财务报表中某个项目不同时期的两项数值的比率。这类比率又分为定基比率和环比比率，分别以不同时期的数值为基础揭示某项财务指标的变化趋势和发展速度。

（四）因素分析法

因素分析法是通过分析影响财务指标的各项因素及其对指标的影响程度，说明本期实际与计划或基期相比发生变动的主要原因以及各变动因素对财务指标变动的影响程度的一种分析方法。

一些综合性的财务指标的变动，往往是多因素综合影响的结果，这些因素总是相互联系并按照同一方向或相反方向对财务指标的变动发生影响。例如，医院的住院床费收入指标由病床使用日数和每床日收费构成，即：住院床费收入—病床日数 × 每床日收费。

以上几种分析方法，在实际财务报表分析时，往往是结合在一起使用的。只有各种分析方法互相结合、互相补充、互相印证，才能使我们从财务报表分析中，对医院的财务状况，经营和管理情况，经营成果以及未来发展的可能情况，获得较为全面和深入的了解，为作出各种经济决策提供可靠的依据。

第七章 医院公共卫生服务与管理

第一节 医院公共卫生服务概述

一、公共卫生的概念

"公共卫生"，顾名思义，是关系到一个国家或一个地区人民大众健康的公共事业。公共卫生的具体内容包括对重大疾病尤其是传染病（如结核、艾滋病、SARS 等）的预防、监控和医治，对食品、药品、公共环境卫生的监督管制，以及相关的卫生宣传、健康教育、免疫接种等。

"公共卫生"是由英文 public health 翻译过来的。早年国人对公共卫生的理解还停留在"讲卫生、不得病"的思维中，所以 public health 就译为公共卫生。现今理解的 public health 比公共卫生含义更深，就像"个人卫生"与"个人健康"有差别一样。所以，把 public health 译为公众健康应更为贴切。

实际上，就医学领域的分类而言，"公共卫生"一词的内涵还是比较清楚的，是针对社区或者社会的医疗措施，它有别于在医院进行的，针对个人的医疗措施。比如疫苗接种、健康宣教、卫生监督、疾病预防和疾病控制、各种流行病学手段等，当然并不是完全针对传染病而言的。

公共卫生致力于提高全人群的身体健康，因此理解健康的定义和影响健康的因素对公共卫生工作的开展至关重要。世界卫生组织（WHO）的定义认为"健康不仅仅是指身体没有疾病，而是身体、心理和社会适应的完好状态"。影响个体和群体健康的因素被称为健康决定因素。健康决定因素包括人的遗传基因、物质环境、行为、收入、教育水平、人际关系和医疗保健的利用及可及性。我们知道人类的健康与四大因素有关，即生物遗传因素、环境因素、行为生活方式以及卫生服务。其中的环境因素和行为生活方式已成为现今影响人类健康的主要影响因素。环境因素中政治因素对人类健康影响最大，政策又是政治因素中举足轻重的一环。政策可以改变人类生存环境，促使人们行为及生活习惯转变，从而影响人类健康变化。

公共卫生还有一项更有意义的内容。在人类现实生活中，公共卫生帮助了解人类的生存状态，分析一切影响人类健康的因素，诊断生存环境中的危害健康的因素并提出改进建议，为决策者提供有用的科学依据。

二、医院公共卫生服务的主要内容

传统公共卫生是在生物医学模式下，以传染病、地方病和职业病的防治作为工作重点，提供以疾病为中心的公共卫生服务，按照行政区划设置的公共卫生机构，执行同级卫生行政部门的指令，独立开展辖区内的公共卫生工作。随着公共卫生实践与认识的重大变化，公共卫生的内容也逐渐丰富和完善。

（一）公共卫生体系建设

公共卫生体系建设是我国卫生改革与发展面临的重要问题。医疗卫生体制改革的重点之一应加强公共卫生体系的建设，保证绝大多数人的健康，提高疾病预防控制能力，让大多数人不得病、少得病、晚得病。

按照 WHO 的相关定义，基本医疗服务应纳入公共卫生的范畴，因此公共卫生体系建设应覆盖到医疗机构。因为传染病疫情一旦发生，医疗机构就处在疾病预防控制的第一线。

在公共卫生体系的建设过程中，应以系统的观念统筹规划、平衡发展。应综合考虑卫生资源的投入与分配，以最大限度地发挥公共卫生体系的作用。在体系建设中，应着重考虑如何确定正确的目标规划、完善的基础设施、灵敏的信息系统、科学的决策指挥和有效的干预控制策略。

加强疾病预防控制能力建设是公共卫生体系建设的核心内容。所谓疾病预防控制能力，是指履行疾病预防控制、突发公共卫生事件处置、疫情报告和健康信息管理、健康危害因素干预和控制、检验评价、健康教育与健康促进、科研培训与技术指导等公共职责的能力。在公共卫生体系建设过程中，应完善机制、落实职责，加强能力建设，加大人才队伍建设的力度，以推动公共卫生工作不断发展。

当前，我国已在公共卫生体系建设方面取得了成功经验，使公共卫生水平得到了不断提高。我国已建立了比较全面的公共卫生体系，提供的公共卫生服务从中央辐射到省、市、县，并建立了县、乡、村"三级农村卫生网络"，我国将政府的承诺和意愿与专家技术结合起来，促进了公共卫生体系的发展，为其他国家提供了较好的范例。

公共卫生体系建设和完善是一个长期的庞大的系统工程，事关国民健康、国家安全大局，涉及每个人的健康、安全利益。公共卫生体系建设中的各种项目的设立和决策的正确与否，直接影响到公众的健康和安全，为保证公众公共卫生安全，建设和完善我国的公共卫生体系，需要大力提倡公共卫生体系建设的战略和战术研究。

循证公共卫生决策学的兴起为我国公共卫生体系的建设和完善准备了新型的科学工具，应该充分地利用新工具的优点，不断地学习和加强循证公共卫生决策的能力，高效、可靠、科学的公共卫生体系应来自于对科学技术、公众交流、公众健康需求和各种政治意愿的高度整合。

（二）健康危险因素的识别与评价

能对人造成伤亡或对物造成突发性损害的因素，称为危险因素；能影响人的身体健康，导致疾病或对生物造成慢性损害的因素，称为有害因素。通常情况下，对两者并不加以区分而统称为健康危险因素。健康危险因素包括物理性因素、化学性因素、生物性因素以及社会—心理—行为因素。如果能够早期识别到危险因素，并加强自我保健与防护，可以有效避免受到危险因素的侵害。采用筛检手段在"正常人群"中发现无症状患者是一种有效的预防策略，如果及时采取干预措施，阻断致病因素的作用，可以防止疾病的发生。由于人体有很强的自我修复功能，如果能及时发现和识别影响健康的危险因素，并及早采取适当的措施，阻止危险因素的作用，致病因素引起的疾病病程即可出现逆转，症状即可消失，并有可能恢复健康。当致病因素导致疾病发生后，要采取治疗措施并消除健康危险因素，改善症状和体征，防止或推迟伤残发生，减少劳动能力丧失。如果由于症状加剧，病程继续发展，导致生活和劳动能力丧失，此时的主要措施是康复治疗，提高其生命质量。

临床医学服务的起始点是在患者出现症状和体征后主动找医生诊治疾病，而健康危险因素评价是在症状、体征、疾病尚未出现时就重视危险因素的作用，通过评价危险因素对健康的影响，促使人们保持良好的生活环境、生产环境和行为生活方式，防止危险因素的出现。在危险因素出现的早期，可以测评危险因素的严重程度及其对人们健康可能造成的危害，预测疾病发生的概率，以及通过有效干预后可能增加的寿命，健康危险因素评价的重点对象是健康人群，开展的阶段越早，意义越大，因此它是一项推行积极的健康促进和健康教育的技术措施，也是一种预防和控制慢性非传染性疾病的有效手段。

（三）疾病的预防与控制

疾病预防与控制是公共卫生的核心内容之一。我国疾病预防控制机构的主要职责包括：①为拟定与疾病预防控制和公共卫生相关的法律、法规、规章、政策、标准和疾病防治规划等提供科学依据，为卫生行政部门提供政策咨询；②拟定并实施国家、地方重大疾病预防控制和重点公共卫生服务工作计划和实施方案，并对实施情况进行质量检查和效果评价；③建立并利用公共卫生监测系统，对影响人群生活、学习、工作等生存环境质量及生命质量的危险因素进行营养食品、劳动、环境、放射、学校卫生等公共卫生学监测，对传染病、地方病、寄生虫病、慢性非传染性疾病、职业病、公害病、食源性疾病、学生常见病、老年卫生、精神卫生、口腔卫生、伤害、中毒等重大疾病发生、发展和分布的规律进行流行病学监测，并提出预防控制对策；④处理传染病疫情、突发公共卫生事件、重大疾病、中毒、救灾防病等公共卫生问题，配合并参与国际组织对重大国际突发公共卫生事件的调查处理；⑤参与开展疫苗研究，开展疫苗应用效果评价和免疫规划策略研究，并对免疫策略的实施进行技术指导与评价；⑥研究开发并推广先进的检测、检验方法，建立质量控制体系，促进公共卫生检验工作规范化，提供有关技术仲裁服务，开展健康相关产品的卫生质量检测、检验，安全性评价和危险性分析；⑦建立和完善疾病预防控制和公共卫生信息网络，负责疾病预防控制及相关信息搜集、分析和预测预报，为疾病预防控制决策提供科学依据；⑧实施重大疾病和公共卫生专题调查，为公共卫生战略的制定提供科学依据；⑨开展对影响社会经济发展和国民健康的重大疾病和公共卫生问题防治策略与措施的研究与评价，推广成熟的技术与方案；⑩组织并实施健康教育与健康促进项目，指导、参与和建立社区卫生服务示范项目，探讨社区卫生服务的工作机制，推广成熟的技术与经验。

此外，各级疾病预防控制机构还负责农村改水、改厕工作技术指导，研究农村事业发展中与饮用水卫生相关的问题，为有关部门做好饮用水开发利用和管理提供依据；组织和承担与疾病预防控制和公共卫生工作相关的科学研究，开发和推广先进技术；开展国际合作与技术交流，引进和推广先进技术等。

（四）公共卫生政策与管理

公共卫生是一个社会问题，其实施涉及社会的方方面面，是单个机构无力承担，短期内难以获得回报却又关系到国家整体利益和长远利益的社会工程。从某种角度来说，公共卫生的实质是公共政策问题，要靠政府的政策支持和法律法规的保障。公共卫生政策是国家政策体系的一个重要组成部分，公共卫生政策的制定是一个复杂的过程，受众多因素的影响，包括意识形态、政治理念、传统价值观念、公众压力、行为惯性、专家意见、决策者的兴趣与经验等。

公共卫生管理的长效机制必须建立在法治的基础上，要建立公共卫生的法治机制，必须加强公共卫生的立法，并提高立法的质量。构建公共卫生管理机制，应建立职责明确、相互协调、有财政保障的公共卫生管理机构，建立完善的法制化的公共卫生管理制度，并建立起稳定的、持久的公共卫生管理长效机制。

（五）突发公共卫生事件与公共卫生危机管理

突发公共卫生事件（公共卫生危机事件）是指突然发生，造成或者可能造成公众健康严重损害的重大传染病、群体性不明原因疾病、重大中毒、放射性损伤、职业中毒，以及因自然灾害、事故灾难或社会安全事件引起的严重影响公众身心健康的事件，公共卫生危机事件大多表现为突发性事故危机，其特点表现为：①危机的不可预见性，危机产生的诱因难以预测，危机的发生、发展和造成的影响难以预测；②危机的多发性、多样性和复杂性；③危机的紧迫性，使得迟缓的危机管理可能导致严重后果；④危机的危害性，公共卫生危机已经突破了地区界限，某一国家或地区的危机处理不当，就有可能在短时间内发展为全球危机。

公共卫生危机管理主要是指政府、卫生职能部门和社会组织为了预防公共卫生危机的发生，减轻危机发生所造成的损害并尽早从危机中恢复过来，针对可能发生和已经发生的危机所采取的管理行为。主要包括危机风险评估、危机监测、危机预防、信息分析、危机反应管理和危机恢复等。公共卫生危机管理的基础工作应贯穿于危机管理全过程，主要包括危机管理的组织机构、社会支持和公共卫生人力资源等。

公共卫生危机管理应遵循公众利益至上、公开诚实和积极主动的原则。政府和相关职能部门必须把公众利益放在首位，所采取的一切行动和措施都必须优先保障公众利益。在危机出现的第一时间采取有效措施，及时公开危机的相关信息，否则会导致政府公信度降低，造成不应有的混乱，公共卫生危机一旦发生，就会成为公众舆论关注的焦点，地方政府和职能部门必须快速反应，积极沟通协调，主动寻求社会各界的理解和支持，积极控制和掌握发言权。

（六）公共卫生安全与防控

公共卫生安全如同金融安全、信息安全一样，已成为国家安全的重要组成部分，需要引起足够的重视和关注。在全球化时代，既要重视传统安全因素，也要重视非传统安全因素。

非传统安全是相对于传统安全而言的，是一个泛化的概念，其内容涵盖政治安全、经济、文化、科技、生态环境、人类健康和社会发展等，非传统安全更加关注人类安全和社会可持续发展，是对非军事化安全的理解，即公众更加关注经济、社会、环境、健康等发展问题，甚至将其提高到与军事、政治问题同等的位置，从而使人们的安全观更加非国界化。2003 年的 SARS 事件对我国政府和民众传统的安全观是一个严重的挑战，使公众充分认识到公共卫生安全对于维护国家安全、构建和谐社会的重要性。

在分享全球化带来的好处的同时，务必要防范全球化带来的更多的不确定因素和风险。例如，传染病跨国界传播的可能性大大增加，很多以前局限于特定地区的未知病毒或细菌以及已知的传染病可能随着人流、物流迅速传播到全球；随着食品等与健康相关的产品贸易日趋活跃，境外食品污染流入的可能性不断增加，食品的微生物、化学和放射性污染问题一旦在某一国家或地区出现，就可能在全球范围内长距离、大面积地迅速波及蔓延；全球化带来的国际产品结构调整，可能促使污染密集型产业向发展中国家转移，导致职业病危害从经济发达地区向经济发展较慢的地区转移；生物恐怖带来的威胁明显增大，生物技术的迅猛发展使制造强杀伤性生物武器的能力大为提高。因此，有效预防和控制各类突发性公共卫生事件，确保公共卫生安全，保护公众的健康是现代公共卫生工作的重要任务。全球化加剧了公共卫生安全的危险因素，迫使人们要更加重视非传统安全因素，加强公共卫生安全必须强化政府对公共卫生的领导责任，建立突发性公共卫生事件应急处理机制，加强公共卫生领域的国际合作。

公共卫生安全是非传统安全的重要组成部分，也是构建和谐社会的重要内容，应从国家安全的高度考虑公共卫生问题，在突发公共卫生事件、突发伤害事件、突发环境污染事件、突发灾害事件以及恐怖袭击事件的处置过程中，应积极防治各种潜在风险，还应积极构建能够迅速调动社会资源的应急处理系统，并通过加强法律、制度建设以及平战结合系统的建设，合理配置和使用应急储备物资和资源。

第二节 医院公共卫生管理体系和职责

公共卫生体系是包括疾病预防控制体系、保健和健康促进体系、卫生监督体系、医疗救治体系等在内的一个更大的范畴。首先应该将公共卫生体系作为一个整体来看待,要明确其职能,避免体系中的各个成分(如疾病预防控制体系、卫生监督体系、医疗救治体系等)各自为政,这样将有助于实现公共卫生体系的全面建设,保证部门间的协调与合作,提高公共卫生体系的总体运作效率。

医院的日常医疗业务中含有很多公共卫生相关的信息,也可协助公共卫生专业机构完成更丰富的项目。为保障医院的医疗业务正常运行不受影响,承担公共卫生服务不能无条件增多,卫生行政部门应规定其公共卫生服务范围,明确规定必须要完成的内容和职责。当然,各地要依照国家公共卫生相关法规、当地实际和公立医院固有的资源配置规划公共卫生服务内容,保障基本公共卫生服务要规范、正常运行,在基本公共卫生服务质量保障的基础上商讨增加专项任务。

结合医院的组织架构,医院公共卫生工作一般由医院领导(院长或副院长)主管,医院要设置职能部门负责医院内公共卫生工作管理,也可设几个职能科室分管相应的工作,名称可为公共卫生科或预防保健科(以下暂用预防保健科命名),督导医院各部门具体实施公共卫生服务工作。目前,卫生行政部门要求医院内设置医院感染管理科,并作为医疗管理的硬性规定内容,那么医院感染管理工作已纳入医院医疗工作的一部分,但从公共卫生角度还要纳入辖区公共卫生服务内容之一,及时传输医院感染情况及感染控制管理情况,因此属公共卫生服务的医院感染预防与控制工作可由医院感染管理科负责管理,其他医院公共卫生服务由预防保健科负责管理。医院公共卫生管理体系可采用三级网络形式,由院领导、预防保健科及医院感染控制管理科成员、科室兼职公共卫生管理员组成,院领导重点决策和部署医院内公共卫生工作,预防保健科及医院感染控制管理科成员具体策划医院内公共卫生工作并督导医院员工执行医院公共卫生制度和任务,科室兼职公共卫生管理员主要负责本科室相关公共卫生工作规范的传达、指导、反馈和向预防保健科沟通,需协调的一般由预防保健科先调查后协调解决,未解决好及时请主管领导协调解决,尽可能让公共卫生工作在院内达成共识规范运行。从公共卫生管理体系角度,最好由卫生行政部门统一辖区内医院的公共卫生内设职能部门名称,便于辖区内公共卫生工作的衔接和公共卫生专业机构的业务指导。医院内设公共卫生职能部门确定后，要完善医院内公共卫生的三级网络建设，各科室设立一位公共卫生相关工作的兼职医务人员，协助科内沟通公共卫生相关工作，适时指导科内成员完善时常工作中需完成的公共卫生内容。假定医院设立预防保健科负责医院内公共卫生管理，那么医院内公共卫生管理体系为院领导、预防保健科及医院感染控制管理科、各临床医技科室，三级网络人员由院领导、预防保健科及医院感染控制管理科成员、临床医技科室兼职公共卫生管理员组成，将各自承担相应的职责，保障医院公共卫生工作的日常运行。

一、主管公共卫生工作的领导职责

1. 要熟悉与公共卫生工作相关的卫生法规，熟悉当地卫生行政部门的公共卫生工作要点及重点项目等，了解公共卫生工作运行规范。

2. 结合医院实际，部署医院内公共卫生工作的开展，审核医院实施公共卫生工作方案、公共卫生相关工作制度，必要时组织相关专家或院领导商讨决定，充当好医院公共卫生工作的决策者。

3. 监督公共卫生科落实公共卫生工作内容，了解本院公共卫生工作指标，督促预防保健科和医院感染管理科加强质控，提高医院内公共卫生工作质量。

4. 经预防保健科努力尚不能解决的涉及公共卫生工作质量问题，要调查、指导，必要时组织相关部门协调或提交院办公会讨论决定。

二、预防保健科工作职责

1. 在医院领导下有组织、有计划开展公共卫生各项业务，接受业务主管部门的指导、检查，完成医院、业务主管部门分配的任务。

2. 要熟悉与公共卫生工作相关的卫生法规，开展公共卫生工作要依照相关卫生法规的程序、规范运转，保证工作质量。

3. 结合医院的实际，依照卫生法规制订本院的传染病防治、慢性非传染性疾病防治、健康教育、妇幼保健、职业防护、职工保健、冷链系统、伤害监测、药品不良反应监测等业务管理制度提交院领导审核，形成医院的规章制度。按医院公共卫生相关的规章制度督导各科室要及时做好本院公共卫生的工作，按时完成业务主管部门分配的任务，保证各项指标达到区域公共卫生工作要求。

4.具体负责全院的健康教育业务计划、组织管理、技术指导和方案实施，接受上级业务主管部门的指导、检查，计划和总结要记录、汇报。

5.负责医院妇幼保健工作：孕产妇系统管理、0~6岁儿童系统管理、体弱儿管理，收集、整理、汇总、统计相关资料并完成报表，及时报告业务主管部门。督导医院内相关科室和管辖社区开展并及时完成妇幼保健工作，督促管辖社区在按时保质完成妇幼保健各项任务的基础上开展妇女病普查普治、妇女保健宣传工作。

6.负责医院的传染病及慢性非传染性疾病防治管理，及时准确做好疫情报告、处理；按业务主管部门要求开展传染病监测、收集，整理医院和管辖社区的传染病及慢性非传染性疾病防治的资料，汇总、统计后完成相关报表，按时报告业务主管部门。

7.负责医院免疫接种工作、冷链系统管理，保证疫苗质量及接种效果，完成上级业务主管部门分配的加强免疫接种、突击接种任务。

8.负责伤害监测的管理工作，按业务主管部门要求开展伤害监测工作，每月督导相关科室完成报告工作。

9.负责医院职业（含放射）防护的指导和管理，按业务主管部门要求开展本院职业防护监测工作。

10.开展职工保健工作，负责院内职工年度健康体检的组织、病假的核查及相关健康指导等，定期分析、评价医院职工健康现况及主要健康问题等。

11.要积极参加医院组织的安全生产、医德医风、业务知识等培训和考核。

三、医院感染管理科工作职责

1.在医院领导下有组织、有计划开展医院感染预防与控制各项业务，接受业务主管部门的指导、检查，完成医院、业务主管部门分配的任务。

2.要熟悉与医院感染管理工作相关的卫生法规，开展医院感染预防与控制工作要依照相关卫生法规的程序、规范运转，保证工作质量。

3.结合医院的实际，依照卫生法规制订本院的医院感染管理制度提交医院感染管理委员会及院领导审核，形成医院的规章制度之一。按医院感染管理相关的规章制度督导各科室要及时做好本院医院感染预防与控制工作，保证各项指标达到区域公共卫生工作要求。

4.组织、协调各科室开展医院感染控制工作，监督检查相关制度的执行情况，定期分析、反馈。

5. 负责进行医院感染发病情况的监测，定期对医院环境卫生学、消毒、灭菌效果进行监督、监测、及时汇总，分析监测结果，发现问题提出控制措施并指导实施。并将结果及时上报有关职能部门、院领导、医技科室。

6. 对医院感染暴发、流行进行调查分析，提出控制措施并组织实施，按规范及时报告。

7. 负责开展目标性监测。对重症监护室、手术室、人流室、产房、新生儿病房、爱婴病房、感染性疾病科、器官移植病房、血液透析室、导管室、口腔科、内镜室、临床实验室、消毒供应中心等重点部门以及下呼吸道、手术部位、泌尿道、血液等重点部位的医院感染相关危险因素进行监测、分析和反馈，针对存在问题提出控制措施并指导实施。

8. 对医院的清洁、消毒灭菌与隔离、无菌技术操作、医疗废物管理、手卫生规范等执行情况进行指导和监督。

9. 负责组织医院各级各类人员开展预防和控制医院感染相关知识、技能的培训、考核；指导、监督医院各级各类人员开展预防感染性职业暴露的安全防护。

10. 参与药事管理委员会对抗感染药物应用进行管理、协助制订合理用药的规章制度，并参与监督实施。

11. 负责开展耐药性监测。定期汇总医院各种临床标本的细菌培养及药物敏感结果，分析趋势，并向临床科室反馈，供临床合理应用抗菌药物提供科学依据。

12. 对消毒药械和一次性使用医疗器械、器具的相关证件进行审核，并对其购置、储存、使用及用后处理进行监督检查。

13. 根据预防医院感染和卫生学要求，参与本单位的建筑设计、重点科室建设的基本标准、基本设施和工作流程的卫生学评价工作，对其是否符合医院感染控制要求提出意见。

14. 定期向主管领导和医院感染管理委员会汇报医院感染预防与控制的动态，必要时可向全院通报医院感染预防与控制情况。

15. 可开展医院感染管理的专题研究或科研工作，促进医院感染预防与控制工作的提升。积极完成与医院感染管理相关的工作。

五、医院公共卫生相关的预防保健业务人员职责

（一）免疫接种医师职责

1. 熟悉预防用生物制品及冷链系统管理，按医院预防用生物制品及冷链系统管理规范做好免疫接种工作。

2. 组织工作人员做好预防用生物制品计划、领取、保管等，建立领发疫苗登记本，记录使用疫苗情况，保证帐、物相符。

3. 必须经疾控部门的培训考核合格后才能从事预防接种工作。

4. 医师开预防用生物制品处方时，要仔细观察、询问接种对象的健康状况，了解有无禁忌证。指导接种人员要在预防接种时才从冰箱取出预防用生物制品，要核对其规格、剂量与处方是否一致；发现过期、变色、裂纹、霉变、摇不散的絮状物、无标签、标签不清，或由于冷藏不当致使液体疫苗被冻结的均不能使用；检查使用的稀释液是否与疫苗的要求一致，符合条件方可接种。

5. 指导预防接种要严格执行"一人一针一管一用一消毒"制度。

6. 组织工作人员统计当日预防接种人数、预防用生物制品用量及耗损量（注明原因）。

7. 负责免疫接种相关统计分析、报表等。

8. 预防接种过程中若发生接种反应，要立即向预防保健科报告，同时采取必要的紧急救护、治疗措施，要详细记录预防生物制品的名称、规格、批号、厂家，准确记录接种对象的年龄、性别、免疫针次及剂量、临床症状等。要配合相关部门或单位对每例严重副反应或接种事故进行个案调查、采样、随访和处理。

（二）妇女保健医师工作职责

1. 在所在科室主任领导下有计划开展妇幼保健工作，接受业务主管部门的指导、检查，及时计划和总结本院妇女保健工作并向公共卫生科汇报。

2. 要熟悉与妇幼保健工作相关的卫生法规，按规范开展医院的妇幼保健工作，在医院促进爱婴行动领导小组的指导下督促相关科室执行医院爱婴行动制度。

3. 熟练操作妇幼保健信息管理网络系统，充当好此系统妇女保健方面的管理员。

4. 掌握医院和管辖社区孕产妇情况，负责妇女保健门诊，做好本院产科住院产妇的产后30、42天检查，了解母乳喂养及婴儿生长发育情况，填好有关记录。做好孕产妇保健系统管理工作，保障孕产妇系统管理率达标。

5. 协助做好产妇产后访视和新生儿访视，普及科学育儿知识，推广母乳喂养。协助办好孕妇学校（包括产后母婴保健知识讲座），参与遗传咨询及优生优育、母乳喂养、围产期保健宣传。有计划查治妇女常见病、多发病，做好妇女五期保健指导工作，宣传妇女保健知识。

6. 指导、检查妇幼保健相关科室的妇女保健工作，如孕妇建卡、记录、定期检查、产后访视等。督促产科开展新生儿疾病筛查工作，筛查率必须达100%。每月对出生缺陷儿、孕产妇死亡、死产、死胎、婴儿及5岁以下儿童死亡、新生儿破伤风、计划生育手术并发症等进行漏报调查，指导相关人员做好报告及信息录入工作，及时与公共卫生科沟通以便保持信息一致。

7. 了解本院高危及早孕检查门诊情况，协助对有畸形分娩史的产妇进行追踪检查。

8. 严格执行围产儿及孕产妇死亡病例报告评审制度，及时将发现的围产儿及孕产妇死亡情况和相关资料报告公共卫生科。

9. 收集各相关科室的妇女保健相关资料，对本院的孕产妇系统管理保健手册的各项管理率要准确地统计，做好整理、保管工作，汇总、统计后完成报表，及时报告。保证工作质量、各项工作指标达到要求。

（三）儿童保健医师工作职责

1. 在所在科主任领导下有计划开展儿童保健工作，接受业务主管部门的指导、检查，及时计划和总结本院儿保工作并向科长汇报。

2. 要熟悉与妇幼保健工作相关的卫生法规，依照相关卫生法规和医院有关规章制度规范开展医院内儿童保健工作。

3. 负责儿童保健工作正常进行，做好医院出生婴儿30天检查，了解母乳喂养及婴儿生长发育情况，给予养育方面的指导，规范填好有关记录，按业务主管部门要求做好体弱儿、高危儿管理及转诊等。按规范开展婴幼儿神经发育评估及心理行为指导等工作。

4. 对检查出的体弱儿实行专案管理、登记，在儿童保健手册上作特殊标记。对体弱儿体检结果、病情、喂养、营养、生长发育评价、护理、疾病矫治等情况作详细记录，做好追踪复查，待患者恢复正常后，及时按正常健康儿童管理。发现高危儿可及时向妇幼保健机构转诊或参照体弱儿专案管理。

5. 督促产科新生儿疾病筛查工作的落实，普及科学育儿知识，推广母乳喂养。

6. 对本院出现的5岁以下儿童死亡，要及时登记、报告。协助妇幼卫生管理员将本院的 5 岁以下儿童死亡评审结果和相关资料报告辖区妇幼保健院。

7. 熟练操作妇幼保健信息管理网络系统，充当好此系统儿童保健方面的管理员。收集、整理儿童保健相关资料，汇总、统计后完成报表，及时报送给业务主管部门。

8. 有计划开展儿童常见病、多发病防治和儿童保健宣传工作。

9. 督促各科及时填报残疾儿童报告卡，每月开展残疾儿童报告查漏，按时向辖区妇幼保健院报告。

10. 熟悉医院和社区健康服务中心的儿童计划免疫工作运转，能解答有关儿童免疫接种的问询。

11. 按时完成科室安排的临时任务。

（四）公共卫生工作护士职责

1. 在科长、护理部的领导下认真完成本科护理工作。

2. 要熟悉预防保健窗口各项工作运转，仪表应保持端庄，在分诊时要主动服务，能热心、耐心解答有关问询，指引来办事人员到相应窗口，协助科内人员妥善处理预防保健事务。

3. 必须严格执行医院制订的各项医疗护理制度及护理技术操作规范，杜绝差错事故的发生。

4. 有合适的时间要积极协助医师进行妇女儿童健康检查工作，如测量儿童的身高、体重、血压、体温等。协助医师做好妇女儿童保健系统管理工作，宣传母乳喂养、科学育儿知识。协助医师收集、整理预防保健相关资料，按时登记、统计、上报各类预防保健资料及报表。

5. 协助科室搞好卫生宣教工作及卫生保健指导。

6. 在预防接种时要严格按预防接种规范执行。

7. 积极协助本科室内物品管理员做好科内后勤保障。

8. 按时完成科室安排的临时任务。

第八章　公共卫生项目管理

第一节　公共卫生项目管理概述

一、项目的定义与主要特征

（一）卫生项目的定义

卫生项目，是一个卫生组织为实现既定的目标，在一定的时间、一定的人员和其他资源的约束下所开展的有一定独特性的、一次性的工作。卫生项目可以是建立一所医院、研发一种新药、组织一次培训，也可以是开展一项对社区卫生服务满意度的调查、全国结核病调查，组织一次健康教育活动等。可以是开放一种新技术、提供一项新的服务项目，也可以是建立一种制度、开展一项科研活动。只要是为特定的卫生产品或卫生服务而开展的一次性活动，均属于卫生项目的范畴。

（二）卫生项目的特征

不同的卫生项目在内容上可以千差万别，开展一项突发性公共卫生事件应急演练项目与国家公共卫生体系建设项目在内容和设计上相差甚远。但不论项目规模大小，也不论项目内容的复杂程度，从本质来看卫生项目具有以下特征。

1. 目的性

任何项目都有明确的目标。任何项目都是为特定的组织目标服务的。项目的目标可以分为两个方面：一是项目的产出，表现为项目的产出特性、功能和使用效果等等；二是项目的工作目标，表现为项目完成的期限、成本和质量等。一个公共卫生项目人力资源的培训项目，项目的产出是培养一定数量并达到一定质量的公共卫生人员，项目的工作目标是保证培训产出控制在一定的培训时间内和一定的培训成本内。项目管理不仅关注项目的产出，同时还关心是否达到项目的工作目标。

2. 独特性

产生的产品和服务与其他产品或服务相比应具有独特性,如研发一种新药、制定一项公共卫生服务项目的服务标准,其产出都是独一无二的。这种药物批量生产或这项公共卫生项目推广应用则不是项目的范畴。

3. 一次性

项目是一次性,即项目有时限性。每个项目都有自己明确的起点和终点,而不是不断重复的过程。项目的起点是项目开始的时间,项目的终点是项目目标已经实现,或项目目标无法实现而中止项目的时间。项目的时效性与项目持续时间的长短没有必然联系,无论项目持续时间有多长,任何项目都是有终点的。

4. 制约性

理论上说,每个项目在客观上都会受到条件和资源的制约,即每个项目都有制约性。每个项目都会受到人力、财力、物力、时间、技术及信息资源等方面的制约。

5. 其他特性

由于项目具有独特性,所以项目一般具有一定创新性。也由于项目具有制约性,所以项目也具有风险性。项目的一次性特点导致了项目具有不可重复性和临时性,项目一旦结束,项目组织就要解散,所以项目组织具有临时性的特点。

二、项目管理的概念及术语定义

(一)项目管理的概念

项目管理是运用各种知识、技能、方法和工具,为满足项目各利益相关者对项目的要求与期望所开展的项目组织、计划、领导、协调和控制活动。

(二)相关术语定义

1. 期望与要求

期望,是指有待识别、未明确的、潜在的项目追求,是参与项目各方都期望达到的目标。要求,是指已经明确和清楚规定的项目目标,如合同条款中的明确规定。项目管理不仅要努力实现已经明确的项目目标,而且要最大限度地满足那些尚未明确的项目目标。

2. 项目的利益相关者

项目的利益相关者是指参与项目或者利益会受项目影响的个人或组织。项目管理者必须全面识别出项目的各类利益相关者，分析主要利益相关者的要求和期望，并将其作为项目目标形成的基础。一般来说，项目的利益相关者主要包括：

（1）项目资助方。项目资助方是指项目的投资人和所有者，是项目的最终决策者，他拥有对项目时间、成本、质量和综合管理等方面的最高决策权力。

（2）项目用户。项目用户是使用项目成果的个人或组织。任何项目的最终产出都是为项目用户服务的，因此在项目管理中必须考虑项目用户的期望和要求。

（3）项目负责人。项目负责人是项目的领导者、组织者、管理者和项目管理的决策者，且也是项目重大决策的执行者。一个项目的负责人对该项目的成败至关重要。

（4）项目的其他利益相关者。项目的利益相关者还包括政府相关部门、公众利益群体、项目所涉及的社区和居民，等等，他们对项目的期望和要求对项目的成败也起到了重要作用。

每个项目所涉及的利益相关者不同，他们之间的期望和要求也会有所不同。项目负责人需要充分了解各方利益相关者的期望和要求，权衡利弊，尽最大可能满足更多利益相关者的愿望和要求，保证项目的成功。三、项目管理的职能及知识体系

（一）项目管理的职能

美国项目管理协会提出项目管理的知识体系由9个部分组成，包括项目的集成管理、范围管理、时间管理、成本管理、质量管理、人力资源管理、沟通管理、风险管理和采购管理。项目管理涉及具体专业领域的专门知识、技能、方法和工具。如艾滋病预防控制项目的管理，除了具有项目管理的知识外，还需要熟悉艾滋病预防控制领域的知识和技能。

（二）项目管理的知识体系

项目管理经过多学科人员的参与，经过长期的理论与经验的总结，项目管理已经形成了相对独立的知识体系。按照美国项目管理协会提出的《项目管理知识体系指南》要求，项目管理知识体系主要包括9个部分的内容：

1. 项目范围管理

它是指一个项目从立项到结束的全过程中，对所涉及项目工作范围进行的管理和控制活动。一般包括项目起始、界定项目范围、确认项目范围、项目服务计划及项目范围变更控制等内容。

2. 项目时间管理

又称项目进度管理，是为确保项目按时完成所开展的一系列管理活动与过程。一般包括：项目获得界定、项目获得排序、项目获得时间估算、制定项目时间计划，以及对项目进度进行管理与控制等内容。

3. 项目成本管理

是在项目管理过程中，为确保项目在不超出经费预算的前提下完成项目全部活动所开展的管理工作。一般包括：项目的资源计划、成本估算、成本预算、成本控制和成本预测等内容。

4. 项目质量管理

是指为确保达到项目质量目标要求而开展的项目管理活动，有项目工作质量管理和相关产出质量管理两个方面。一般包括：项目质量规划、项目质量保障和项目质量控制等内容。

5. 项目人力资源管理

是指有效地利用项目的人力资源，通过开展有效规划、积极开发、合理配置、适当激励等工作，实现项目目标。项目的人力资源是指完成项目所需要的各种人力资源，也包括所有的项目利益相关者。一般包括：项目组织计划、项目人员募集与配备、项目梯队建设3部分内容。

6. 项目沟通管理

在项目执行过程中，由于项目各利益相关者的文化背景、工作背景、学术背景等方面有所不同，对同一问题的理解都会出现很大差异，只有在项目各利益相关者之间建立起有效的沟通机制，才能确保项目信息的共享和互通，保证项目工作的顺利进行。一般包括：项目信息的沟通计划、信息传送、项目报告和项目决策信息与沟通管理等内容。

7. 项目风险管理

项目的风险是指项目所处环境和条件的不确定性，以及不可预期的可能的影响因素，导致项目的最终结果与项目的利益相关者的期望和要求不相吻合，带来损失的可能性。项目风险管理是通过各种手段来识别项目风险，进而合理应对、有效控制，达到以最小成本实现项目目标的管理工作。一般包括：项目风险的识别、风险的定量分析、风险的对策设计和风险的引导与控制等内容。

8.项目采购管理

是指从项目系统外部获得项目所需产品或服务的过程。一般包括：项目采购计划、采购过程、采购询价、资源供应来源选择、招投标、采购合同等内容。

9.项目集成管理

是指为确保项目各项工作能够有机协调、配合所开展的综合性和全局性的项目管理工作，包括协调各种相互冲突的项目获得，选用最佳的项目备选方案、集成项目变更和持续改善项目工作等内容。项目的集成管理是以项目整体利益最大化为目标，以项目各专项管理如时间管理、成本管理、质量管理等的协调与整合为主要内容所开展的综合性管理活动。

第二节　公共卫生项目需求论证

一、项目的需求分析

任何一个公共卫生项目的提出，必须经过反复的论证，特别是对需求的识别以及客观条件的分析，在此基础上提出项目的建议。

（一）需求识别

1.发现问题并提出设想

在充分收集资料和现状分析的基础上，找出限制卫生组织生存与发展的关键性问题，提出项目的基本设想，这是开展一个项目的基本前提和必要条件。

2.分析机遇和条件

在发现问题和提出设想的基础上，对卫生系统的内部和外部环境进行分析，明确组织获得发展的机遇和条件。特别是对政策环境的分析和评估，往往起到决定性的作用。

3.分析需求提出项目提案

在分析了机遇和条件以后，需要对项目设想进一步细化，即要回答出"项目能够在多大程度上解决组织或机构所面临的问题？"如果该项目能够满足组织或机构的基本需要，并解决所存在的问题，就可着手提出项目建议了。

（二）提出项目建议书

不同的公共卫生项目其建议书的格式基本相同，主要包括：

1. 项目目标

在分析了机遇和条件的基础上，明确项目目的、项目目标和项目策略。项目目的也称总目标，是本项目要实现的高层次上的效果。项目总目标的确定要求：①应符合国家卫生政策和发展战略；②应与机构的发展战略相一致；③应充分表明项目理由；④应清晰地确定目标人群；⑤应表述预期结果。

项目目标是项目的期望效果，是由本项目产出所导致受益者的行为、机构/系统的绩效变化。项目目标的制定要求：①每个项目只有一个目标；②描述对象行为/绩效变化；③对总目标有确切的贡献；④现实可行；⑤表述为结果而不是过程；⑥同总目标有直接因果关系。

2. 项目产出与项目活动

在项目目标确定以后，应根据项目目标阐明和界定项目产出及主要项目活动。

（1）项目产出是指项目实施者必须提交的产品或服务等实际结果。例如，项目地区基本卫生服务质量和效益得到改善；医疗救助特困户基金建立并运行。项目产出：①应为实现项目目标所必需；②应在现有资源条件下可行；③各产出结果应为整体并相互促进；④应以需方为导向；⑤项目实施的管理系统可作为产出；⑥项目产出加假设，构成实现项目目标的必要条件。

（2）项目活动是指为获取项目产出所必须开展的一系列主要活动，是制定项目实施计划的基础。例如：开发和应用预防接种规范；培训基础卫生人员。要求：项目活动确定了行动策略，项目活动决定项目的资源投入需求，每项产出以5-10项活动为宜，活动、产出、目标、目的之间必须有内在逻辑联系并在总体上切实可行。

3. 项目监测指标

用于测定是否达到项目目的、目标、产出、活动等所采用的指标。制定项目监测指标时应注意：①各级监测指标都应当可测量；②应具体描述数量、质量、时间、地点和目标人群；③有符合成本效益的评估方法（统计、访谈、记录等）；④用过程指标在项目结束前评估目标实现程度；⑤用里程碑指标监测产出进度；⑥用间接指标替代难于测量的指标（如自行车/电视机增加数量代替对收入增加的测量）。

4. 项目假设或风险

是指完成项目活动（产出、目标）、实现项目产出（目标、目的）所必须具备的条件或因素。如 3 个月内完成门诊楼主体工程建设，条件是天气条件与历年平均水平相差不大。要求：①从正面角度描述假设；②对应于同层次（活动、产出、目标、目的）内容；③只包括关键性的假设，低风险假设不必列出；④具体、明确、可监测，应将风险分级；⑤分析风险并提出管理措施。

二、项目可行性分析

项目管理要求对任何项目都要进行可行性分析，不同项目的可行性分析所要求的深度和复杂程度有所不同。主要包括：

（一）初步可行性研究

初步可行性研究分析项目建议书所提出的项目的必要性、合理性、风险性和可行性，评估项目建议书中所得出的各种结论，从而做出项目是否立项的决策。项目可行性分析一般包括：

1. 技术可行性分析

即对于项目所采用的技术手段和项目产出的技术要求等方面的分析与评估。

2. 经济可行性分析

即对项目的经济投入与产出和项目产出的技术经济效果等方面的分析和评估。

3. 项目的运营可行性分析

即对项目所需的各种条件和项目产出物投入运营后所需的各种支持条件的分析与评估。

4. 项目的综合可行性分析

即将前面 3 个单项综合在一起进行分析与评估。

项目可行性分析的目的：一是确定项目是否可行，得出项目是否立项的结论；二是确定项目的哪个备选方案最好，明确各备选方案的优先序列。

（二）详细可行性研究

详细可行性研究在初步可行性研究的基础上，根据项目管理的需要，可进一步详细分析公共卫生项目的可行性，详细可行性分析一般要比初步可行性分析详细和复杂。

（三）项目可行性分析报告的审批

项目的可行性分析报告必须经过相应决策机构的审批，审批过程是一个项目最终决策的过程，不管报告是否通过审批，这一过程的终结才是项目决策阶段的完成。可行性报告一旦获得审批，这一文件就成为今后项目设计、项目资金筹措和配备、项目实施和项目评估的依据。

第三节　公共卫生项目的准备与设计

在项目可行性研究的基础上，提出具体的解决方案，并详细估计所需资源的种类、数量及所需要花费的时间和成本。这一阶段的主要工作包括：目标确定、范围界定、工作分解、工作排序、成本估计、人员分工、资源计划、质量保证及风险识别等，形成一份详细的项目计划书。

一、项目设计的主要内容

（一）项目集成计划

项目集成计划是对项目总体工作的计划安排，是对于各种专项计划的集成，其作用是：指导整个项目的实施和控制；协调各专项计划与工作；协调和促进利益相关者之间的沟通；界定项目的工作内容、范围和时间；提供绩效度量和项目控制的标准与基线等。

（二）项目专项计划

项目专项计划是对项目各方面具体工作的计划安排，是根据项目目标的要求而制定的各种专项工作的计划，如项目的工期计划、成本计划、质量计划和资源计划等。项目专项计划的作用是：指导项目某个专项工作的实施与控制；协调专项工作各个方面的利益和沟通；明确和界定项目的专项工作内容、范围和时间；提供度量专项工作绩效和项目控制的标准和基准等。

（三）项目产出的设计及规定

项目产出的设计和规定工作包括对于项目产出的技术设计，实施方案设计、技术规范要求设计等方面的工作。这些工作对项目产出从技术、质量、数量、经济等方面做出了全面的要求和规定。

（四）项目工作的对外招标与合同签订

当一个项目的工作需要使用外部参与单位的时候，在项目计划和设计阶段通常还会包括对外发包和合同签订工作。一般这项工作包括：承发包标书的制定、发标、招标、评标、中标和签订承包合同等内容。

二、公共卫生项目设计的实例

下面是亚洲开发银行技术援助项目"中国西部地区传染性非典型肺炎与传染病防治能力建设"项目（TA4118-PRC）设计。

该项目以项目旨在有效遏制西部地区的"非典"疫情，防止跨区域传播，并提高对于传染性疾病的快速监测和应对能力。项目以遏制项目省"非典"疫情为总体目标，加强各地在"非典"预防、监测、管理和减缓方面的能力建设为手段。特别强调：保护一线医务工作者、贫困人群和其他易感人群；在与国际国内工作伙伴密切合作的工作框架内展开工作；收集并广泛共享抗击"非典"的经验，以提升对话与理解，从而应对中国公共卫生系统面临的挑战，并提供新的抗击"非典"模型。

项目拟实现的任务是：①建立健全省级抗击"非典"方案；②加强传染性疾病的监测系统建设；③提高紧急应对能力；④通过多种方式的信息发布和健康教育机制，提高公众对"非典"的认识和自我保护意识。

项目的设计分为评估和计划、传染性疾病监测、紧急应对系统和信息发布、教育与传播四个部分。

第一部分：评估和计划

通过现场评估，评估项目省"非典"疫情的现状及未来可能的传播动态。评估结果将有助于项目省进行以下内容的评估：

（1）省级和地方卫生系统应对"非典"的总体准备情况，确认主要问题；

（2）现有的人力资源、设备（例如，诊断、运输和废弃物资源管理等方面的），以及基本物资供应情况；

（3）省级机构实施综合防治方案的能力，包括从监测到信息处理、发布及教育活动等各方面。

上述评估将最终有助于各省建立健全抗击"非典"方案，这些方案将建立在已有的战略基础上；既能满足当地实际情况的要求，又能符合防治"非典"领导机构、WHO 和其他相关机构开发指定的框架要求；能够实行定期监测，具备随时提升调整的能力，及时应对"非典"疫情的变化，并且搜集经验教训，为其他省份健全传染性疾病的应对机制提供参考。

第二部分：传染性疾病监测

项目将与各省级卫生厅、疾控机构合作，并借助中国卫生部、WHO 以及其他国内外机构的技术支持，致力于加强目标省份的传染性疾病监测系统。基于评估所认定的监控系统的能力和局限性，该项目将有助于：

（1）开发一套完善系统的框架，能随时应对必要的变动；

（2）确认并采购急需设备；

（3）设计并实施有针对性的专项培训，重点培训省、地、县各级的疾控人员，以及负责传染性疾病报告的现场医务人员和哨点人员。培训过的人力资源可以为抗击"非典"的现时威胁、也为综合监测系统的建设奠定基础。

第三部分：紧急应对系统

在制定省级抗击"非典"方案的同时，该项目还将协助项目省编制有效的、综合的紧急应对方案，内容涉及：①在政府内部各部门间需要磋商的关键领域进行协调（例如，各地边境被视为控制疾病流行的关键点）；②针对负责紧急疫情应对的疾控、地方诊所和医院三方而人员，建立起快速识别、预警和协调的机制；③提供紧急医疗救治和治疗，包括医疗转送和隔离措施；④健全医院救治和病人管理（隔离、消毒、诊断、治疗和报告）机制；⑤实行"非典"接触者管理，包括保护各级卫生工作者；⑥实施家庭、工作场所、医院的感染控制预防；⑦保证样本采集、传递，以及最终处理的安全性；⑧展开全方位的系统管理、协调和监督能力建设。

第四部分：信息发布、教育与传播

本项目将协助项目省建立和实施信息发布、教育与传播策略，以有效地传播重要信息。

这些信息传播工作都将与国家级举措相配合，并将以地方工作为基础，针对各省的具体情况解决具体问题。运用多渠道、多手段，实施信息发布、教育和传播策略，将包括地方报纸及其他印刷材料、电视、广播，并将努力动员现有的社会机构（例如，村委会、学校等）参与其中。行动方案将把高风险人群和边缘人群（例如，少数民族）纳入目标人群。本项目将协助进行有关材料的开发、培训、社会动员，并提供主要设备，推进信息发布、教育和传播策略的实施。

第四节 公共卫生项目的实施与监督

项目的实施与管理就是对一个项目从立项到结束全过程中涉及的项目工作的范围所进行的管理和控制活动。项目范围应包括完成该项目"必需"的全部工作，项目的工作范围既不应超出实现项目目标的需要，也不能少于这种需要。通过此工作的开展，就可以在项目实施前明确定义出一个项目所应开展的工作活动，为项目实施提供一个工作边界和任务框架。通过比较项目实际执行与计划的范围是否有偏差，决定是中止、调整项目或采取纠偏行动和措施，以便对项目实施工作进行有效监督与控制。项目实施与监督的主要工作包括：编制项目计划、界定项目范围等。

一、编制项目范围计划

"编制项目范围计划"是描述项目任务范围和工作边界的文件，明确项目目标及项目任务的计划和安排，作为项目各阶段起始工作的决策依据。

（一）编制项目范围计划的依据

项目起始工作中确定的项目总目标和项目目标，以及可行性分析中所明确和定义出的各种项目限制条件和项目的假设前提条件等方面的信息与资料。

（二）制定项目范围计划的方法和工具

包括项目产出物分析方法、收益/成本分析方法、专家判断法等；在编制项目范围计划时，需要提出各种各样的备选方案，可采用"头脑风暴法"和"横向思维法"等。

（三）制定项目范围计划的工作结果

项目范围计划主要包括3份文件：一是项目范围主体计划，包括项目理由、项目内容、项目产出、项目目标等；二是项目范围支持计划，包括已识别的假设前提和限制条件，可能出现的项目变更等；三是项目范围管理计划，包括项目范围变更的可能性、频率和变更大小的估计，范围变更的识别、分类说明及管理安排等。

二、界定项目范围与制定工作任务大纲

"界定项目范围"，是指根据项目目标要求、限制条件与假设前提、相关历史项目信息等，全面界定项目的工作和任务，应用项目工作分析结构技术，将项目细分为具体和便于管理的项目活动。项目范围定义的结果是产生项目的工作分解结构，其目的在于：提高对项目工期和项目资源需求估算的准确性；为项目的绩效度量和控制确定一个基准；便于明确和分配项目任务与责任。

（一）工作分解结构

工作分解结构（work breakdown structure，WBS）是在项目范围管理中的核心概念，它是由构成并界定项目总体范围的项目要素，按照一定的原则和分类编组所构成的一种树型图，以此定义项目的工作范围。

工作分解技术是通过把项目目标逐层分解，把项目整体分解成效小的、易于管理和控制的若干子项目，直至最后分解成具体工作单元（工作包）的系统方法。它比较详细和具体地确定了项目的全部范围，给予人们解决复杂问题的清晰思路和广阔蓝图。随着管理层级的递进，WBS 也在不断地细化，每细分一层都是对项目更细致、更深入的描述，其中最底层的项目元素叫工作包。一个典型的工作包有一个开始时间、一个结束时间和某种形式的最终产品，并由一个组织具体负责。

（二）项目分解技术的主要步骤

1.将总项目分解成单个定义的且范围明确的子部分（子项目）。

2.判断每个层次划分的详细程度，如果能够恰当地估算出完成本层次项目工作所需要的费用和时间，则进入步骤 4；否则继续步骤 3 的操作。

3.在上述分层的基础上进行更细致的划分，将各组成部分分解为更小的组成部分，并说明可验证的结果。对于每个更小的组成部分，重复进行步骤 2。

4.核实分解的正确性

（1）每一层次的必要性和充分性

本层工作的完成要能够保证上层工作的完成；且如果不进行本层工作，则上层工作无法完成。倘不具备这两个条件，必须对上一层细目进行修改。

（2）工作分解结构的层次

决定一个项目的工作分解详细程度和层次多少的因素包括：项目责任者的能力及项目管理和控制的要求水平。通常，项目责任者的能力越强，WBS 就可以粗略一些，层次少一些；反之就需要详细一些。而项目成本和预算的管理控制要求水平越高，WBS 就可以粗略一些，层次少一些；反之就需要详细一些。

（三）制订工作任务大纲

很多公共卫生项目均涉及提供公共卫生服务的内容，而工作任务大纲在公共卫生服务类项目活动管理中起着重要的作用。它是制定项目活动计划书的重要参考依据。

工作任务大纲是由项目管理方负责准备的。工作任务大纲应根据开展活动的具体性质加以准备。有些公共卫生服务项目是以能力发展为主要内容的，工作任务大纲可以由管理人员，和有关专家及相关政府部门的人员共同准备制定。

工作任务大纲应明确规定工作任务的目标及范围，提供背景情况，并与现有的预算相对应，便于活动申请者准备计划书。有些项目涉及培训活动，就应该提出培训内容和培训人数等细节，以使项目实施单位能够较为准确地测算所需资源。

工作任务大纲应清楚地表明所需完成任务必需的各项服务和预期的成果（如报告、数据等）。项目管理单位和项目活动实施单位的各自职责在工作任务大纲中也应明确规定。常见任务大纲的基本结构包括 6 个部分：①背景；②目标；③任务范围；④方法；⑤主要活动的进度要求；⑥报告的要求。

三、确定实施机构

很多公共卫生项目是由公开招标和定向招标来确定项目的实施机构的。一般来说，公共卫生项目执行的基本原则都是公平竞争、选择最适宜机构开展活动。项目实施机构，包括单一来源和非单一来源两种。

（一）单一来源实施机构

是指具有独特性、唯一性的机构或组织。对于该类机构项目管理机构，只需发送工作任务大纲、邀请函及项目活动指南到实施机构来邀标，邀请其填写并提交项目活动计划书。

（二）非单一来源实施机构

是指同时有几个具备开展某项活动能力的机构，如大学、研究所等，需要通过竞争选择，以寻求最具实力的执行者。确定实施机构需按以下步骤：

1. 发送工作任务大纲及竞标邀请。

2. 项目管理机构根据项目要求确定短名单。短名单，即招标人对投标申请人按时提交的资格预审申请材料进行审查后，符合资格预审要求的投标人名单。这个短名单多是由主管者或者组织者在合格者的范围内，考虑种种因素挑选的有代表性的执行机构，一般选择 3 ~ 6 家。

3. 撰写项目活动计划书。项目管理机构邀请列入短名单的机构，根据工作任务大纲撰写项目活动计划书。

4. 项目活动计划书的评定。项目管理机构根据任务大纲中规定的任务性质和内容，从提交简历的专家中，根据职称、资历等公正遴选 3 ~ 5 名专家组成评标专家组，并在项目计划书截止受理后的几个工作日内组织评标工作。

5. 招标结果的通知。在组织评标后的 10 个工作日内，将招标结果正式通知投标单位，并通知中标单位签订合同。

6. 计划书、标书的修改与完善。对于中标的公共卫生服务项目的计划书，如项目管理方认为有必要进行修改，可以要求对方进行完善，然后签订合同。

四、签订合同与支付费用

在发出中标通知后的几个工作日内签订合同。不论单一来源或通过竞争性招标选择的活动实施机构，都需要采用合同的方法进行管理。当中标者不能就合同与项目管理机构达成一致时，管理部门可以通过书面方式通知对方停止签订合同，邀请评标排名第二的机构谈判签订合同或重新招标或邀标。

一般来说，在签订合同后，管理机构将支付 40% ~ 60% 的合同款（不同的机构、不同的项目支付比例不同）。在项目活动实施中期，实施机构要向管理机构提交中期项目进展报告。如果实施机构很好地履行合同条款，管理机构将再支付一定比例的合同款。如果实施方未能很好地履行合同，第二笔费用暂停拨付，同时通过上级部门加强督导，促其改进工作。实施方改进工作并履行了合同条款后，将补付合同款。项目合同结束，项目实施方需要提交项目完工报告和财务结算报告。经管理机构审核批准，管理机构将支付合同总额的尾款。

五、督导、进展报告与验收

　　对于公共卫生项目来说，不同的管理机构采用不同的督导方式。例如，有的项目在项目执行期间，会选择适当时间对项目实施机构进行 2 ~ 3 次督导，要求项目实施机构每半年或 1 年提交 1 份项目进展报告。

　　实施方在项目活动完成后向项目管理机构提交项目活动完工报告和财务结算报告。提交报告后，项目管理机构就可以对项目活动进行验收。如果验收合格，项目管理机构将按照合同规定办法进行费用支付。如果验收的部分活动未完成或部分完成，也要按照合同的约定进行处罚。

第五节　公共卫生项目的评估

　　公共卫生项目的评估就是对公共卫生项目的目的、执行过程、产出、效益和影响，进行系统的、客观的分析；通过项目活动的检查总结，确定预期目标实现程度，项目的主要效益指标是否实现；通过分析评估分析失败的原因，总结经验教训，并通过及时有效的信息反馈，为未来新的公共卫生项目的决策、提高项目管理水平提出建议，达到提高公共卫生项目效率的目的。

一、项目评估的目的与意义

　　公共卫生项目评估是以公共卫生项目计划要求为标准进行的评估，是项目计划的继承和发展。经过评估，既可以巩固已经取得的成效，也可以采取相应措施防止类似问题的发生。一项成功的评估必须与项目所制订的应该达到的目标相联系，目标说明得愈具体、愈明确，评估工作愈客观，工作的成效就愈大。

　　（一）公共卫生项目评估的目的

　　（1）确定项目计划的适宜性与合理性。

　　（2）确定项目计划中所开展活动的种类、数量，确定所开展的活动是否适宜目标人群，以及所开展的活动是否按照计划进行，等等。

　　（3）确定项目是否达到了预期的目标、存在的问题是什么，以及需要进一步改进的意见是什么，等等。

　　（4）向项目资助方提供评估报告，报告公共卫生项目所取得的结果、存在的问题、得到的经验和教训，等等。

（二）公共卫生项目评估的意义

1. 可以保证公共卫生项目实施取得成功

评估贯穿于整个项目实施的各个阶段，管理者可以利用评估方法和手段，在项目实施的各个阶段控制进程，保证项目质量。

2. 可以使公共卫生项目更具有科学性

在众多复杂的影响项目结果的因素中，项目管理者可以利用评估工具对影响因素进行监测和控制，使项目所得结果易于解释，也使公共卫生项目更具有科学性。

3. 可以提高公共卫生项目的效率

评估可以改善正在实施项目的效果和效益。管理者利用评估手段，在项目实施的各个阶段，通过对项目的评估，及时得到相应的结果；通过反馈机制，及时修改项目活动和进程，使得项目取得最佳的结果。

4. 可以阐明公共卫生项目的价值及其推广性

通过评估可以明确项目的适宜性，是否具有推广价值，以及推广该项目所需要的条件和环境。

5. 评估项目目标的实现程度

将项目的计划目标与实际完成目标进行比较，衡量目标的实现度。同时，可找出存在的差距，为项目后期的工作指出方向和工作重点。

6. 评估公共卫生项目的进展

将项目的计划进度与实际的进度进行比较，说明工作的进展情况，找出影响项目进度的原因，以便以后有针对性地采取相应的措施，保证项目顺利实施，达到预期的目标。

7. 对项目产生的社会和经济效益做出客观的评估

通过对投入与产出分析、衡量公共卫生项目所产生的社会与经济效益。社会效益的投入，由投入卫生资源取得的使用效果指标，即居民健康状况指标来衡量；经济效益，由投入的卫生资源所取得的经济价值来衡量。

8. 评估公共卫生项目的质量

项目质量控制的主要形式是对项目指标和标准的评估。通过对公共卫生项目的指标和标准的评估，可以加强公共卫生项目的质量控制工作。

二、公共卫生项目评估的内容

公共卫生项目的评估内容依据评估目的的不同而有所不同。但总体上应包含以下内容。

（一）检查公共卫生项目的适宜程度

对所开展的公共卫生项目是否是当前急需的，是否是当前存在的主要卫生问题，是否是以需求为导向的，项目的方案和经验是否具有可持续性和可推广性，等等。其中最为关键的是，项目的目标必须是解决优先卫生问题或解决重要的卫生问题。制定的卫生政策适合社会经济发展的程度，提出的卫生计划符合人们迫切的卫生需求，提出的目标、政策、策略、措施符合当地的具体情况，技术与方法可行，经济上能够被国家、集体、个人所承担，群众乐于接受。

（二）评估公共卫生项目的足够程度

主要是评估项目的计划，检查项目计划的完整性、可操作性等。例如，项目是否有明确目的和目标，是否将目标定量化和等级化，所设立的目标是否能够达到。采取的干预措施是否有针对性，是否有效等。在制定计划的过程中，是否明确了重要的卫生问题，对于各种卫生问题是否给予足够的重视，并且在人力、物力、财力等方面给予保证。

（三）检查公共卫生项目的进度

将各项项目活动的执行情况与原计划的进度相比较，调查项目活动未按计划执行的原因，找出存在的主要问题或障碍及其主要的影响因素。将开展各种工作、活动取得的进展与预期计划的目标相比较，评估成功或不足的原因，提出修改计划的措施。检查计划的时间进展，可以了解计划的进度，了解计划实施取得的成就，及时提出需要引起重视的问题。

（四）检查公共卫生项目的效率

效率是指实施公共卫生项目所取得的成果，同投入的资源之间的对比关系，评估能否以更经济的方法来达到同样的结果，从而使项目的机会成本最小和边际效益最大。它同时也是指卫生规划或活动所取得的成效与投入的人力、物力、财力、技术、时间之间的对比关系。

（五）评估公共卫生项目的效果

衡量项目活动所期望的预定目标的实现程度，如是否达到了预期目标，是否解决了主要卫生问题，等等。研究计划执行过程中对解决某一卫生问题或改善卫生状况取得的预期效果。因此，效果也可以用来评估一项计划预期目标实际达到的程度。在条件容许时，目标达到的程度应尽可能用数字来衡量，医学研究的许多指标是能够定量研究的。

（六）评估项目的效应

项目的效应是指项目对社会经济、公共卫生发展等所产生的影响，以确定所评估项目的长期影响和贡献。

（七）评估项目的成败原因

不同的项目有不同的经验教训和启示。关注那些失败的项目，分析错误出现在哪里，为什么项目的目标不能实现？成功的项目同样也值得仔细地研究和评估，从中可以得到许多有益的启示。

那些由于不可预见的因素而导致失败的项目并非是真正的失败项目，只是由于一些不可抗力或不可预见的原因，项目的目标才不能得以最终实现。那些由于环境变化、组织变化、目标变化而失败的项目也非真正的失败项目，只有那些因为管理问题、决策问题而导致预算超支、进度推迟、资源严重浪费的项目才是失败的项目。

1. 项目成功的原因

（1）制订了一份真实、可行的项目计划。

（2）项目的冲突得到了有效的控制和解决。

（3）项目目标清楚，研究小组中每位成员都能充分地理解。

（4）项目从启动到结束都处于有效的控制和跟踪状态。

（5）在规定的时间内，有足够的人员完成既定的工作任务。

（6）在项目实施之前，绝大部分工作任务已经得到界定，资源已配置齐全。

（7）项目负责人经常与研究小组的成员进行交流，倾听他们的建议，帮助他们解决问题，掌握了项目进展的第一手资料。

（8）项目负责人注意研究已终止的类似项目，善于从中吸取经验和教训。

2. 项目失败的原因

项目为什么会失败？有一些基本的原因决定着项目的目标难以实现，这些原因恰好与成功项目的原因相反。

（1）项目计划太简单，或者过于复杂，甚至脱离实际，难以操作。

（2）项目的主要冲突无法解决，浪费了过多的时间和资源。

（3）项目负责人的管理水平、领导艺术欠佳。

（4）项目团队对最初的项目目标理解有分歧。

（5）在项目进程中，项目监控不充分，不能预见即将发生的问题；当问题出现时，又没有能够适当地解决。

（6）研究小组成员数量不充足且工作效率低下。

（7）项目负责人以及主管单位之间缺乏有效、充分的沟通。

（8）优柔寡断的决策。

（9）项目中所需的资源供应缓慢，导致项目进度一再拖延。

三、项目评估的类型

公共卫生项目的评估类型按照不同的分类标准有着不同的界定。

（一）按照项目周期分类

1. 目标评估

主要围绕确立的计划目标，评估目标的科学性、合理性和可行性，最终评估目标的实现程度。

2. 过程评估

主要对公共卫生项目实施过程的绩效进行评估。通过对实施过程加强监督、控制、分析卫生资源的利用程度、计划的进展程度等，及时发现执行过程中存在的问题，制定相应对策，加以解决。保证计划顺利执行。

3. 结果评估

主要针对实施后所取得的成效进行的评估。结果评估对于长、中、短期的公共卫生项目，可以细分为长期效应评估、中期效应评估和短期效应评估。长期效应评估体现了公共卫生项目的持续性发展绩效；短期效应则表现为公共卫生项目的短期绩效。完整的评估应该包括长、中、短期三个方面的效应。

（二）按照评估内容分类

一般来说，按照评估内容可以将公共卫生项目的评估类型分为环境评估、形成性评估、基线评估、预试验评估、财务评估、中期评估和终末评估。

1. 环境评估

这里所讲的环境是一个广泛的概念，包括政治的、社会经济的、人口的、文化的、地理的等许多方面的情况。项目的环境评估往往是项目正式开始之前的主要任务，它关注项目地区的社会经济发展有关的政策、制度、人口等状况对项目的影响。随着管理的进一步科学化，环境评估的重要性将越来越明显。

在进行环境评估时，政策分析技术是较为常用的一种方法。它主要针对当地政府等部门的有关政策和规划进行系统的分析，明确拟开展的项目是否是当地当前的工作重点，是否对促进当地的社会经济发展有重要的作用；现行的政策和规划是否支持本项目的目标和实施以及成效的推广，等等。一句话，项目的设计、实施等都必须适应环境因素，否则该项目就没有存在的必要。

2. 形成性评估

是指在项目实施过程中所开展的评估性研究。它重要是检查项目的干预措施或实施方案的有效性与可行性。同时，还对项目的承担机构/组织的有关经验和条件、人力资源管理、信息管理等进行评估。以便及时发现问题，加以解决。

3. 基线评估

又称为基线调查，即通过定性、定量相结合的方法收集项目实施之前的有关资料，明确有关指标的基准状况，如疾病的发病率、患病率等，为以后项目中期和终末性评估提供基础性的参考数据，以明确项目实际产生的成效。因此，项目的基线评估作用很重要，不能忽视。

4. 预试验评估

在正式项目实施前，研究者往往会在一小范围内选择某个（些）单位进行试点，以评估项目设计的合理性、项目干预方案的可行性、项目的实施效果、研究对象的可接受性与满意度、进度安排的适宜性等。对于在预试验中发现的问题，及时给予修改，减少了项目正式开始以后所产生的问题。此外，通过预试验还可以对调查员进行标准化培训，使他们统一概念、统一方法、统一程序等。

5. 财务评估

在项目实施后，会经常性地开展项目的财务评估工作，以检查项目资金是否按计划分配，配套经费是否到位，比较预算与实际费用开支的符合程度，计算投入产出比，了解资金是否满足公共卫生项目的需要，是否发挥了应有的作用等。

6. 中期评估

当项目进行到一半时间时，往往会开展项目的中期评估工作。目的是综合检查项目设计的适宜性，即项目预先的概念和思路在目前是否仍然正确，项目的环境是否发生了变化，环境的变化对项目目标的实现是否有重要的影响，项目取得哪些阶段性成果与产出等，项目存在哪些问题，这些问题的主要原因是什么等。同时，中期评估的另一个目标是，考虑是否及怎样修改项目的计划、目标、投入等，并且提出项目后期的指导原则和有关的建议。

7. 终末性评估

几乎所有项目在其结束时都需要开展终末性评估工作。它的重点是检查项目预期目标的达到程度，项目的成效（包括效果、效益与效用等），项目成效的可持续性、可推广性，以及必需的条件与范围等。

四、项目评估的程序

一般来说，项目评估由提出关注的问题、确定评估标准、设计评估方案和选择指标、收集资料、分析资料和报告结果等八个步骤组成。

（一）确定利益相关者

利益相关者，是指与项目设计、实施与效果有一定联系的机构、组织和人群等。它们的期望和态度等对项目的开展与项目效果的扩散等都有一定的影响。例如，拟在某市的多家医院开展一种新药的临床试验，这一项目的主要利益相关者包括：政府的有关职能部门（药品监督局、卫生部局），卫生服务机构（医院、疾控中心）、保险机构、药品生产厂家、病人等。

（二）明确不同利益相关者所关注的问题

对于同一个公共卫生项目，不同利益相关者所关注的问题不同，有时甚至完全相反。评估者必须首先明确它们对评估性研究的期望，从中确定谁是主要的利益相关者，根据其主要的期望设计评估方案。

（三）确定评估目标

在明确主要利益相关者及其期望的基础上，评估者应确立评估的目标。这个目标既包括总目标，又包括具体目标。总目标是总体上阐述项目工作应该达到的目的，能够说明总体的要求和大致的方向。具体目标是总体目标分解到各个主要环节上的目标，是对总目标的具体说明。

任何一个研究计划都需要有明确的目标，它是计划实施和效果评估的依据。没有明确的目标，整个计划就失去了意义。计划的目标分为总体目标和特异性目标。计划的总体目标是指计划理想的最终结果。它是概括性的，它为计划提供了一个总体发展方向。为了达到总体目标，必须依靠几个特异目标的实现来完成。计划的特异目标又称为具体目标，是为实现总体目标而设计的具体可操作的目标。制定目标应遵循以下原则。

1.可实现性

目标的可实现性是指所制定的目标要合理，能够有理由实现。也就是说，在制定公共卫生项目的目标时，应根据拟探讨的问题、现有的条件、资源等，制定出合理的、可实现的目标。

2.可测量性

目标的可测量性，是指计划实施中和完成后对所产生的变化结果可以测量。这样既有利于对结果的评估也有利于对结果的观察。

3.时间限制

目标的制定一定要有时间的限制。在制定目标时，应考虑解决问题需要的时间和借鉴他人的工作经验，为自己的计划制定出一个合理的时间范围。

4.具有挑战性

所制定的目标应具有挑战性，即可以激励研究人员主动参与工作，尽可能地解决所想解决的问题。

（四）确定评估需要回答的问题

在进行公共卫生项目评估时，通常需要对项目提出以下的问题。

1.哪种策略最有效，有无其他可替代方案

策略是为了实现计划目标而采取的一系列措施的原则。在制定策略时应首先分析问题发生的原因，并根据可能的原因制定实现目标的策略。对于每一种原因都有可能提出多种达到目标的策略，但在确定实现目标的策略时，应该考虑到资源和条件，使所提出和制定的策略既能够符合现实的基本情况，又能够实现计划目标。

2.确定最有效的干预措施

干预措施是在实现目标策略的指导下所制定的一系列为达到目标而进行的活动。活动是具体的和可操作的，活动计划要表明具体的活动时间、对象、人数和地点。也就是活动计划要解决做什么、在哪里做、什么时间做、谁去做，以及如何做的问题。应选择客观、可测量的指标来反映活动效果。在确定干预措施时，应考虑人力、物力和财力等资源问题，也应注重成本效益的问题。即在几个可供选择的干预方案中，选取最为有效的那个方案。充分考虑项目方案的机会—成本问题，从中选择最佳的方案，使有限的资源发挥最大的效益。

3.确定最适宜的目标人群

一个项目往往难以解决所有的问题，要根据需求等情况，选择最为适宜的人群为项目的目标人群，才能充分发挥项目的效果和效益。

4.确定干预是否施加于目标人群

通常有些项目虽然已经按照预订的计划开展了，但是由于各种因素的影响，干预措施有时并没有落实到准备干预的目标人群，以至于开展的活动很多，但目标人群受益很小，甚至没有任何受益。这主要的原因是干预措施没有施加于目标人群。

5.干预是否按计划实施

原则上项目计划是项目实施的指南，任何项目活动都必须严格按照预先确定的计划执行，否则就有可能使项目失去方向和难以达到目标。

6.干预措施是否有效

干预措施施加于目标人群后，紧接下来就要问该项措施的有效性问题。花费资源来实施没有效果或效果不大的干预措施，是不符合项目管理原则的，也没有任何必要。因此，在项目实施以后，就必须要了解项目所采取的干预措施的有效性。

7.干预措施的费用如何

良好的干预措施应该以较小的花费取得较大的成效。一项干预措施，虽然取得的成效较大，但是如果其所需要的费用很高，在卫生资源有限的今天也是不可取的。有时，项目管理者将项目干预的费用作为最主要的一项指标来评估项目的适宜性。

8.是否达到期望目标

将项目的效果与预先制定的目标进行比较，看目标的达成度。目标达成度越高，项目就越成功，反之亦然。

9.问题概念是否可操作化

项目设立的基础首先是因为存在着问题。要解决该问题，必须制订详细的解决方案——项目计划。在制订项目计划的时候，要建立项目假设，明确问题是什么及其造成问题的主要原因。如果对问题的理解不透，假设不明确，将会使项目缺乏可操作性。

10.问题的分布和目标人群是否查明

在明确问题是什么之后，就需要阐明问题的分布范围及其所涉及的人群，明确目标人群的特征、大小等。

11.项目设计是否紧扣目标

项目的目标是要解决存在的主要问题，它是指导项目设计、实施与评估的指南。只有在具有明确目标的前提下，才能进行下面的设计。反之，项目的设计必须紧密围绕目标，否则在项目结束后就无法保证目标的实现。

12. 项目实施概率多大

明确实施该项目的环境条件、资源等因素是否具备。

13. 费用—效益比如何

只有受益大于支出的卫生项目才有可能实施。如果一个项目的效益越好，其实施的可能性就会越大；反之亦然。

14. 干预效果是否项目所期望的

有时项目产生了许多效果，有的效果往往很大。但是，从项目管理和评估的角度来看，一个项目是否成功，最为关键的是项目达到其所期望的效果，即项目计划的目标。

15. 结果是否归于非项目的因素

由于在项目的实施过程中会有许多因素的影响，要明确项目最后所取得的效果哪些是由于项目的干预所产生的，哪些是由于其他因素（非项目因素）引起的，从而正确评估项目的成效。

16. 是否为最有效率的项目

一个好的项目，不仅需要具有良好的效果和效益，同时也应该具备良好的效率，即用最小的投入和时间获得期望的效果和效益。

（五）选择评估指标与标准

在明确了不同等级目标后，应再列出相应的评估指标。指标是指测定变化的工具，利用它可明确目标是否达到及达到的程度。指标确立的原则主要有：

1. 客观性

指标体系的设计应该能够客观地评估总体目标，要求每项指标都与总体目标保持一致，使每项都能够反映客体的本质。

2. 独立性

指标的独立性要求指标体系中同一层次的指标是相互独立的，不互相包含，也不存在因果关系，并且指标之间不存在矛盾之处。指标独立性的要求，可以避免指标的重复，提高指标评估的科学性。

3. 可测量性

为了提高指标评估的准确性，凡是可以量化的指标，应尽可能量化测量。

凡是不能量化的指标，应尽量有明确的观察结论，为数量化分析奠定基础。

4. 可比性

公共卫生项目的评估是对客体的判断，要想作出正确的判断，必须保证质的一致性。因此，设计指标时应注意选择具有质的一致性的内容，以保证具有可比性。

5. 简易可行性

要求指标便于实施、容易测量和得出结论。为了收集的方便，保证指标的准确可靠，应尽量简化测量的指标体系。

6. 时间性

即指标要有时间限制。因为很多指标是随着时间的变化而变化的，如果没有明确指标收集或分析的时间，往往就会得出错误的结论。例如，在评估促进儿童生长发育的项目中，其中一个重要指标为身高，由于身高在上午和下午的自然生理性变化，因此必须明确规定身高的测量时间。

满足了上述原则的指标被称为客观可证实性指标。确定评估项目效果的标准是对已经确定的评估指标进行数量的规定。因为，在评估一个项目的成效时，往往不是一个指标，而是一组指标表示项目的成效。这一组指标构成了项目的评估指标体系。在该指标体系中，必须明确每一个指标在该体系中的定位和价值，即指标的分值与权重问题。例如，反映儿童健康教育项目的评估指标有"儿童不良卫生习惯的改善"、"肥胖儿童比例的减少"、"儿童某种疾病的发病率下降"等，这几个指标在对评估项目成效的实际贡献实际是不同的，"儿童不良卫生习惯的改善"指标的价值就大于其他两个指标。为此，必须分析每一指标情况，给予不同的权重。此外，指标的标准的确定还是为了确定收集什么样的信息来证实项目效果。以"改善儿童不良卫生习惯"为例，可以通过以下途径收集相应的资料说明确定项目效果的标准。可通过父母、教师，找到参加项目的儿童不良卫生习惯得以改善的证据；可通过对儿童的观察，了解他们已经改善的卫生习惯；可通过体检，得到儿童身体状况改善的证据；可通过比较参加和未参加项目儿童的卫生习惯和身体状况之间的差异等，获得有关证据。

（六）确立资料收集与分析的方法

1. 选择资料收集的方法

评估资料的收集由一系列工作组成，包括：确定测量变量、选择测量方法、确定测量的真实性和可靠性、对测量的质量控制、记录并解释测量结果，等等。

掌握及时、准确、可靠的信息是进行科学评估的基础,没有信息就没有评估工作。一般可以将资料的获取方法划分为以下几种。

（1）询问表调查法根据调查目的拟订专门的调查表，由专门训练的调查员向被调查者询问来收集资料。询问调查一般采用抽样调查，要求样本有代表性。通过询问调查，既可以收集常规登记和报告所不能得到的资料，又能够核对其数据的准确性和完整性。

（2）通信询问调查法调查表采用通信邮寄的方式分发给被调查者，由被调查者根据调查表的填写说明填写。这种方法易于开展，但是其应答率较低。

（3）观察法分为两种。一种是直接观察，是指直接参与研究对象的活动中，观察、收集记录所需要的资料；另一种是非直接观察，调查者不参与研究对象的活动，只是将观察的结果记录，然后进行分析。

（4）健康检查法采用健康检查和实验室辅助诊断等方法，找出可疑患者。该方法必须与询问相结合使用。

2.收集资料时应注意的问题

在收集信息过程中，一般要问的重要问题是：

（1）要测量的变量是什么？

（2）对于要测量的变量是否有现成的、公认的测量技术？

（3）该测量技术是否在过去同本次测量类似的环境下使用过？

（4）本研究是否具有足够的时间、资源和技术来创造新的测量技术？

（5）被调查者是否乐于回答研究所提出的问题？

（6）信息的收集是否符合伦理的要求？

（7）所收集信息的可靠性如何？

3.分析资料

将资料分析划分为两个阶段：①调查资料的核对、整理与分析阶段；②对取得的调查资料进行判断、推理，得出有规律性的结论。根据不同的资料选择相应的统计分析方法，对资料进行处理、分析时应该考虑：

（1）要评估问题的特点是什么？

（2）要评估项目成功的标准是什么？

（3）所测量变量的性质是什么？

（4）选择的调查样本量是否有代表性，是否足够？

（5）所收集资料的真实性和可靠性是否令人满意？

（七）明确评估结果利用者及其期望

在完成以上（一）至（六）步骤后，评估者已经掌握了有关项目的基本素材。紧接着就要了解谁将要利用本资料的问题。正如以上所述，不同的机构和人群对于评估性研究的期望是不同的，因此他们利用评估所得资料的角度和动机也是有差异的。由此可见，只有在清楚评估结果的利用者是谁及其期望之后，才能撰写并提交有针对性、有价值的评估报告。

（八）撰写并提交评估报告

评估报告是项目评估的书面总结，撰写评估报告是项目评估工作的重要组成部分，是评估性研究的最后一个环节，应以认真、严谨、求实的态度对待报告的撰写工作。评估报告是采用书面文字的形式，系统地介绍项目评估的目的、方法、过程、结果及结论的一种特殊文体。一方面，评估结果和结论要通过一定的形式表现出来，才能对其进行传播、交流和应用；另一方面，对评估结果的表现过程又是对调查材料继续深入分析和研究的过程。有时，调查人员在撰写评估报告以前认为有些问题基本弄清楚了，但是当撰写报告时又不知如何下笔，这时才知道有些问题并不十分清楚，还得进一步深入分析与探讨。

有时，对于一项评估性研究往往需撰写几种不同类型的评估报告。例如，当利用者为政府领导时，评估报告通常只是简明扼要地说明项目的成效和产生的影响等，而忽略评估的方法学等问题；如果利用者为财政部门，评估报告的重点是阐述关于资金的使用情况，以及有关费用效益的问题等；如果评估报告的利用者为项目管理专业机构和专业人员，则评估报告必须详细描述和解释有关项目设计、实施、成效及其影响等所有问题。

通常项目评估报告应包含如下主要内容：

（1）回顾项目的历史，其中包括对项目计划的修改和变更。

（2）主要成果的总结。

（3）对比项目的计划目标和已实现的目标，分析其成败的原因。

（4）项目总决算，并说明成本偏差的原因。

（5）评估项目管理的得失。

（6）研究需要继续调查的问题。

（7）对未来项目管理的建议。

此外，一些大型公共卫生项目评估报告还包括如下内容：

（1）对项目进程中所出现的问题、冲突及解决办法的总结。

（2）项目阶段性总结，其中包括实际工期和原定进度的对比、实际成本和既定预算的对比等，为什么会出现偏差？程度多大？这些都应有详细的记载。

（3）对需要增加资源的工作任务的记载。

（4）对合作方支持方的总结在未来的项目中，如何才能改善合作关系。

（5）对项目中沟通的分析及提高沟通技巧的建议。

（6）从总体上分析项目管理的流程。

第九章　突发公共卫生事件的应对管理

第一节　突发公共卫生事件简述

一、突发公共卫生事件的概念

我国目前将突发公共事件分为四类，即自然灾害、事故灾难、公共卫生事件及社会安全事件。突发公共事件强调的是一种紧急状态，即一种特别的、迫在眉睫的危机或危险局势，对群体的健康和社会的稳定构成了现实的威胁，但并不是所有突然发生的公共事件都称为突发公共卫生事件。广义上，凡是威胁或潜在威胁群体的健康和安全的突发事件均可称为突发公共卫生事件。它不仅仅指重大的传染病疫情、群体性不明原因的疾病、重大食物中毒和职业中毒，其他严重影响公众健康的突发事件也属于突发公共卫生事件的范畴。

（一）国际上对突发公共卫生事件的定义

《国际卫生条例（2005）》中关于"国际关注的突发公共卫生事件"的定义如下：

（1）通过疾病在国际传播构成对其他国家的公共卫生危害。

（2）可能需要采取协调一致的国际应对措施。其中"公共卫生危害"是指具有损及人群健康可能性的事件，特别是可在国际传播或构成严重和直接危害的事件。

（二）我国对突发公共卫生事件的定义

国务院2003年颁布的《突发公共卫生事件应急条例》中明确规定，突发公共卫生事件是指突然发生，造成或者可能造成社会公众健康严重损害的重大传染病疫情、群体性不明原因疾病、重大食物中毒和职业中毒以及其他严重影响公众健康的事件。突发公共卫生事件概念的提出和明确界定，为我国加强突发公共卫生事件应对准备和应急处理工作，及时发现、及时报告、及时处理突发事件，保障广大人民群众的身体健康提供了科学、规范管理的依据。

1.重大传染病疫情

重大传染病包括各类传染病，如《中华人民共和国传染病防治法》规定管理的甲类、乙类、丙类传染病，暴发或多例死亡、罕见的或已消灭的传染病，临床及病原学特点与原有疾病特征明显异常的疾病，新发传染病等。

2.群体性不明原因疾病

群体性不明原因疾病是指在短时间内、某个相对集中的区域内，同时或者相继出现具有共同临床表现的患者，而且数量不断增加，范围不断扩大，又暂时不能诊断的疾病。

3.重大食物中毒

重大食物中毒是指由于食品污染的原因造成人数众多的或者伤亡较重的中毒事件。

4.职业中毒

职业中毒是指由于职业危害的原因造成人数众多的或者伤亡较重的中毒事件。

5.其他

严重影响公众健康的事件。

二、突发公共卫生事件的特征

（一）突发性及意外性

突发性及意外性指突发公共卫生事件往往是突然发生的、紧迫的、非预期的和意外发生的。人们对事件是否发生和发生的时间、地点、方式、程度等都始料未及，难以准确把握。这来源于三方面因素：突发公共卫生事件有些由难以控制的客观因素引发，有些暴发于人们的知识盲区，有些暴发于人们熟视无睹的细微之处。突发公共卫生事件的发生往往比较突然，一般难以预测，有的甚至不可预测。对于一个突发公共卫生事件，人们很难以一个最适合的方法进行预防性准备。在事件发生之前，所需的技术手段、设备、物资和经费都不太可能有完全充分的准备。并且，目前已经有的检测手段还不能保证能够迅速查明所有类型的突发公共卫生事件的原因，从而使有些突发公共卫生事件难以及时、有效地得到处置。正因为如此，在突发公共卫生事件发生时，政府部门、专业人员和社会人群往往都没有足够的思想准备，仓促应对，容易出现混乱的状况，甚至引起不必要的社会动荡。

（二）群体性及公共性

突发公共卫生事件的发生往往是突如其来的，不易预测，有的甚至不可预测。在事件发生区域内或影响范围内的所有人，都有可能受到突发公共卫生事件的威胁或损害。如果所发生的突发公共卫生事件是传染病暴发，或引起突发公共卫生事件的原因或媒介具有一定的普遍性（如空气、饮用水、食品、药品等），就还可能会威胁到其他地区或国家。因此，突发公共卫生事件一旦发生，其影响的绝不仅仅是个体人员和突发公共卫生事件所在地，在很多情况下，还很容易引起群体和跨地区的影响，同时由于需要广泛采取公共卫生措施，又易引起社会的广泛关注。

（三）严重性及紧迫性

突发公共卫生事件由于事发突然、情况紧急、累及受众，往往会引起舆论哗然，导致社会惊恐不安，危害相当严重。轻者可在短时间内造成大量人群发病和死亡，使公共卫生和医疗体系面临巨大的压力，致使医疗力量相对短缺、抢救物资相对不足等，甚至冲击医疗卫生体系本身、威胁医务人员自身健康、破坏医疗基础设施；重者可对经济、贸易、金融等产生严重影响，甚至引起一定程度的经济衰退及对社会稳定和国家安全造成威胁。因此，若不能采取迅速的处置措施，事件的危害将进一步加剧，造成更大范围的影响和损失。所以，在事件发生时，我们要尽可能在短的时间内做出决策，采取具有针对性的措施，以将事件的危害控制在最低程度。许多原因不明或特别严重的突发公共卫生事件发生时，由于事发突然，人们对所发生的事件认识不清、准备不足，使应对和处理工作更为艰难和迫切。因此突发公共卫生事件发生后，全力以赴救治患者，迅速调查事件原因，及时采取有针对性的处置措施，防止事件进一步扩大，成为当务之急。

（四）复杂性及综合性

突发公共卫生事件种类繁多，原因复杂，并且在开始阶段大多不明确，这对现场抢救、控制和医学救治十分不利。同时，其现场抢救、控制和转运救治、原因调查、善后处理等涉及多系统、多部门，政策性强，必须在政府的统一领导下综合协调处理，才能稳妥。另外，突发公共卫生事件的复杂性及综合性还表现在事件虽然在一地发生，但影响可超出其行政区域，甚至波及更大的范围，具有较大的偶然性、突发性。其总是呈现出一果多因、一因多果、相互关联、牵一发而动全身的复杂态势。它一旦发生，总会持续一个过程，突出表现为蔓延性和传导性。

（五）影响的深远性

虽然突发公共卫生事件发生突然，一般持续时间不长，但是后果严重，影响深远。由于具有上述特点，其处理难度较大，处理不当可能造成人群心理应激，使人们出现恐惧、焦虑、认识改变，甚至行为改变，往往对公众的心理和社会生活产生长期的负面影响。如不能及时有效地进行干预和控制，严重时可能导致社会危机或政治动荡。

三、突发公共卫生事件的分类

（一）按事件的表现形式分类

根据事件的表现形式可将突发公共卫生事件分为以下两类：

（1）在一定时间、一定范围内、一定人群中，当病例数累计达到规定预警值时所形成的事件，如传染病、不明原因疾病、中毒（食物中毒、职业中毒）、预防接种反应、毒株丢失等事件，以及县以上卫生行政部门认定的其他突发公共卫生事件。

（2）在一定时间、一定范围内，当环境危害类毒素达到规定预警值时形成的事件，病例可在事后发生，也可能无病例发生。其包括传染病病菌、毒株丢失事件，病媒、生物、宿主相关事件，化学物泄露事件，放射源丢失、核和其他辐射受照事件，以及其他严重影响公众健康的事件。这类事件往往在事件发生时尚未出现病例或病例在事件发生后出现。

（二）根据事件的成因和性质分类

根据事件的成因和性质，突发公共卫生事件可分为以下几类：重大急性传染病疫情、群体性不明原因疾病、重大食物中毒和职业中毒、新发传染性疾病、群体性预防接种反应和群体性药物反应、重大环境污染事故、核和其他辐射事故、社会安全事件、自然灾害事件，以及其他影响公众健康的事件。

1. 重大急性传染病疫情

重大急性传染病疫情是指在短时间内发生某种急性传染病，波及范围广，出现大量的患者或死亡病例，发病率远远超过既往／常年的水平。

2. 群体性不明原因疾病

群体性不明原因疾病是指在短时间、某个相对集中的区域内，同时或者相继出现具有共同临床表现的患者，且病例不断增加、范围不断扩大，但疾病尚未能明确诊断。例如，我国传染性非典型肺炎暴发初期，由于对其病原体认识不清，虽然患者具有同一症状，但对其发病机制、诊断标准、传播途径等均不甚明了。这就是群体性不明原因疾病的典型案例。之后随着研究的深入，人们逐步认识到其病原体是一种冠状病毒的变异株。

3. 重大食物中毒和职业中毒

重大食物中毒和职业中毒是指由于食品污染和职业危害因素造成的人数众多或伤亡较重的中毒事件。

4. 新发传染性疾病

新发传染性疾病从全局上讲，是指全球首次发现的传染病。从局部讲，是指一个国家或地区新发生的、新变异的或新传入的传染病。新出现的传染病与不明原因疾病一样，对人类健康构成了十分严重的潜在威胁，处置的难度及复杂程度较大。

5. 群体性预防接种反应和群体性药物反应

群体性预防接种反应和群体性药物反应是指在实施疾病预防措施时，受种人群或预防性服药人群出现的异常反应的原因复杂，可以是心因性的，也可以是其他异常反应。

6. 重大环境污染事故

重大环境污染事故是指在化学品的生产、运输、储存使用和废弃处置过程中，由于各种原因使化学品从包装容器、运送管道、生产、储存和使用环节中泄露，污染空气、水源和土壤等周围环境，严重危害或影响公众健康的事件。

7. 核和其他辐射事故

核和其他辐射事故是指放射性物质或其他放射源对公众健康造成或可能造成严重影响或损害的突发事件。

8. 社会安全事件

社会安全事件是指不安定分子为达到其目的，通过使用或威胁使用放射物质、化学毒剂或生物战剂，或通过袭击或威胁袭击化工（核）设施（包括化工厂、核设施、化学品仓库、实验室、化学品运输槽车等），引起有毒、有害物质或致病性微生物释放到环境中，导致人员伤亡，或造成公众恐慌，破坏国家和谐、安定，影响经济发展的事件。

9.自然灾害事件

自然灾害事件是指由自然力引起的人员伤亡、社会设施破坏、经济严重损失、公众健康状况及社会卫生服务条件恶化，超过灾害发生地区所能承受的状况。自然灾害主要包括水灾、旱灾、地震、火灾等。自然灾害发生后，缺乏符合卫生要求的食品和饮用水，由于环境条件恶劣，苍蝇、蚊子大量孳生，成为传染病流行的有利条件。在发生重大环境污染事故、核和其他辐射事故、社会安全事件、自然灾害事件等影响公众健康的相关事件时，国家卫生健康委员会主要负责事件中的医疗救援、对健康影响的评价、卫生处理等。

（三）根据引起紧急状态的原因分类

根据引起紧急状态的原因，可以分为两类：一是由自然灾害引起的突发公共卫生事件；二是由人为因素或社会动乱引起的突发公共卫生事件。

第二节　突发公共卫生事件应急管理体制

突发公共卫生事件不同于一般的个体或者小群体的疾病事件，其影响的范围与危害性更大。对于政府及相关部门是否能够快速、及时、高效地应对突发公共卫生事件，应急管理体制起着非常重要的作用。从广义上讲，应急管理体制是指国家为保障公共安全，有效预防和应对突发事件，避免、减少和减缓突发事件造成的危害，消除其对社会产生的负面影响而建立起来的以政府为核心，其他社会组织和公众共同参与的组织体系。从狭义上讲，突发公共卫生事件应急管理体制即是突发公共卫生事件应急管理组织系统的内部组织机构设置、隶属关系、责权划分及其运作制度化的总称。它是国家管理突发公共卫生事件应急工作的主体，一切应急工作都是通过这个主体去组织实施并完成的，其结构的合理性将直接关系突发公共卫生事件应对的结果，关系广大群众的生命健康安全和国家社会的稳定、发展。

应急管理体制作为政府社会管理和公共服务的职能组织，具有与其他组织管理职能相同的特征，但又有不一样的特征。其一，应急管理体制是开放性的，受到国家政治体制、经济体制、人事管理体制及卫生体制等诸多因素的影响，同时又具有职责双重性的特征。在各国现阶段的应急管理实践中，除了部分应急管理人员从事专业应急管理工作，大多数应急管理参与主体来自不同的社会领域和工作部门。在正常的情况下，他们从事社会的其他工作，只有在应急管理工作需要时，才参与应急管理活动，担负应急管理方面的职责。其二，突发公共卫生事件的不确定性、破坏性和扩散性，决定了应急管理的主体行使处置权力必须快速、高效，因而要求整个组织严格按照一体化的集权方式管理和运作，上下关系分明，职权明确，有令必行，有禁必止，奖罚分明。特别强调统一领导、统一指挥、统一行动的一体化组织集权管理。因此，只有了解我国现行突发公共卫生事件应急管理体制的基本内容，并探讨完善的策略和措施，才能做到有的放矢，做好突发公共卫生事件应急管理工作。

一、我国突发公共卫生事件应急管理体制的历史

中华人民共和国成立初期，我国建立起了一个比较严密的公共卫生网络体制。在农村有合作医疗制度，在城市有劳保制度，从国家到地方都有完善的防疫体系。这些公共卫生网络体制对应对突发公共卫生事件起了很好的作用，为保障城乡人民的健康做出了积极的贡献。

国家虽处于经济转型和快速发展时期，其应对突发公共卫生事件的能力却逐渐显得相对滞后，主要表现在对卫生应急建设投入不足、指挥管理不力、信息渠道不畅、防疫体系不完善等方面。在这个时期，我国的突发公共卫生事件的应急工作主要采取的是"救火队"式的工作方式。一旦某一地区发生疫情，交由当地主管部门负责处理；事件扩大后，或是由当地政府领导挂帅联合相关部门组成疫情控制领导小组，或是直接交由上级主管部门来负责处理。由于缺乏一套完善的突发公共卫生事件应急管理组织机构，无法形成一种有效的信息传输渠道，事件发生后难以有效地协调不同管理区域内的行为，也难以有效地规范政府的危机管理行为。

我国政府也认真总结过往的经验教训，明确提出了坚持以人为本和全面、协调、可持续发展的科学发展观，更加重视经济与社会的协调发展，更加重视公共卫生建设，更加重视提高人民健康水平。现在改革卫生管理体制，发展卫生事业，增进人民健康，促进经济与社会协调发展，已成为中国各级政府和广大人民群众的共同心愿。

二、我国突发公共卫生事件应急管理体制的现状

目前我国应急管理体制建设取得了很大的成就。从实际出发，我国突发公共卫生事件应急管理体制基本完成了五个功能整体的体制构架，即指挥决策系统、信息管理系统、应急处置系统、物资保障系统和专家咨询系统，完善了组织机构和职能。在《国家突发公共卫生事件应急预案》中，就明确提出了应急组织体系及职责，具体内容如下：

（一）应急指挥机构

国家卫生健康委员会依照职责和预案的规定，在国务院的统一领导下，负责组织、协调全国突发公共卫生事件应急处理工作，并根据突发公共卫生事件应急处理工作的实际需要，提出成立全国突发公共卫生事件应急指挥部。地方各级人民政府卫生行政部门依照职责和预案的规定，在本级人民政府的统一领导下，负责组织、协调本行政区域内突发公共卫生事件应急处理工作，并根据突发公共卫生事件应急处理工作的实际需要，向本级人民政府提出成立地方突发公共卫生事件应急指挥部。各级人民政府根据本级人民政府卫生行政部门的建议和实际工作需要，决定是否成立应急指挥部。地方各级人民政府及有关部门和单位要按照属地管理的原则，切实做好本行政区域内突发公共卫生事件应急处理工作。其主要职责：全国突发公共卫生事件应急指挥部负责对特别重大突发公共卫生事件的统一领导、统一指挥，做出处理突发公共卫生事件的重大决策，指挥部成员单位根据突发公共卫生事件的性质和应急处理的需要确定；省级突发公共卫生事件应急指挥部由省级人民政府有关部门组成，实行属地管理的原则，负责对本行政区域内突发公共卫生事件应急处理的协调和指挥，做出处理本行政区域内突发公共卫生事件的决策，决定要采取的措施。

（二）日常管理及工作机构

国务院卫生行政部门设立卫生应急办公室（突发公共卫生事件应急指挥中心），负责全国突发公共卫生事件应急处理的日常管理工作。各省、自治区、直辖市人民政府卫生行政部门及军队、武警系统要参照国务院卫生行政部门突发公共卫生事件日常管理机构的设置及职能，结合各自的实际情况，指定突发公共卫生事件日常管理机构，负责本行政区域或本系统内突发公共卫生事件的协调、管理工作。

其主要职责：依法组织协调有关突发公共卫生事件应急处理工作；负责突发公共卫生事件应急处理相关法律法规的起草工作；组织制定有关突发公共卫生事件应急处理的方针、政策和措施；组建与完善公共卫生事件监测和预警系统；制定突发公共卫生事件应急预案，组织预案演练；组织对公共卫生和医疗救助专业人员进行有关突发公共卫生事件应急知识和处理技术的培训，指导各地区实施突发公共卫生事件预案，帮助和指导各地区应对其他突发事件的伤病救治工作；承担救灾、反恐、中毒、放射事故等重大安全事件中涉及公共卫生问题的组织协调工作；对突发重大人员伤亡事件组织紧急医疗救护工作。

（三）专家咨询委员会

国务院卫生行政部门和各级卫生行政部门负责组织和建立突发公共卫生事件专家咨询委员会。市（地）级和县级卫生行政部门可根据本行政区域内突发公共卫生事件应急工作的需要，主建突发公共卫生事件处理专家咨询委员会。其主要职责：对确定突发公共卫生事件级别以及采取相应的重要措施提出建议，对突发公共卫生事件应急准备提出咨询建议，参与制订、修订突发公共卫生事件应急预案和技术方案，对突发公共卫生事件应急处理进行技术指导，对突发公共卫生事件应急反应的终止、后期评估提出咨询意见，承担突发公共卫生事件应急指挥机构和日常管理机构交办的其他工作。

（四）应急处理专业技术机构

医疗机构、疾病预防控制机构、卫生监督机构、出入境检验检疫机构是突发公共卫生事件应急处理的专业技术机构。应急处理专业技术机构要结合本单位职责开展专业技术人员处理突发公共卫生事件能力的培训，提高快速应对能力和技术水平。在发生突发公共卫生事件时，要服从卫生行政部门的统一指挥和安排，开展应急处理工作。

其主要职责：医疗救治机构主要负责患者的现场抢救运送、诊断和治疗，医院内感染的控制，检测样本的采集，配合进行流行病学调查。疾病预防控制机构主要负责突发公共卫生事件报告，现场流行病学调查处理（包括对有关人员采取观察和隔离措施、采集患者和环境标本、环境和物品的卫生学处理等），开展病因现场快速检测和实验室检测，加强疾病和健康监测。中国疾病预防控制中心承担全国突发公共卫生事件应急现场流行病学调查处理和实验室检测的技术指导、支持任务。各级疾病预防控制机构负责本行政区域内突发公共卫生事件的现场流行病学调查、处理和实验室检测工作。卫生监督机构主要协助地方卫生行政部门对事件发生地区的食品卫生、环境卫生，以及医疗卫生机构的疫情报告、医疗救治、传染病防治等进行卫生监督和执法稽查。国家卫生健康委员会卫生监督中心协助国务院卫生行政部门组织实施全国性卫生监督检查工作，对地方的卫生监督工作进行业务指导。各级卫生监督机构负责本行政区域内的卫生监督工作。出入境检验检疫机构主要负责发生突发公共卫生事件时对口岸出入境人员的健康申报、体温检测、医学巡查、疾病监测、疫情报告、患者控制、消毒处理、流行病学调查和宣传教育等。

三、突发公共事件应急管理体制的系统

在现代社会中，任何复杂的管理都离不开管理体制。突发公共卫生事件应急管理体制与日常管理体制有共性的部分，即二者都是建立在一定组织机构设置的实体之上，以职能的区分和界定为基础进行工作的。突发事件应急管理体制从纵向看，包括组织自上而下的组织管理体制，实行垂直领导，下级服从上级；从横向看，同级组织有关部门互相配合，协调应对，共同服务于指挥中枢。但是，以突发公共卫生事件为对象的应急管理又不同于一般的管理，尤其在现代社会中，突发公共卫生事件越来越呈现出频繁性、强破坏性、高度不确定性等特点，需要特别关注、特殊处理。这些都使突发公共卫生事件的管理体制具有不同于一般管理体制的独特性，同时也对其在体制建构和管理方面提出了更高的要求。应急管理体制的组成及其设置的形式、层次，决定了突发公共卫生事件应急管理体制运行的效果和效率。一般来说，突发公共卫生事件应急管理体制主要由以下不同功能的系统构成：

（一）指挥调度系统

指挥调度系统是处置突发公共卫生事件的最高权威和指挥决策机构，负责应急管理的统一指挥，给各支持系统下达命令，提出要求。它具有领导决策、指挥协调、监控督查等职能。

（二）处置实施系统

处置实施系统是具体实施指挥调度系统形成的预案和指令的系统，负责执行指挥调度系统下达的命令，完成各种应急处置任务。它包括疾病预防控制机构、医疗救治机构、卫生监督机构等。其中，疾病预防控制机构是应急管理体系的基石，医疗救治机构是应对突发公共卫生事件的主力，各级卫生监督机构是应对突发公共卫生事件的保障之一。

（三）资源保障系统

资源保障系统负责应急处置过程中的资源保障。主要工作包括应急资源的

存储、日常养护和调度等。各级各类医疗卫生机构都要求有相关应急物资的储备，同时，国家和地方根据需要建立了国家或者区域性的特殊应急物资的储备中心，并且建立了相关的信息系统和调用机制。

（四）信息管理系统

信息管理系统（应急管理体系的信息中心）负责突发公共卫生事件和应急信息的实时共享，为其他系统提供信息支持。这个系统是应对突发公共卫生事件的关键。主要任务包括信息采集、处理、存储、传输、更新和维护等。

（五）专家咨询系统

专家咨询系统在信息管理系统传递信息的基础上，就应对突发公共卫生事件中的决策问题提出建议或方案，为指挥调度系统提供决策支持，如预警分析、预案选择、预案效果评价和资源调度方案设计等。

以上各个系统可能由不同的组织机构组成，执行的任务也不相同，这就需要统一指挥、协同作战。各个系统相辅相成、有机整合而形成一个完善的突发公共卫生事件应对体系，这样才能实现应对突发公共卫生事件的最优效益。

四、构建突发公共卫生事件应急管理体制要遵循的原则

鉴于突发公共卫生事件的突发性、高度不确定性、强破坏性等特点，其应对的核心思路是：一旦危机出现，必须及时有效地救助或控制，以实现减少人民生命、健康损失，防止疫情扩散，预防并发性危机事件发生的目的。为此，突发公共卫生事件管理的组织机构设置，必须具备快速、高效、广泛地整合资源的特殊功能。另外，应急管理体制的确立涉及一个国家或地区的政治、经济、自然、社会等多方面因素，而且随着人类社会的进步和应对突发事件能力的提高而不断变化和调整。为实现这一目标，突发公共卫生事件应急管理体制的设立和调整要把握好以下几项基本原则：

（一）统一领导原则

突发公共卫生事件通常是跨地区的，会影响许多正常的工作和业务流程，需要及时进行信息的通报与资源的调拨分配，其应对工作往往涉及多部门的共同合作。这往往不是一个人员或部门所能胜任的，因此每一级政府都必须成立专门的应急管理机构，上下各级形成高度集中统一领导与指挥的应急指挥体系，以便能够调配各方面资源，依照法律、行政法规和有关规范性文件的规定组织

各个部门协调工作。

（二）常设原则

鉴于现时突发公共卫生事件高发和频发的特点，各级政府卫生行政部门都需要设置突发公共卫生事件管理的常设机构。常设的突发公共卫生事件管理机构，平时的职能包括预案管理、预警管理、预备管理和预演管理等。预案管理包括组织预案的研究和完善、教育和培训，做到未雨绸缪；预警管理包括随时获取和分析相关信息，捕捉事件发生征兆，分析其可能发展的趋势，当危险达到一定程度时，警示有关部门和人员，早做准备，防患于未然；预备管理包括增强防范意识，做好应急处理的各项储备和保障工作，如应急装备、物资、经费、人员、技术等；预演管理包括根据需要，开展多种形式、多种频率、多种级别、多种内容、多种参与主体的培训和演练活动，保证事件发生时，应急处理能达到最好状态、最高效率和最优结果。

强调设置突发公共卫生事件管理的常设机构，并不意味着其他职能部门的突发公共卫生事件应对职能的弱化。相反，由于应急管理工作的加强，在常设突发公共卫生事件管理机构的指导和协调下，这些职能部门的应急职能，特别是事件处置中的应急保障职能将得到进一步加强。

（三）分级管理原则

分级管理原则有两层含义：一是对危机本身的分级管理，即按照突发公共卫生事件的危害程度分为不同等级；二是按照行政管理等级进行划分，有中央和地方政府不同层次的管理。

按照突发公共卫生事件的危害程度，突发公共卫生事件可分为特别重大、重大、较大和一般四个等级。根据不同的等级进行危机管理，对不同的等级制定相应的应对机制。按照政府行政管理等级，可将突发公共卫生事件划分为中央政府管理和各级地方政府管理。一般而言，突发公共卫生事件总是在地方发生，从局部开始蔓延，所以按照时间的先后顺序，先由地方政府管理，后由中央政府管理。前者无法处理时，由后者提供支援。

（四）属地管理原则

强调属地管理为主，是由于突发公共卫生事件发生地政府的迅速反应和正确有效的应对，是有效遏制事件发生、发展的关键。因此，必须明确地方政府应该是发现事件苗头预防发生、首先应对、防止扩散（引发、衍生新的危机）的第一责任人，赋予其统一实施应急处置的权力。预案管理必须注重在基层得到切实落实。当然，事件一旦发生，或是出现重大事件的苗头，地方政府必须及时、如实向上级报告，同时根据预案马上动员或调集资源进行处置。如果自己不能单独有效地应对，可以请求上级政府、相邻地方政府帮助；如果出现本级政府无法应对的事件，可以申请上级政府直接管理。

（五）协同原则

在突发公共卫生事件应对过程中，参与主体是多样的；既有政府及相关部门，也有社会组织、企事业单位、基层自治组织、公民个人，甚至还有国际援助力量。要实现反应灵敏、协调有序、运转高效的应急机制，必须加强在统一领导下的综合协调能力建设。综合协调人力、物力、财力、技术和信息等保障力量，形成统一的突发事件信息系统、统一的应急指挥系统、统一的救援队伍系统、统一的物资储备系统等，以整合各类行政应急资源，最后形成各部门协同配合、社会参与的联动工作局面。

突发公共卫生事件的应对通常会涉及多个领域，政府在应对时需要多个部门和多方面人员的合作，除卫生领域机构之外，还包括交通、通信、警察、消防、信息、食品、公共设施、物资支持和军队等，以及政府其他部门的人员。因此，危机应对中协同运作尤为重要。突发公共卫生事件的不可回避性及突发事件危机管理的紧迫性，要求政府在事件发生后，不同职能管理部门之间实现协同运作，明晰政府职能部门与机构的相关职能，优化整合各种社会资源，发挥整体功效，最大限度地减少损失。由于交通和通信发达，国内和国际各个地方的联系越来越紧密，许多突发公共卫生事件可能迅速波及，甚至蔓延到其他地方。在这种情况下，单靠政府难以做到有效应对公共危机事件，这就需要广泛的社会参与，甚至国际交流与国际合作。因此，应当充分发挥我国政府社会动员能力强的优势，通过教育、培训、支持和指导，发挥公众、社区、企事业单位和社团在突发公共卫生事件处理中的积极作用，实现政府功能与社会功能的优势互补与良性互动。为此，需要明确各级政府突发公共卫生事件管理中的社会动员与国际合作职能，并通过一些具体业务的设计使之落到实处。

一个成熟的应急管理组织结构体系应具备四个系统：法律与行政规范系统、决策指挥中枢系统、执行与支援保障系统、信息管理系统。应急管理这种内在组织结构体系的四大系统并非单纯的线性逻辑或平面关联，而是一个四位一体的架构体系。四大系统具有密切的关联性和互补性。当代突发公共卫生事件的特点要求在组织、制度等方面做好突发公共卫生事件应急管理体制的建设，既要有统一高效的领导指挥系统，又要有科学合理的职能设置，以及协调、高效、统一、反应迅速的组织机构。因此，我们要立足于自身的实践，大胆借鉴国外在这方面的经验，在突发公共卫生事件应急管理实践中，构筑起健全、高效、有力应对突发公共卫生事件的应急管理体制和公共卫生体系，为人民群众提供牢固的健康屏障，确保人民群众生命安全和经济社会协调、稳定、发展。

第三节　突发公共卫生事件应急管理机制

一、突发公共卫生事件应急管理机制的内容

机制，即是制度化、程序化的方法与措施。突发公共卫生事件应急管理机制是指为及时有效地预防和处置突发公共卫生事件而建立起来的应急管理工作制度、规则与具体运行程序，以及各要素之间的相互作用和关系。作为紧急情况下的非常态管理，突发公共卫生事件应急管理必须具有一套行之有效的机制，能够迅速有效地调动一切人力、物力、财力，应对并化解突发公共卫生事件的风险和危机，确保社会公众的生命和健康安全。

（一）指挥决策机制

突发公共卫生事件的主要特征是突发性和不确定性，突发公共卫生事件应急管理的成败也取决于快速反应能力和随机处理能力，这就需要建立一套应急管理的指挥决策机制，要通过努力实现快速决策、科学决策、依法决策、协调决策和责任决策，最终构建"迅速有效、规范灵活、协调有序、责任明确"的应急指挥决策机制。

1. 应急指挥机构的设立和组成

（1）应急指挥机构的设立

在国务院的统一领导下，国家卫生健康委员会负责组织、协调全国突发公共卫生事件应急处理工作，并根据突发公共卫生事件应急处理工作的实际需要，向国务院提出成立全国突发公共卫生事件应急指挥部的建议。地方各级人民政府卫生行政部门在本级人民政府的统一领导下，负责组织、协调本行政区域内突发公共卫生事件应急处理工作，并根据突发公共卫生事件应急处理工作的实

际需要，向本级人民政府提出成立地方突发公共卫生事件应急指挥部的建议。国务院和地方各级人民政府根据本级人民政府卫生行政部门的建议和实际工作需要，决定是否成立应急指挥部。地方各级人民政府及有关部门和单位要按照属地管理原则，切实做好本行政区域内突发公共卫生事件应急处理工作。

（2）应急指挥机构的组成

国务院负责对特别重大突发公共卫生事件的统一领导、统一指挥，做出处理突发公共卫生事件的重大决策。特别重大突发公共卫生事件应急指挥部成员单位则根据突发公共卫生事件的性质和应急处理的需要确定，主要包括国家卫生健康委员会、中宣部、新闻办、外交部、发展改革委、教育部、科技部、公安部、民政部、财政部、劳动保障部、铁道部、交通部、信息产业部、农业部、商务部、质检总局、环保总局、民航总局、林业局、食品药品监管局、旅游局、红十字会总会、全国总工会、总后卫生部和武警总部等。

省级突发公共卫生事件应急指挥部由省级人民政府有关部门组成，实行属地管理原则。省级人民政府统一负责对本行政区域内突发公共卫生事件应急处理的协调和指挥，做出处理本行政区域内突发公共卫生事件的决策，决定要采取的措施。

2. 应急指挥决策的构成及运行

（1）应急指挥决策的构成

指挥决策系统是突发公共卫生事件危机应急响应系统的神经中枢。目前我国的指挥决策机构主要由政府领导机构应急指挥机构、办事机构、工作机构及专家咨询委员会等几个部分组成。在国家卫生健康委员会的领导下，应急办公室（突发公共卫生事件应急指挥中心）具体负责全国突发公共卫生事件应急处理的日常管理工作。专家咨询委员会为突发公共卫生事件应急管理提供决策建议，必要时参加突发公共卫生事件的应急处置。要求形成循证决策、科学指挥、政令畅通、分级负责、责任明确、反应及时和保障有力的工作机制。

（2）应急指挥决策的运行

指挥决策的运作程序包括监测、预警、信息收集、拟订方案、指挥调度和调整评估等。在实际决策的过程中，由于事件紧迫、信息有限，以及决策者有限理性等条件的约束，许多决策工作需同时开展，应急方案选择要在最短时间完成，决策目标要在应急工作开展过程中通过绩效评估和反馈控制不断修正。同时要采取科学民主的决策方式来降低危机事件发生的可能性。

①监测、预警：通过科学灵敏的动态监测体系，预测事件发展趋势，及时发布预警信息，提供决策依据。

②信息收集：快速全面地了解情况，确定事态发展及其可能影响到的区域和范围，充分掌握事件情况。

③拟订方案：信息及时传递到指挥决策者手中，结合突发公共卫生事件应急预案和专家咨询委员会的评估建议，制订决策方案，尽可能快地做出正确决策。

④指挥调度：领导决策能迅速下达到应接受指令的特定人群，迅速组织力量，采取正确的应对措施。

⑤调整评估：结合实际情况和预防控制效果，及时调整预防控制行动，保证决策效果。同时建立规范的评估机制，制定客观、科学的评价指标，对突发公共卫生事件的处理情况进行综合评估，并及时总结，促进卫生应急管理能力的提高。

（二）组织协调机制

发现、确认和控制突发公共卫生事件是一个需要多部门参与的复杂工程，需要各部门间相互协调，共同完成。建立良好的突发公共卫生事件组织协调机制，有利于全面、高效地控制突发公共卫生事件的发生和发展。良好的组织协调有利于优化资源配置，使政府及时、全面掌握事件信息，最大限度地减少事件控制成本，有利于预警和快速反应，实现不同部门、机构的有序整合，提高应急工作效率和能力。

1. 组织协调机制的构成

（1）纵向组织协调

纵向组织协调即中央和地方的组织协调。突发公共卫生事件应急管理是中央统一指挥、地方分级负责的。按照属地管理原则，上级政府获得的突发公共卫生事件信息主要来自基层突发公共卫生事件管理部门的报告。《突发公共卫生事件应急条例》明确规定，任何单位和个人对突发公共卫生事件，不得隐瞒、缓报、谎报或授意他人隐瞒、缓报、谎报。因此，中央和地方在突发公共卫生事件管理中的组织协调是非常必要的。地方政府必须树立正确的政绩观，把预防、规范、有效处置突发公共卫生事件作为衡量政府工作绩效的重要指标，建立有效的约束、激励机制，倡导地方政府如实传递事件信息，避免突发公共卫生事件纵向信息传递的不对称性。

（2）横向组织协调

横向组织协调即政府部门间的组织协调。突发公共卫生事件应急管理涉及卫生、农业、交通、公安、财政、宣传等不同部门、组织和机构。应对突发公共卫生事件需要政府各部门密切配合，若职能划分不清楚，部门封锁，会严重阻碍突发公共卫生事件信息的横向交流。因此，畅通政府部门间的信息沟通渠道，有利于政府将各种力量、资源整合起来对突发公共卫生事件做出高效快速的反应。卫生应急部门要主动争取农业、公安、财政等其他有关部门的理解和支持，加强部门间突发公共卫生事件应急管理的组织协调工作。

（3）内部组织协调

内部组织协调即国家卫生健康委员会内的组织协调。突发公共卫生事件应急管理以国家卫生健康委员会为主导，负责组织医疗机构、疾病预防控制机构、卫生监督机构开展突发公共卫生事件的调查和处理。

医疗机构开展接诊、收治和转运工作，做好医院内现场控制、消毒、隔离、个人防护、医疗垃圾及污水处理，以及传染病和中毒患者的报告工作；同时协助疾病预防控制机构人员开展标本采集、流行病学调查工作。

疾病预防控制机构负责突发公共卫生事件的信息收集、报告和分析，开展流行病学调查和实验室检测；同时协助卫生行政部门制定技术标准和规范等。卫生监督部门在卫生行政部门的领导下，开展对医疗机构和疾病预防控制机构等单位对突发公共卫生事件各项应急处理措施落实情况的督导、检查；围绕突发公共卫生事件应急处置，开展食品卫生、环境卫生、职业卫生等的卫生监督和执法检查；协助卫生行政部门依据《突发公共卫生事件应急条例》及有关法律、法规，调查处理突发公共卫生事件应急工作中的违法行为。

国家卫生健康委员会内部各应急机构在卫生行政部门的统一领导和组织协调下，需明确分工、各司其职、通力协作，共同提高应对突发公共卫生事件的能力。

2. 组织协调机制的运行

（1）部门间联防联控

国家卫生健康委员会与农业部建立了防控人感染高致病性禽流感、人畜共患疾病联防联控协调工作机制；与质检总局建立了口岸突发公共卫生事件联防联控协调机制；与气象局建立了应对气象条件引发公共卫生安全问题的合作机制；与铁道部、交通部、质检总局和民航总局建立了联防联控机制，预防、控制传染病境外传入和通过交通工具传播；完善了防范学校突发公共卫生事件联合协调机制，与教育部联合发文，在学校建立专职或兼职教师责任报告制度，及时发现、报告学校传染病等。全国性部门配合、协调应对突发公共卫生事件的机制已初步形成。

（2）区域联防联控

针对重大疾病，通过组织协调机制，加强了重点地区的联防工作。

（3）重大疾病联防联控

国家卫生健康委员会与其他部委、地方政府协调，联合举行应急演练。

（4）国际合作

为提高应对突发公共卫生事件的处置能力，我国积极参与突发公共卫生事件应对的双边、多边及国际合作，加强国际信息沟通和技术合作。

（三）监测预警报告机制

加强危机准备和监测预警能力是防患于未然的关键。突发公共卫生事件一旦发生，如果发现和控制不及时，往往会迅速蔓延。建立信息网络与监测预警体系，及早报告疫情信息，科学、准确、快速地做出预警和反应，才能有效地预防和控制事件的发生和发展。

1. 监测机制

（1）突发公共卫生事件监测的概念

监测是流行病学的重要手段和方法，是指长期、连续、系统地收集人群中有关疾病、健康、伤残或者死亡的变化趋势及其影响因素的资料，分析后及时将信息反馈，以便采取干预措施并评价其效果。突发公共卫生事件监测主要针对突然发生、造成或可能造成公众健康严重损害的重大传染病疫情，群体性不明原因疾病，重大食物中毒和职业中毒，以及其他严重影响公众健康的事件。它包含四方面的内容：

第一，通过长期、连续、系统地收集有关突发事件的资料，发现突发事件的发生和发展规律，从而评估突发事件发生、疾病暴发或流行的可能性。

第二，调查和跟踪可疑病例并进行辨认分析，评估疾病对公众健康的影响及其发展趋势，监测治疗效果、传染病病毒的变化等。

第三，对原始资料进行整理分析，将收集来的资料转化为有价值的信息，包括提出并评估预防和控制措施。

第四，及时向有关部门和人员反馈信息，使其在疾病预防控制中发挥作用。

（2）突发公共卫生事件监测的种类、内容、方法，以及机构和个人国家建立统一的突发公共卫生事件监测、预警与报告网络体系，包括法定传染病、突发公共卫生事件监测报告网络，症状监测网络，实验室监测网络，出入境口岸卫生检疫监测网络，以及全国统一的举报电话等。各级医疗机构、疾病预防控制机构、卫生监督机构、出入境检验检疫机构应负责突发公共卫生事件的日常监测工作。

2. 预警机制

突发公共卫生事件预警是指对可能出现的重大公共突发事件进行分类，针对事件的不同性质、发生范围、损害风险以及严重情况，设立不同的警戒级别，从而使突发事件的应急工作提升到不同的应急状态，有效降低突发事件的危害。预警工作是建立在长期、系统监测的基础上的，需要对监测数据进行综合分析和评估。

（1）预警信息来源

一方面，是国家各相关机构、部门的监测信息，包括各级医疗机构、疾病预防控制机构、卫生监督机构等的监测信息，以及农、林、牧、气象等部门的监测信息；另一方面是媒体报道、公众举报等。

（2）预警信息共享

为建立准确及时的监测预警机制，要求各部门之间加强协作和交流，尽快实现信息的共享。如可以通过建立公共卫生数据库、历史疫情数据库、重要传染病个案数据库、监测信息数据库、自然灾害数据库等多个子数据库进行整合，结合先进的遥感技术和地理信息系统技术，实现疾病预防控制机构、卫生监督机构等的信息共享；也可以通过建立症状监测系统的办法，直接与各级各类医院信息系统（HIS）建立标准化接口，这样不但加强了与医疗机构的信息交流，更重要的是大大提高了监测、预警的及时性和准确性。

（3）预警级别

根据突发事件可能造成的危害程度、紧急程度及发展态势，突发公共卫生事件划分为一般（Ⅴ级）、较大（Ⅲ级）、重大（Ⅱ级）和特别重大（Ⅰ级）四级，依次用蓝色、黄色、橙色、红色进行预警。预警信息包括事件的类别、可能波及的范围、可能的危害程度、可能的延续时间、提醒事宜、应采取的相应措施等。

（4）预警信息的发布

医疗卫生机构根据对重大传染病、食物中毒和职业中毒等突发公共卫生事件的信息报告及多种监测资料的分析，对可能发生的事件做出预测判断，提出预警建议。预警信息发布前，由专家咨询委员会对预警建议进行评估和审核。

3. 报告机制

（1）突发公共卫生事件的责任报告单位和责任报告人县级以上各级人民政府卫生行政部门指定的突发公共卫生事件监测机构、各级各类医疗卫生机构、卫生行政部门，以及县级以上地方人民政府和检验检疫机构、食品药品监督管理机构、环境保护监测机构、教育机构等有关单位为突发公共卫生事件的责任报告单位。执行职务的各级各类医疗卫生机构的医疗卫生人员、个体开业医生为突发公共卫生事件的责任报告人。

（2）突发公共卫生事件的报告时限和程序

突发公共卫生事件监测机构、医疗卫生机构和有关单位如发现突发公共卫生事件，应当在2h内向所在地县级人民政府卫生行政部门报告；接到报告的卫生行政部门应当在2h内向本级人民政府报告，并同时向上级人民政府卫生行政部门和国家卫生健康委员会报告；县级人民政府应当在接到报告后2h内向辖区的市级人民政府或上一级人民政府报告；市级人民政府应当在接到报告后2h内向省、自治区、直辖市人民政府报告；省、自治区、直辖市人民政府在接到报告的1h内，向国务院卫生行政部门报告；国家卫生健康委员会对可能造成重大社会影响的突发公共卫生事件，应当立即向国务院报告。

国家建立突发公共卫生事件的举报制度，任何单位和个人有权通过国家公布的统一的突发公共卫生事件报告、举报电话向各级人民政府及其有关部门报告突发公共卫生事件隐患，有权向上级政府及其有关部门举报地方人民政府及其有关部门不履行突发公共卫生事件应急处理职责或者不按照规定履行职责的情况。《突发公共卫生事件应急条例》明确规定，任何单位和个人对突发公共卫生事件，不得隐瞒、缓报、谎报，或者授意他人隐瞒、缓报、谎报。

（3）报告内容

突发公共卫生事件报告分为首次报告、进程报告和结案报告。应根据事件的严重程度、事态发展、控制情况，及时报告事件的进程，内容包括事件基本信息和事件分类信息两部分。不同类别的突发公共卫生事件应分别填写基本信息报表和相应类别的事件分类信息报表。首次报告尚未调查确认的突发公共卫生事件或可能存在隐患的事件相关信息，应说明信息来源、波及范围、事件性质的初步判定及拟采取的措施。经调查确认的突发公共卫生事件报告应包括事件性质、波及范围（分布）、危害程度、势态评估、控制措施等内容。

二、应急响应机制

（一）突发公共卫生事件的分级

根据突发事件的性质、危害程度、涉及范围，突发公共卫生事件划分为一般（Ⅴ级）、较大（Ⅲ级）、重大（Ⅱ级）和特别重大（Ⅰ级）四级。

1. 特别重大突发公共卫生事件（Ⅰ级）

有下列情形之一的视为特别重大突发公共卫生事件：

（1）肺鼠疫、肺炭疽在大、中城市发生并有扩散趋势，或肺鼠疫、肺炭疽疫情波及2个以上的省份，并有进一步扩散趋势。

（2）发生传染性非典型肺炎、人感染高致病性禽流感病例，并有扩散趋势。

（3）涉及多个省份的群体性不明原因疾病，并有扩散趋势。

（4）发生新传染病或我国尚未发现的传染病发生或传入，并有扩散趋势，或发现我国已消灭的传染病重新流行。

（5）发生烈性病菌株、毒株、致病因子等丢失事件。

（6）周边以及与我国通航的国家和地区发生特大传染病疫情，并出现输入性病例，严重危及我国公共卫生安全的事件。

（7）国务院卫生行政部门认定的其他特别重大突发公共卫生事件。

2. 重大突发公共卫生事件（Ⅱ级）

有下列情形之一的视为重大突发公共卫生事件：

（1）在一个县（市）行政区域内，一个平均潜伏期内（6天）发生5例以上肺鼠疫、肺炭疽病例，或者相关联的疫情波及2个以上的县（市）。

（2）发生传染性非典型肺炎、人感染高致病性禽流感疑似病例。

（3）腺鼠疫发生流行，在一个市（地）行政区域内，一个平均潜伏期内多点连续发病20例以上，或流行范围波及2个以上市（地）。

（4）霍乱在一个市（地）行政区域内流行，1周内发病30例以上，或波及2个以上市（地），有扩散趋势。

（5）乙类、丙类传染病波及2个以上县（市），1周内发病水平超过前5年同期平均发病水平2倍以上。

（6）我国尚未发现的传染病发生或传入，尚未造成扩散。

（7）发生群体性不明原因疾病，扩散到县（市）以外的地区。

（8）发生重大医源性感染事件。

（9）预防接种或群体预防性服药出现人员死亡。

（10）一次食物中毒人数超过100人并出现死亡病例，或出现10例以上死亡病例。

（11）一次发生急性职业中毒50人以上，或死亡5人以上。

（12）境内外隐匿运输、邮寄烈性生物病原体、生物毒素造成我国境内人员感染或死亡的。

（13）省级以上人民政府卫生行政部门认定的其他重大突发公共卫生事件。

3. 较大突发公共卫生事件（Ⅲ级）

有下列情形之一的视为较大突发公共卫生事件：

（1）发生肺鼠疫、肺炭疽病例，一个平均潜伏期内病例数未超过5例，流行范围在一个县（市）行政区域以内。

（2）肺鼠疫发生流行，在一个县（市）行政区域内，一个平均潜伏期内连续发病10例以上，或波及2个以上县（市）。

（3）霍乱在一个县（市）行政区域内发生，1周内发病10~29例，或波及2个以上县（市），或市（地）级以上城市的市区首次发生。

（4）一周内在一个县（市）行政区域内，乙、丙类传染病发病水平超过前5年同期平均发病水平1倍以上。

（5）在一个县（市）行政区域内发现群体性不明原因疾病。

（6）一次食物中毒人数超过100人，或出现死亡病例。

（7）预防接种或群体预防性服药出现群体心因性反应或不良反应。

（8）一次发生急性职业中毒49人，或死亡4人以下。

（9）市（地）级以上人民政府卫生行政部门认定的其他较大突发公共卫生事件。

4. 一般突发公共卫生事件（Ⅳ级）

有下列情形之一的视为一般突发公共卫生事件：

（1）肺鼠疫在一个县（市）行政区域内发生，一个平均潜伏期内病例数未超过10例。

（2）霍乱在一个县（市）行政区域内发生，1周内发病9例以下。

（3）一次食物中毒人数30~99人，未出现死亡病例。

（4）一次发生急性职业中毒9人以下，未出现死亡病例。

（5）县级以上人民政府卫生行政部门认定的其他一般突发公共卫生事件。

（二）突发公共卫生事件的分级响应机制

1. 建立分级管理、逐级响应的突发公共卫生事件应急响应机制

由于突发公共卫生事件存在区域性的特点，根据突发公共卫生事件的四级响应机制，由国务院、省级、市级、县级政府及其有关部门按照分级响应的原则，分别作出应急响应。除了跨区域的特别重大突发公共卫生事件以外，一般区域性的突发公共卫生事件由所在地政府负责处置。

发生特别重大突发公共卫生事件，应启动国家响应（I级响应）；发生重大突发公共卫生事件，应启动省级响应（II级响应）；发生较大突发公共卫生事件，应启动市级响应（III级响应）；发生一般突发公共卫生事件，应启动县级响应（IV级响应）。

（1）特别重大突发公共卫生事件的应急响应

国务院卫生行政部门接到特别重大突发公共卫生事件报告后，应立即组织专家调查确认，并对疫情进行综合评估，必要时，向国务院提出成立全国突发公共卫生事件应急指挥部的建议。同时，负责组织和协调专业技术机构开展现场调查和处理，指导和协调落实医疗救治和预防控制等措施，做好突发公共卫生事件信息的发布和通报等工作。地方各级人民政府卫生行政部门在本级人民政府的统一领导下，按照上级卫生行政部门的统一部署，做好本行政区域内的应急处理工作。

（2）重大突发公共卫生事件的应急响应

省级人民政府卫生行政部门接到重大突发公共卫生事件报告后，应立即组织专家调查确认，并对疫情进行综合评估，必要时，向省级人民政府提出成立应急指挥部的建议。同时，迅速组织应急卫生救治队伍和有关人员到达突发公共卫生事件现场，进行采样与检测、流行病学调查与分析，组织开展医疗救治、患者隔离、人员疏散等疫情控制措施，分析突发公共卫生事件的发展趋势，提出应急处理工作建议，按照规定报告有关情况；及时向其他有关部门、毗邻和可能波及的省、自治区、直辖市人民政府卫生行政部门通报有关情况；向社会发布本行政区域内突发公共卫生事件的信息。国务院卫生行政部门应加强对省级人民政府卫生行政部门突发公共卫生事件应急处理工作的督导，并根据需要组织国家应急卫生救治队伍和有关专家迅速赶赴现场，协助疫情控制并开展救治工作，及时向有关省份通报情况。

（3）较大突发公共卫生事件的应急响应

市（地）级人民政府卫生行政部门接到较大突发公共卫生事件报告后，应立即组织专家调查确认，并对疫情进行综合评估。同时，迅速与事件发生地县级卫生行政部门共同组织开展现场流行病学调查、致病致残人员的隔离救治、密切接触者的隔离、环境生物样品采集和消毒处理等紧急控制措施，并按照规定向当地人民政府、省级人民政府卫生行政部门和国务院卫生行政部门报告调查处理情况。省级人民政府卫生行政部门接到较大突发公共卫生事件报告后，要加强对事件发生地区突发公共卫生事件应急处理的督导，及时组织专家对地方卫生行政部门突发公共卫生事件应急处理工作提供技术指导和支持，并适时向本省有关地区发出通报，及时采取预防控制措施，防止事件进一步发展。国务院卫生行政部门根据工作需要及时提供技术支持和指导。

（4）一般突发公共卫生事件的应急响应

一般突发公共卫生事件发生后，县级人民政府卫生行政部门应立即组织专家进行调查确认，并对疫情进行综合评估。同时，迅速组织医疗机构、疾病预防控制机构和卫生监督机构开展突发公共卫生事件的现场处理工作，并按照规定向当地人民政府和上一级人民政府卫生行政部门报告。市（地）级人民政府卫生行政部门应当快速组织专家对突发公共卫生事件应急处理进行技术指导。省级人民政府卫生行政部门应根据工作需要提供技术支持。

2. 突发公共卫生事件应急响应的过程

突发事件的应急响应过程可分为响应级别确定、应急启动、应急救援、应急处置和应急终止5个步骤。

（1）响应级别确定：卫生行政部门接到突发公共卫生事件报告后，应根据事件的详细信息，组织专家组调查确认，并对事件进行综合评估，确定应急响应的级别。

（2）应急启动：国务院以及省、市、县（区）政府根据突发公共卫生事件的级别，按照预案启动相应级别的应急响应后，应急指挥部应迅速通知有关人员到位，调配救援所需的应急物资，派出现场指挥协调人员和专家组。

（3）应急救援：在现场指挥部的统一指挥下，参与现场工作的卫生医疗救治队伍及有关人员，迅速采取应急救治、人员疏散、现场采样、检测等控制措施，防止事态进一步发展，调查、分析事件发展趋势，提出应急处置工作建议，并按规定向有关部门报告相关情况。

（4）应急处置：发生或即将发生特别重大突发公共卫生事件，采取一般处置措施无法控制事态和消除其严重危害时，需提高应急相应级别。各级政府和有关部门应及时增加应急处置力量，加大技术、物资、装备和资金等保障力量，加强指挥、协调，努力控制事态发展。

（5）应急终止：突发公共卫生事件应急处置工作结束或相关危险因素消除后，由事发地人民政府卫生行政部门组织有关专家进行分析论证，提出终止应急响应的建议，经本级人民政府批准后实施。

（三）各级各类机构在应急响应中的职责

1. 各级人民政府的职责

组织协调有关部门参与突发公共卫生事件的处理；根据突发公共卫生事件处理的需要，调集本行政区域内各类人员、物资、交通工具和相关设施、设备参加应急处理工作；划定控制区域范围；采取限制或者停止集市贸易等紧急控制措施；管理流动人口；实施交通卫生检疫；开展群防、群治；严厉打击违法犯罪和扰乱社会治安的行为，维护社会稳定。

2. 卫生行政部门的职责

组织医疗机构、疾病预防控制机构和卫生监督机构开展突发公共卫生事件的调查与处理；组织突发公共卫生事件专家咨询委员会对突发公共卫生事件进行评估，提出启动应急响应的级别；督导、检查应急控制措施；发布信息与通报；制定技术标准和规范；普及卫生知识、健康教育；评估事件及事件处置。

3. 医疗机构的职责

开展接诊、救治和转运工作，协助疾控机构人员开展标本的采集、流行病学调查；做好医院内现场控制、消毒、隔离、个人防护、医疗垃圾和污水处理工作；做好传染病和中毒患者的报告工作；做好群体性不明原因疾病、新发传染病的病例分析与总结；开展科研与国际交流活动。

4. 疾病预防控制机构的职责

突发公共卫生事件信息报告、流行病学调查、实验室检测、制定技术标准和规范、开展技术培训、开展科研与国际交流。

5. 卫生监督机构的职责

在卫生行政部门的领导下，开展对医疗机构、疾病预防控制机构各项应急处理措施落实情况的督导、检查；开展食品卫生、环境卫生、职业卫生等的卫生监督和执法稽查；调查处理突发公共卫生事件应急工作中的违法行为。

6. 出入境检验检疫机构的职责

在突发公共卫生事件发生时，调动出入境检验检疫机构的技术力量，配合当地卫生行政部门做好口岸的应急处理工作，及时上报口岸突发公共卫生事件信息。

7. 非事件发生地区的应急响应措施

密切保持与事件发生地区的联系，及时获取相关信息；做好本行政区域应急处理所需的人员与物资准备；加强相关疾病监测（信息收集、分析、报告）工作；开展重点人群、重点场所、重点环节的监测和预防控制工作；开展防治知识宣传和健康教育；根据上级人民政府及有关部门的决定，开展交通卫生检疫等。

三、应急保障机制

突发公共卫生事件应急保障机制是建立和完善突发公共卫生事件应急管理机制的基础，也是顺利开展突发公共卫生事件应急处置的重要保证。应急保障机制建设应坚持硬件建设与软件建设并重的原则，卫生应急机构的房屋、工作条件和仪器等硬件设备的建设是必要的，卫生应急技术、队伍及人员等软件建设也很重要，两者必须同步，尤其应该持续加强卫生应急队伍、专业人员的组建、能力培训和动态管理等。

（一）法律保障

法律、法规和规章、预案等是突发公共卫生事件应急管理的重要法律依据。

通过立法的形式建立突发公共卫生事件应急管理机制，为突发公共卫生事件应急处置提供了强有力的法律保障。

（二）技术保障

我国不断建设完善公共卫生体系，通过应急演练、培训，不断提高广大医疗卫生专业人员和突发公共卫生事件应急处置专家的应急能力，各种应急技术方案和适宜应急工作的新技术、新方法，为突发公共卫生事件应急管理提供了技术保障。近年来，通过逐步健全应急预案体系、建立专家咨询委员会和专家库、加强卫生应急队伍建设、全面开展培训和演练、研发信息系统功能、提升检测技术等措施，为突发公共卫生事件应急管理工作提供了技术保障，提高了我国应对突发公共卫生事件的整体水平。

1. 应急预案体系

国家建立健全突发事件应急预案体系。国务院制定国家突发事件总体应急预案，组织制定国家突发事件专项应急预案；国务院有关部门根据各自的职责和国务院相关应急预案，制定国家突发事件部门应急预案；地方各级人民政府和县级以上地方各级人民政府有关部门根据有关法律、法规规章，上级人民政府及有关部门的应急预案以及本地区的实际情况，制定相应的突发事件应急预案。

（1）总体应急预案：总体应急预案是各类应急预案体系的总纲，明确各类突发公共事件分级分类和预案框架体系，规定政府应对突发公共事件的组织体系、工作机制等内容，是指导预防和处置各类突发公共事件的规范性文件。《国家突发公共卫生事件应急预案》是我国突发公共卫生事件的总体应急预案。同时，地方政府和军队也根据各自的实际情况，制定了处置突发事件的总体应急预案，既与国家应急预案相互衔接，又自成一体，是国家应急总体预案的重要组成部分。

（2）专项应急预案：专项应急预案主要是政府及有关部门为应对某一类型或某几种类型突发公共卫生事件而制定的应急预案。目前，我国在国家层面的公共卫生类突发公共事件专项应急预案共有四个：《国家突发公共卫生事件应急预案》《国家突发公共事件医疗卫生救援应急预案》《国家突发重大动物疫情应急预案》《国家重大食品安全事故应急预案》。

（3）部门应急预案：部门应急预案是国务院卫生行政部门或地方政府卫生行政部门根据总体应急预案、专项应急预案和部门职责为应对突发公共卫生事件制定的预案。

我国将突发公共事件分为自然灾害、事故灾难、公共卫生事件、社会安全事件四类。自然灾害、事故灾难、社会安全事件往往都伴有突发伤害和疫病，即同时有突发公共卫生事件。2003年SARS疫情发生后，我国抓紧制定了突发公共卫生事件应急预案，对突发公共卫生事件的预测预警、信息报告、应急响应、应急处置、恢复重建及调查评估等都做了明确规定，形成了包含事前、事发、事中、事后等各环节的一整套工作运行机制。全国已初步建立了突发公共事件应急预案四类、五层次、四级框架体系。

2.专家咨询委员会和专家库的建立

卫生部于2006年正式成立了国家突发公共卫生事件专家咨询委员会。各省、自治区、直辖市结合当地实际，也组建了相应的卫生应急专家咨询委员会，并逐步完善专家信息共享机制，形成了分级、分类、覆盖全面的应急专家资源信息网络。

3. 国家和省突发公共卫生事件应急专家库的建立

原卫生部建立了国家级突发公共卫生事件网络专家库，即由国家级、省级、地（市）级专家组成的国家突发公共卫生事件应急专家库系统。国家级专家库整合了全国医疗卫生机构、科研机构、高等院校，以及国家相关部委等部门应急领域的专家。许多省、自治区、直辖市也建立了突发公共卫生事件应急专家库。专家库系统的建成对我国有效处置各类突发公共卫生事件起到了有力的支持和保障作用。

4. 应急队伍建设

"预防为主，常备不懈"是突发公共卫生事件应急处置工作的方针，建立和完善突发公共卫生事件应急队伍是对这一方针的最基本要求。应急队伍的建设应该依托现有的专业防治机构，根据专业特长合理分工，并开展培训和演练。应急队伍包括事件管理队伍、疾病预防控制队伍、应急医疗救治队伍、后勤保障队伍。

5. 信息系统建设

我国不断完善传染病和突发公共卫生事件直报网络系统及突发公共卫生事件报告管理信息系统。国家和各省正在建设突发公共卫生事件应急指挥决策系统的信息技术平台，承担突发公共卫生事件及相关信息的收集、报告、分析、发布和传递等工作。在充分利用现有资源的基础上，将建设医疗救治信息网络和卫生监督信息网络系统，实现卫生行政部门、医疗救治机构与疾病预防控制机构、卫生监督机构之间的信息共享。

6. 应急检测技术

根据当前突发事件监测、防控工作的需要和生物安全的严峻形势，依托科研院所、高等院校和军队机构，充分利用现有资源，加大投入，通过新建和改扩建相关实验室，增加实验室装备，建立健全国家、省（含计划单列市、新疆生产建设兵团）、市和县四级实验室网络体系。同时，制定突发公共卫生事件应急处置实验室检测的标准及质量控制体系。县级公共卫生实验室要求能承担常见病原的筛选、样品保存及运输工作；市级公共卫生实验室要求能承担病原检测和鉴定工作；省级公共卫生实验室要求能承担大部分病原的确认工作；国家级公共卫生实验室应能完成未知病原、疑难样本的鉴别工作，并起到病原检测的参比实验室作用。各级公共卫生实验室须重视现场快速检测、监测技术和方法的储备建立突发公共卫生事件四级应急实验室网络，达到信息互联、资源共享、相互支持、相互协作，提高对重大传染病、新发传染病、群体性不明原因疾病、中毒的监测、检测及科研能力。

（三）物资保障

各级人民政府应根据有关法律、法规和应急预案的规定，建立处理突发公共卫生事件的物资和生产能力储备，建立健全卫生应急物资监测网络、预警体系和应急物资生产储备、调拨及紧急配送体系，保障应急处置和恢复重建工作的需要。物质储备的原则是"统一规划、分级储备、确保急需、突出重点、品种齐全、动态储备"。应确保应急所需物资和生活用品的及时供应，加强对物资储备的监督管理，及时予以补充和更新。

（四）经费保障

政府应加大对突发公共卫生事件应急工作和基础设施建设的投入，按规定落实对突发公共卫生事件应急处理专业技术机构的财政补助政策和突发公共卫生事件应急处理经费，提高突发公共卫生事件应急处置能力。根据《国家总体应急预案》的规定，各级财政部门要按照现行事权、财权划分的原则，分级负担公共卫生工作及预防与处置突发公共卫生事件的经费，健全卫生应急资金拨付制度；支持地方卫生应急管理工作，建立完善的财政专项转移支付制度；建立健全国家、地方、企业、社会相结合的卫生应急保障资金投入机制，达到卫生应急队伍、装备、交通、通信、物资储备等方面建设与更新维护资金的要求。研究建立应对突发公共卫生事件社会资源依法征用与补偿办法。为了迅速控制突发公共卫生事件，国家必须进行紧急财政拨款，特殊情况下，应向患者提供免费医疗救助，研究对传染病患者的免费医疗救助问题。

（五）通信与交通保障

各级各类卫生应急队伍要根据实际工作需要配备通信设备和交通工具。建立健全应急通信、应急广播电视保障工作体系，完善公用通信网，建立有线和无线相结合、基础电信网络与机动通信系统相配套的应急通信系统；建立和完善重大传染病疫情、群体不明原因疾病、中毒等现场卫生应急专用通信系统，实现信息无障碍传输。要保证紧急情况下卫生应急交通工具的优先安排、优先调度、优先放行，确保运输安全畅通；要依法建立紧急情况下社会交通运输工具的征用程序，确保救灾防病物资和人员能够及时、安全地送达；根据应急处置需要，对现场及相关通道实行交通管制，开设卫生应急救援"绿色通道"，保证卫生应急救援工作的顺利开展。

第四节　突发公共卫生事件应急预案编制

应急预案即是应急计划或方案，是指面对突发公共事件如自然灾害、重特大事故、环境公害及人为破坏的应急管理、指挥、救援的计划或者方案等，它一般应建立在综合防灾规划上。其目的是突发公共事件发生时能根据预案进行人力、物力的调配，为突发事件的快速、有效处置打下基础解决突发事件事前、事中、事后，谁来做、怎样做、做什么、何时做、用什么资源做的问题。突发公共卫生事件应急预案是指针对可能的突发公共卫生事件，为保证迅速、有序、有效地开展应急与救援行动，降低事件损失而预先制订的有关计划或方案。

一、我国突发公共卫生事件应急预案的发展概况

我国一方面要面对来自突发公共卫生事件的巨大潜在威胁，另一方面本身又不具备强大的应对能力。在这种情况下，借鉴发达国家应对突发公共卫生事件的经验，开展突发公共卫生事件应急预案体系建设就显得尤为重要。

通过多年的努力，预案体系的发展经历了从无到有、从部分到较为全面、从注重数量到注重质量的发展过程。随着对突发公共卫生事件内在规律认识的不断提升，在制定单项预案的过程中更重视其针对性和实用性、归纳共性、突出特性，使预案文本从厚到薄，在卫生应急实践中发挥了有效作用。迄今，我国已初步形成突发公共卫生事件应急预案体系。

二、突发公共卫生事件应急预案的重要性、功能和特点

（一）突发公共卫生事件应急预案的重要性

城市化的高速发展，使得人口和经济迅速向城市集中。由于城市是地区的政治、经济、文化和科技中心，具有人口集中、产业集中、财富集中、建筑物与构筑物集中和各种灾害集中的特点，一旦发生事故灾害，将造成巨大的经济损失和人员伤亡。在这种情况下，突发公共安全事件对人民群众的生命安全和

社会经济的威胁就表现得日益突出。当前在中国，应急管理已经上升为国家关注层面。危机管理过程论认为，危机管理可以分解为如下两个层面和两个阶段：危机前对策——预防减灾和事前准备，危机后对策——快速应对和恢复平常。应急预案是针对具体设备、设施、场所和环境，在安全评价的基础上，为降低事故造成的人身、财产与环境损失，就事故发生后的应急救援机构和人员，应急救援的设备、设施、条件和环境、行动的步骤和纲领、控制事故发展的方法和程序等，预先做出的科学而有效的计划和安排。基于此，应急预案应形成体系，针对各级各类可能发生的事故和所有危险源制定专项应急预案和现场处置方案，并明确事前、事发、事中、事后的各个过程中相关部门和有关人员的职责。

我国突发公共卫生事件的应急预案既包括应急处理技术层面的内容，又解决了应急处理运行机制的问题，具有行政法规的效力，为卫生应急工作开创了新局面，使我国突发公共卫生事件的应急工作进入了一个崭新的阶段。

（二）突发公共卫生事件应急预案的功能

应急预案最基本的功能在于防患于未然。通过在突发事件发生前进行事先预警防范、准备预案等工作，对有可能发生的突发事件做到超前思考、超前谋划、超前化解，把政府应急管理工作正式纳入经常化、制度化、法制化的轨道，从而化应急管理为常规管理，化危机为转机，最大限度地减少突发事件给政府和社会造成的损失。

应急预案是在辨识和评估潜在重大危险、事故类型、发生的可能性，以及发生过程、事故后果、影响严重程度的基础上，对应急机构、人员、技术、装备、设施、物资、救援行动及其指挥与协调等方面预先做出的具体安排。它明确了在突发事件发生之前技术和物质储备、各部门的职责和任务、发生过程中事件的处理程序和方法、刚刚结束后进一步的防控措施和效果评估，以及相应的策略和资源准备等。突发公共卫生事件应急预案规定了各类突发公共卫生事件的应急响应分级，并规定了不同级别政府负责相应级别突发公共卫生事件的应急处理的领导、指挥、协调工作。这种"分级负责，属地管理"的模式大大提高了突发事件的应对效率。

（三）突发公共卫生事件应急预案的特点

1. 一个规范的应急预案应具备的特点

（1）科学性：预案的制定必须建立在科学研究的基础之上。

（2）全面性：应包括所有潜在的突发事件，即使是发生概率很低的突发事件，涉及突发事件处理的所有利益关系者，跨越突发事件管理的整个过程，包括事前、事中和事后。

（3）简洁性：语言简洁、容易理解。

（4）详尽性：预案内容应尽量具体，各项职责应具体到谁来做、如何做的程度。

（5）权威性：预案必须获得必要的法律或行政授权，以保证执行时畅通无阻。

（6）灵活性：预案的制定必须为那些不可预见的特殊情况留有余地，以便在事情发生后能快速作出反应。

（7）可扩展性：预案必须定期维护和更新，必要时还可对其进行较大改动。

（8）适用性和可操作性：这是编制预案的关键。

（9）预案与其他计划类文种不同的特点：具体任务明确，内容详细、系统，措施行之有效。

2. 我国突发公共卫生事件应急预案体系的特点

我国突发公共卫生事件应急预案体系以我国现行的《传染病防治法》《食品卫生法》《职业病防治法》《突发公共卫生事件应急条例》等法律法规为依据，总结既往处理同类事件的经验教训，参考一些国家处理危机事件的经验及联合国、世界卫生组织等国际组织的各种规划、预案和指南内容，组织大量有经验的专家编制。我国突发公共事件应急预案体系既吸取了各方面应急处理的成功经验，又具有鲜明的中国特色。

（1）强调各级政府的主导地位，明确相关部门及人员职责我国突发公共卫生事件应急预案体系特别强调各级人民政府在突发公共卫生事件中的主导地位。由于各种突发公共卫生事件不仅对人民群众健康带来影响，还经常会带来严重的社会影响，应急处理需要多部门协调配合。如果没有政府的统一领导指挥，应急工作根本无法顺利开展。

《国家突发公共卫生事件应急预案》的工作原则明确指出："根据突发公共卫生事件的范围、性质和危害程度，对突发公共卫生事件实行分级管理。各级人民政府负责突发公共卫生事件应急处理的统一领导和指挥，各有关部门按照预案规定，在各自的职责范围内做好突发公共卫生事件应急处理的有关工作。"应急预案体系中其他预案也在工作原则和应急响应内容中反复强调"统一领导、分级负责"的原则。

各应急预案详细阐述了部门和人员的任务，明确界定部门和人员的职责。《国家突发公共卫生事件应急预案》和《国家突发公共事件医疗卫生救援应急预案》在应急组线体系及应急响应部分详细阐述了卫生行政部门和各类医疗卫生机构在卫生应急工作中的职责。《国家突发公共卫生事件应急预案》还在应急组织体系和职责中明确指出突发公共卫生事件应急指挥部成员单位应根据其事件性质和应急处理的需要确定，并对包括卫生、宣传、新闻部门等在内的近30个卫生应急指挥部成员单位的职责进行概述，明确界定参与卫生应急处置工作的相关部门和人员的职责，大大提高了突发公共卫生事件的应对能力。

（2）确立应急预案的法律地位

国务院颁布的《突发公共卫生事件应急条例》标志着我国突发公共卫生事件应急处理工作纳入法制化轨道，为及时有效地处置突发公共卫生事件提供了法律依据。

《突发公共卫生事件应急条例》中有关应急预案的条文，一方面为制定应急预案体系提供了法律依据，另一方面又规范了应急预案的编制和管理。2006年，专项预案和部门预案由国务院统一发布，具有行政法规效力，成为我国法律法规体系中的部分，弥补了法律法规在应急预案方面的空白之处，也为今后完善法律奠定了基础。

（3）应急处置原则之"预防为主、平战结合、常备不懈"

我国卫生方针一贯主张"预防为主"，将其放在第一位。突发公共卫生事件应急预案体系也将预防为主及先期应急处置作为应急处理工作的重中之重。《国家突发公共卫生事件应急预案》中明确指出："预防为主、常备不懈，提高全社会对突发公共卫生事件的防范意识，落实各项防范措施，做好人员、技术、物资和设备的应急储备工作。对各类可能引发突发公共卫生事件的情况要及时进行分析、预警，做到早发现、早报告、早处理。"《国家突发公共事件医疗卫生救援应急预案》将"平战结合、常备不懈"作为应急处理工作原则。应急预案体系不仅在工作原则中强调预防为主，更在具体内容中详细规定了监测、预警、应急准备、保障等预防措施。各类应急预案中也都明确规定了日常工作和应急状态下的工作内容，体现了"平战结合、常备不懈"。

（4）应急处置原则之"分级负责、属地管理"

突发公共卫生事件应急预案体系根据我国国情，在工作原则中明确提出"统一领导、分级负责，属地管理、明确职责"，要根据突发公共卫生事件的范围、性质、危害程度快速做出应急响应，并根据情况变化及时调整，以有效控制事态发展，减少危害和影响。

突发公共卫生事件应急预案体系将事件分为四级，分别由国家、省、市、县级人民政府负责应急响应。突发公共卫生事件发生后，当地的县级、地市级、省级人民政府及有关部门按照分级响应的原则，做出相应级别的应急反应；同时根据实际情况和预防控制工作的需要，及时调整预警和反应级别，以有效控制事件。

事发地之外的各级人民政府卫生行政部门接到情况通报后，要及时通知相应的医疗卫生机构，做好应急处理准备，采取必要的预防控制措施，防止事件在本行政区域内发生，并服从上一级人民政府卫生行政部门的统一指挥和调度，支援事件发生地区的应急处理工作。

（5）以人为本、科学发展的理念

政府在处理各类突发事件时，体现了"以人为本"的执政理念。应急预案体系建设将大大提高我国政府的公共安全水平和处置突发事件的能力，有利于和谐社会的建设。突发公共卫生事件应急预案体系体现了党中央、国务院"以人为本，科学发展"的理念和要求，其编制目的明确提出要"最大限度地减少人员伤亡和健康危害，保障人民群众身体健康和生命安全，维护社会稳定"。应急预案体系中，"以人为本"的理念不仅体现在考虑每一个公众的利益，而且体现在对公众的宣传教育、引导和调动公众积极参与突发事件应急处理。

（6）应急预案的科学性及可操作性

突发公共卫生事件应急预案体系明确提出了要有计划地开展突发公共卫生事件的相关防治科学研究，组织科研力量进行技术攻关，统一协调，解决各种问题，开展应急处理技术的国际交流与合作，引进先进技术、装备、方法，提高我国应对突发公共卫生事件的整体水平。

有计划、有系统地制定应急预案，分别制定不同类别事件的单项预案，是科学性的重要体现。

应急预案是针对可能的突发事件制定的，目的主要是在事件发生时，能根据预案进行人力、物资的调配，为事件的快速有效处置打下基础。因此，可操作性是应急预案体系在编制过程中要考虑的最重要指标之一。我国突发公共卫生事件应急预案体系的专项预案和单项预案中都详细阐述了组织体系和部门职责，解决了事件处理过程中各部门职责不清、协调配合困难的问题。各单项预案中附录了大量技术方案，规范了事件的应急处理，为应急处理人员处理事件提供了技术指导和支持。预案中列出的各类应急保障措施，为各级政府应急准备提供了依据。

应急预案的科学性及可操作性还体现在明确要求各级政府要采取定期和不定期相结合的形式，按照应急预案对应急队伍进行培训和演练，并根据形势变化和预案实施中发现的问题，及时更新、修订和补充。

三、我国突发公共卫生事件应急预案的分类、结构与管理

国务院向社会公开发布了突发公共事件的一系列应急预案，标志着我国突发公共事件应急预案体系已经初步形成，并逐步走向成熟。

（一）我国突发公共事件应急预案体系的分类

应急预案体系包括总体应急预案、专项应急预案、部门应急预案、地方应急预案、企事业单位应急预案等。应急预案体系建设是我国突发公共卫生事件应急机制建设的重要组成部分，是加强突发事件预警、预测能力的基石，也是提高突发公共卫生事件应急处理能力的重要保障。

（二）我国突发公共事件应急预案体系的结构

全国突发公共事件应急预案体系的构成以《国家突发公共事件总体应急预案》为总纲，这是国务院制定的应对突发事件的综合性预案。它明确了各类突发公共事件的分级分类和预案框架体系，规定了国务院应对特别重大突发公共事件的组织体系、工作机制等内容，是指导预防和处置各类突发公共事件的规范性文件。它以 25 件专项预案、80 件部门预案及 31 个省（区、市）总体预案为主体。

按照不同的责任主体，预案体系设计为国家总体应急预案、国家专项应急预案、部门应急预案、地方应急预案、企事业单位应急预案五个层次。总体应急预案从总体上阐述事故的应急方针、政策，应急组织结构及相关应急职责，应急行动、措施和保障等基本要求和程序，是应对各类事故的综合性文件。

1.《国家突发公共事件总体应急预案》

《国家突发公共事件总体应急预案》共六章，分别为总则、组织体系、运行机制、应急保障、监督管理和附则。其编制目的是提高政府保障公共安全和处置突发事件的能力，最大限度地预防和减少突发公共事件的发生及其造

成的损害，保障公众生命、财产安全，维护国家安全和社会稳定，促进社会、经济全面、协调、可持续发展。总体预案明确了各类突发公共事件的分级分类和预案框架体系，规定了国务院应对特别重大突发公共事件的组织体系、工作机制等内容。总体预案还明确提出了应对各类突发公共事件的六条工作原则：以人为本，减少危害；居安思危，预防为主；统一领导，分级负责；依法规范，加强管理；快速反应，协同应对；依靠科技，提高素质。总体预案是指导预防和处置各类突发公共事件的规范性文件。

2. 国家专项应急预案

国家专项应急预案是国务院及有关部门为应对某一种或几种类型突发公共事件而制订的应急预案。专项应急预案是针对具体的突发事件类别、危险源和应急保障而制定的计划或方案，是总体综合应急预案的组成部分，应按照应急预案的程序和要求组织制定，并作为综合应急预案的附件。专项应急预案应制定明确的救援程序和具体的应急救援措施。它分为自然灾害类突发公共事件专项应急预案、事故灾难类突发公共事件专项应急预案、公共卫生类突发公共事件专项应急预案、社会安全类突发公共事件专项应急预案4种类型。

（1）自然灾害类突发公共事件专项应急预案

为了保证自然灾害类突发公共事件应急管理工作协调、有序、高效地进行，最大限度地减少人民群众的生命财产损失，维护灾区社会稳定，国家制定了自然灾害类突发公共事件专项应急预案。这类预案共分5项，包括国家自然灾害救助应急预案、国家防汛抗旱应急预案、国家地震应急预案、国家突发地质灾害应急预案、国家处置重特大森林火灾应急预案。

（2）事故灾难类突发公共事件专项应急预案

事故灾难类突发公共事件专项应急预案的制定是为了规范事故灾难类突发公共事件的应急管理和应急响应程序，及时有效地实施应急救援工作，最大限度地减少人民伤亡、财产损失，维护人民群众生命财产安全和社会稳定。事故灾难类突发公共事件专项应急预案有9项：国家安全生产事故灾难应急预案、国家处置铁路行车事故应急预案、国家处置民用航空器飞行事故应急预案、国家海上搜救应急预案、国家处置城市地铁事故灾难应急预案、国家处置电网大面积停电事件应急预案、国家核应急预案、国家突发环境事件应急预案、国家通信保障应急预案。

（3）公共卫生类突发公共事件专项应急预案

制定公共卫生类突发公共事件专项应急预案是为了有效预防、及时控制和消除公共卫生类突发公共事件及其危害，指导和规范相关应急处理工作，最大限度地减少公共卫生类突发公共事件对公众健康造成的危害，保障公众身心健康与生命安全。公共卫生类突发公共事件专项应急预案共有4项，分别为国家突发公共卫生事件应急预案、国家突发公共事件医疗卫生救援应急预案、国家突发重大动物疫情应急预案、国家重大食品安全事故应急预案。

（4）社会安全类突发公共事件专项应急预案

为有效预防、及时控制和消除重大刑事案件、涉外突发事件、恐怖袭击事件、经济安全事件及规模较大的群体事件等社会安全类突发公共事件及其危害，指导和规范相关应急处理工作，最大限度地维护人民群众生命财产安全和社会稳定，制定了社会安全类突发公共事件专项应急预案。社会安全类突发公共事件专项应急预案共有7项，分别为国家粮食应急预案、国家金融突发事件应急预案、国家涉外突发事件应急预案、国家大规模群体性事件应急预案、国家处置大规模恐怖袭击事件应急预案、国家处置劫机事件应急预案、国家突发公共事件新闻发布应急预案。

3.国务院各部门应急预案

国家突发公共事件部门应急预案是国务院有关部门根据总体应急预案、专项应急预案和部门职责为应对突发公共事件而制定的预案。国务院部门应急预案可分为三类：国务院各有关部门在各种突发事件应急处理中承担共同职责的预案；国务院一个或几个有关部门在应对重大突发事件中承担职责的预案；国务院有关部门为应对某类重大突发事件而制定的预案。

4.地方应急预案

突发公共事件地方应急预案具体包括省级人民政府的突发公共事件总体应急预案、专项应急预案和部门应急预案，各市（地）、县（市）人民政府及其基层政权组织的突发公共事件应急预案。上述预案在省级人民政府的领导下，按照分类管理、分级负责的原则，由地方人民政府及有关部门分别制定。

5.企事业单位的应急预案

企事业单位的应急预案是企事业单位根据相关法律法规及单位实际情况制定的应急预案。企事业单位的应急预案明确了企事业单位是内部发生突发事件的责任主体，重大活动应急预案则明确了大型会议、展览、文化体育活动等的主办单位也应制定应急预案并报同级人民政府有关部门备案。

（三）我国突发公共卫生事件应急预案的管理

1. 管理机构和任务

我国突发公共卫生事件应急预案体系的管理机构中，最高管理机构是国务院卫生行政主管部门。国家卫生健康委员会应急办公室作为全国突发公共卫生事件应急处理的日常管理机构，具体负责国家突发公共卫生事件应急预案体系的建立，各项预案的制定、更新和修订。各地突发公共卫生事件的地方管理机构是地方各级人民政府卫生行政主管部门。地方的卫生应急办公室作为地方日常管理机构，负责本地突发公共卫生事件应急预案的制定、更新和修订。

国家突发公共卫生事件应急预案体系中的专项预案和部门预案需由国务院批准后颁布和实施，各单项预案需交相关部委审定后发布和实施。各级人民政府批准实施本地突发公共卫生事件应急预案。

国务院和地方各级人民政府卫生行政主管部门负责应急预案实施的培训工作，并根据突发公共卫生事件的形势变化和预案实施中发现的问题，及时向本级人民政府提出更新修订和补充的建议。

2. 基本程序和内容

（1）预案编制。应急预案的编制一般分为5个步骤：组建应急预案编制队伍、开展危险与应急能力分析、内容编制、预案评审与发布、预案的实施。

（2）预案培训。预案培训的范围应包括政府主管部门、社区居民、企业员工、应急管理者及专业应急救援队伍。

（3）预案演练。预案编制部门要结合实际，有计划、有重点地组织有关部门，采取定期和不定期相结合的形式对相关预案进行演练。

（4）预案评估。预案评估包括前评估和后评估。前评估是在应急预案制定后，还没有实施的时候对其制定情况进行评估分析；后评估是在应急预案实施后，借鉴项目管理中后评估的理论对其进行评估。两者结合起来对应急预案进行综合评估分析。

（5）预案修订。应急预案需要在实践中落实，在实践中检验，并在实践中根据实际情况的变化，及时修订、完善。

（6）预案宣教。有关各部门要通过各类媒介广泛宣传应急法律法规和各类预案中的预防、避险、自救、互救、减灾等常识，增强公众的忧患意识、社会责任意识和自救、互救能力。

3. 编制程序和主要内容

（1）编制程序

①成立突发公共卫生事件应急预案编制小组。突发公共卫生事件应急预案编制小组应尽可能囊括突发公共卫生事件应对的利益关系人，同时必须包括应急工作人员、管理人员和技术人员三类人员。小组成员应具备较强的工作能力和一定的突发公共卫生事件专业知识。此外，为保证编制小组高效工作，小组成员规模不宜过大。涉及相关人员较多时，可在保证公正性和代表性的前提下选择部分人员参加编制小组。明确规定编制小组的任务、工作程序和期限。在编制小组内部，还要根据相关人员的特点，指定小组负责人，明确小组成员分工。

②明确应急预案的目的、适用对象、适用范围和编制的前提条件。

③复习与突发公共卫生事件相关的法律、条例、管理办法和上一级预案。

④对突发公共卫生事件的现有预案和既往应对工作进行分析，获取有用信息。

⑤编制应急预案。预案的编制可采用四种编写结构：树型结构、条文式结构、分部式结构、顺序式结构。

（2）主要内容

应急预案的主要内容如下：

①总则：说明编制预案的目的、工作原则、编制依据、适用范围等。

②组织指挥体系及职责：明确各组织机构的职责、权利和义务，以突发事故应急响应全过程为主线，明确事故发生、报警、响应、结束、善后处理处置等环节的主管部门与协作部门，以应急准备及保障机构为支线，明确各参与部门的职责。

③预警和预防机制：信息监测与报告、预警预防行动、预警支持系统、预警级别及发布（建议分为四级预警）。

④应急响应：分级响应程序（原则上按一般、较大、重大、特别重大四级启动相应预案）、信息共享和处理、通信、指挥和协调、紧急处置、应急人员的安全防护、群众的安全防护、社会力量动员与参与、事故调查分析、检测与后果评估、新闻报道、应急结束等。

⑤后期处置：善后处置、社会救助、保险、事故调查报告和经验教训总结以及改进建议。

⑥保障措施：通信与信息保障、应急支援与装备保障、技术储备与保障、宣传、培训、演习、监督检查等。

⑦附则：有关术语、定义，预案管理与更新，国际沟通与协作，奖励与责

任，制定与解释部门，预案实施或生效时间等。

⑧附录：相关的应急预案、预案总体目录、分预案目录、各种规范化格式文本、相关机构和人员通信录等。

4.审核和发布

应急预案编制工作完成后，编制小组应组织内部审核，确保语句通畅，以及应急计划的完整性、准确性。内部审核完成后，应修订预案并组织外部审核。外部审核可分为上级主管部门审核、专家审核和实际工作人员审核。外部审核侧重预案的科学性、可行性、权威性等方面。此阶段还可采用实地演习的手段对应急预案进行评估。编制小组应制定获取外部评审意见及对其回复的管理程序，将通过内、外部审核的应急预案上报当地政府部门，由当地政府最高行政官员签署发布，并报送上级政府部门备案。

5.实施和维护

突发事件发生后，应紧急启动应急预案，各级政府、相关部门和企事业单位按照预案规定的内容，各司其职，执行应急处理工作。应急预案还需维护、演练、更新和变更。一方面，只有通过演练才能有条不紊地作出应急响应；另一方面，可以通过演练验证预案的有效性。应急预案是为了控制突发事件的发生和扩大而制定的，应根据实施和演练的成果、经济社会发展状况，以及各单位具体情况的变化，及时调整、修订预案内容，以使其更加具有指导性、针对性、实效性。

四、突发公共卫生事件应急预案的培训和演练

应急预案的培训是指通过培训，使受训者按照预案规定的内容，各司其职，完整地按照预案执行救援的过程。应急预案培训和演练将预案变得可以执行，并形成了一个考核手段。应急预案培训和演练的指导思想应以"加强基础、突出重点、边练边战、逐步提高"为原则。

应急培训的范围应包括政府主管部门的培训、社区居民的培训、企业全员的培训、专业应急救援队伍的培训。应急培训的基本内容主要包括报警、疏散、火灾应急培训、不同水平应急者培训。

在具体培训中，通常将应急者分为5个水平：初级意识水平应急者、初级操作水平应急者、危险物质专业水平应急者、危险物质专家水平应急者、事故指挥者水平应急者。

参考文献

[1] 刘峰．区块链技术在医院管理信息化中的应用 [J].医疗装备，2023，36（09）：33-36.

[2] 张忠慧．精益管理在医院管理中的应用效果分析 [J].中国社区医师，2023，39（11）：155-157.

[3] 樊江．人才激励机制在公立医院人力资源管理中的运用分析 [J].商讯，2023（08）：171-174.

[4] 范祥．刍议"互联网+"时代信息化在医院人力资源管理中的应用 [J].商讯，2023（08）：175-178.

[5] 刘月辉，张璇，张博雅，冯丹．现代医院管理制度下的公立医院内部管理制度体系框架研究 [J].中国卫生质量管理，2023，30（04）：86-90.

[6] 苏香．大数据环境下公立医院管理会计强化策略 [J].西部财会，2023（04）：37-39.

[7] 方璐．文化建设与人力资源管理在医院运营中的作用与意义 [J].活力，2023（06）：116-118.

[8] 夏梦．医保支付制度改革对医院管理的影响和措施分析 [J].中国卫生标准管理，2023，14（06）：50-53.

[9] 宋先锐．探析信息化建设在医院人力资源管理中的应用 [J].就业与保障，2023（03）：17-19.

[10] 裴育．加强公立医院管理会计建设与实践的探讨 [J].中国管理信息化，2023，26（06）：64-66.

[11] 刘宁．医院人力资源管理中绩效考核与激励机制的思考 [J].财经界，2023（08）：174-176.

[12] 黄海燕．大数据环境下公共卫生管理模式创新研究 [J].绥化学院学报，2023，43（03）：16-18.

[13] 王先珍．医院财务管理中会计电算化的应用实践与探索 [J].商讯，2023（05）：21-24.

[14] 葛欣．公立医院管理会计体系建设的路径分析 [J].财会学习，2023（06）：

77-79.

[15] 梁子坤.新形势下加强与完善医院财务管理的途径[J].纳税,2023,17(06):70-72.

[16] 许涵飞.关于加强医院财务管理信息化建设的研究思考[J].中国乡镇企业会计,2023(02):172-174.

[17] 马丽.现代医院财务管理信息化建设存在的问题及对策[J].现代审计与会计,2023(02):27-29.

[18] 郑涵元,刘军杰,刘晓飞.公立医院人力资源管理的现状与改革路径探索[J].中国农村卫生,2023,15(02):26-28.

[19] 王梦璟."互联网+智慧医疗"背景下的医院人力资源管理提升策略[J].经济师,2023(02):263-264.

[20] 王瑞霞.大数据视角下我国医院财务管理创新思路分析[J].财经界,2023(04):126-128.

[21] 宋圣雪.医院财务管理中实施全面预算的措施分析[J].财经界,2023(03):108-110.

[22] 左霞,单雪芹,蔡滨,王永祥,谈定玉.突发公共卫生事件医院韧性五维体系建设策略[J].中国急救复苏与灾害医学杂志,2023,18(01):27-30+89.

[23] 廖娜,杨青俊,刘媛,王春梅,王诗雯.基层疾控机构公共卫生人员核心能力评价指标构建研究[J].中国卫生标准管理,2023,14(01):102-106.

[24] 黄显媚.医院财务管理信息化建设现状及发展对策分析[J].质量与市场,2023(01):58-60.

[25] 申强,高境远,高扬,闫国立.公共卫生与预防医学人才培养的建议[J].中国中医药现代远程教育,2023,21(01):163-165.

[26] 周洋,王繁可,杨朵儿,纪月华,沙莎.医院管理人员职业化困境及对策建议[J].现代医学,2022,50(S1):155-157.

[27] 卢银军.新时期医院财务管理内部控制体系构建路径探析[J].低碳世界,2022,12(12):172-174.

[28] 王艳.强化现代医院管理制度对医院管理中不良事件的影响分析[J].中国社区医师,2022,38(33):157-159.

[29] 郭利侠，和新颖，屈阿敏，杨敏，张亚红．突发公共卫生事件中综合性医院门诊医疗服务的问题与对策 [J]．中国卫生质量管理，2022，29（11）：103-106．

[30] 辛丽丽．浅析加强医院文化建设在医院管理中的必要性 [J]．文化创新比较研究，2022，6（33）：177-180．

[31] 蒋国彪．扁平化项目管理体系在突发公共卫生事件后勤保障中的应用 [J]．中国医院建筑与装备，2022，23（11）：73-75．

[32] 宋少燕．构建基层社区公共卫生应急管理体系研究 [J]．吉林广播电视大学学报，2022（06）：140-142．

[33] 王冠，李亚丽，张岩，程明，胡静，张文悦，杜继臣．集团化管控下现代医院管理制度体系建设构建探讨 [J]．中国医院管理，2022，42（11）：86-89．

[34] 郭佳鑫，孟杰．医院管理信息化在突发公共卫生事件中的作用和对策研究 [J]．中国管理信息化，2022，25（21）：189-192．

[35] 张芸．基于人本理念的医院管理工作 [J]．现代企业文化，2022（29）：37-39．

[36] 刘娟．经济运行分析在医院管理中的运用 [J]．财经界，2022（26）：72-74．

[37] 郑丽，武启峰，王旭飏，李建军，贾丹丹，赵要军．基于价值导向的医院管理人员绩效考评机制探讨 [J]．中国医院管理，2022，42（09）：68-70．

[38] 杜周保．医院管理人员绩效考核探索 [J]．人才资源开发，2022（17）：31-32．

[39] 娄岚清，魏东晓，刘颖．区块链技术在医院管理中的应用分析 [J]．现代医院管理，2022，20（04）：78-80．

[40] 孙瑛，尹洁，徐莉．公立医院党委领导下院长负责制实践理路探析 [J]．合肥学院学报（综合版），2022，39（03）：117-120．

[41] 李丹，李淮涌，尚娟，李小青，刘浩．突发公共卫生事件医院应对能力解析和建设思考 [J]．转化医学杂志，2022，11（03）：181-183+180．

[42] 全筱筱，何满红，周必强，徐勇．公立医院职能科室绩效改革的探索和思考 [J]．现代医院管理，2022，20（02）：50-53．

[43] 韩敏．医院公共卫生管理中存在的问题与解决对策 [J]．中医药管理杂志，2022，30（04）：247-248．

[44] 唐敏, 唐漳先, 张洁. 某公立医院职能科室定岗定编实践研究 [J]. 江苏卫生事业管理, 2021, 32 (08): 1019-1021.

[45] 黄敏, 高锋. 公立医院领导体制重大变化下的统战工作问题及对策 [J]. 江苏卫生事业管理, 2021, 32 (07): 949-952.

[46] 吴迎春. 公立医院职能科室以业绩贡献为导向激励机制的难点突破 [J]. 经济师, 2021 (04): 254+256.

[47] 冯艳. 精细化管理对门诊医疗服务质量及患者满意度的影响 [J]. 现代诊断与治疗, 2021, 32 (05): 828-829.

[48] 熊晶晶, 黄云云, 王维帅, 张泽洪. 基于服务蓝图理论的移动 O2O 门诊医疗服务流程研究 [J]. 中国医院管理, 2021, 41 (02): 65-69.

[49] 邢晓玲. 公立医院职能科室绩效考核档案管理研究 [J]. 办公室业务, 2020 (13): 104-105.

[50] 任飞, 华东, 徐德武. 基于有效激励的公立医院职能科室绩效分配模式探讨 [J]. 江苏卫生事业管理, 2020, 31 (04): 434-436.

[51] 陈新平, 吴月红. 公立医院领导干部经济责任审计评价体系存在的问题及对策 [J]. 中国总会计师, 2020 (01): 37-39.

[52] 陈洁, 张红霞, 何亚盛, 胡智明, 张雅萍. 基于工作模块量化的医院职能科室绩效体系构建 [J]. 卫生经济研究, 2019, 36 (12): 64-66.

[53] 钱文莉, 张晋涛. 医院职能科室绩效考核方案研究 [J]. 江苏卫生事业管理, 2019, 30 (11): 1400-1402.

[54] 刘广伟, 王振虹, 曲政海, 刘洋, 郭慧玲, 宗金宝, 闫玉芬, 李爱芹. 基于信息化技术的门诊医疗服务质量精细化管理的实践探索 [J]. 中国医疗管理科学, 2019, 9 (02): 41-44.

[55] 常丽娜. 项目管理在社区公共卫生服务中的应用探索 [J]. 山西医药杂志, 2019, 48 (02): 240-241.

[56] 王建平. SWOT 分析法在门诊服务中的应用 [J]. 解放军医院管理杂志, 2018, 25 (09): 825-827.

[57] 李强. 浅谈医院门诊自助系统在门诊医疗服务中的应用 [J]. 福建电脑, 2018, 34 (08): 150+158.

[58] 钱柳柳. 基层基本公共卫生服务项目管理工作研究 [J]. 临床医药文献电子杂志, 2018, 5 (33): 193+196.

[59] 王萍，鲍勇.信息化态势下医院职能科室绩效考核的探索与实践 [J].智慧健康，2015，1（01）：9-13.

[60] 王焕芳，要跟东，周志强，王晓君.基于整合模式的医院职能科室绩效管理体系的实践探索 [J].卫生职业教育，2015，33（17）：133-135.